国家卫生健康委员会"十四五"规划教材

全国中等卫生职业教育教材

供康复技术专业用

作业疗法

第2版

主　编　孙晓莉

副主编　马雪真　陈丽娟

编　者　（以姓氏笔画为序）

马雪真（大庆医学高等专科学校）

平兴团（西安中医脑病医院）

刘　飞（萍乡卫生职业学院）

孙晓莉（宝鸡职业技术学院）

张锡萍（桐乡市卫生学校）

陈丽娟（菏泽家政职业学院）

胡晓玲（宝鸡职业技术学院）

人民卫生出版社

·北 京·

版权所有，侵权必究！

图书在版编目（CIP）数据

作业疗法 / 孙晓莉主编. —2 版. —北京：人民
卫生出版社，2023.1（2025.5重印）
ISBN 978-7-117-34111-0

Ⅰ.①作… Ⅱ.①孙… Ⅲ.①康复训练－综合疗法－
中等专业学校－教材 Ⅳ.①R493

中国版本图书馆 CIP 数据核字（2022）第 227803 号

人卫智网	www.ipmph.com	医学教育、学术、考试、健康， 购书智慧智能综合服务平台
人卫官网	www.pmph.com	人卫官方资讯发布平台

作业疗法
Zuoye Liaofa
第 2 版

主　　编：孙晓莉
出版发行：人民卫生出版社（中继线 010-59780011）
地　　址：北京市朝阳区潘家园南里 19 号
邮　　编：100021
E - mail：pmph @ pmph.com
购书热线：010-59787592　010-59787584　010-65264830
印　　刷：人卫印务（北京）有限公司
经　　销：新华书店
开　　本：850×1168　1/16　印张：18　插页：1
字　　数：383 千字
版　　次：2016 年 1 月第 1 版　　2023 年 1 月第 2 版
印　　次：2025 年 5 月第 5 次印刷
标准书号：ISBN 978-7-117-34111-0
定　　价：55.00 元
打击盗版举报电话：010-59787491　E-mail：WQ @ pmph.com
质量问题联系电话：010-59787234　E-mail：zhiliang @ pmph.com
数字融合服务电话：4001118166　E-mail：zengzhi @ pmph.com

修订说明

为服务卫生健康事业高质量发展,满足高素质技术技能人才的培养需求,人民卫生出版社在教育部、国家卫生健康委员会的领导和支持下,按照新修订的《中华人民共和国职业教育法》实施要求,紧紧围绕落实立德树人根本任务,依据最新版《职业教育专业目录》和《中等职业学校专业教学标准》,由全国卫生健康职业教育教学指导委员会指导,经过广泛的调研论证,启动了全国中等卫生职业教育护理、医学检验技术、医学影像技术、康复技术等专业第四轮规划教材修订工作。

第四轮修订坚持以习近平新时代中国特色社会主义思想为指导,全面落实党的二十大精神进教材和《习近平新时代中国特色社会主义思想进课程教材指南》《"党的领导"相关内容进大中小学课程教材指南》等要求,突出育人宗旨、就业导向,强调德技并修、知行合一,注重中高衔接、立体建设。坚持一体化设计,提升信息化水平,精选教材内容,反映课程思政实践成果,落实岗课赛证融通综合育人,体现新知识、新技术、新工艺和新方法。

第四轮教材按照《儿童青少年学习用品近视防控卫生要求》(GB 40070—2021)进行整体设计,纸张、印刷质量以及正文用字、行空等均达到要求,更有利于学生用眼卫生和健康学习。

前　言

作业疗法是中等卫生职业教育康复技术专业重要的专业核心课程之一,具有较强的实践性。本教材编写过程中坚持正确的政治方向和价值导向,全面落实党的二十大精神进教材要求,坚持质量第一,体现卫生职业教育特点和改革发展要求,精心组织内容,优化知识结构。教材将知识、能力和正确价值观的培养有机结合,对接岗位,融合创新。

本教材根据《中等职业学校康复技术专业教学标准》设置内容,力求做好中、高等职业教育的有机衔接。教材编写以作业治疗师岗位知识需求、岗位和职业能力分析为基础,执业资格考试大纲要求为依据,遵循"三基、五性、三特定"的原则,融合必要的新技术、新知识,以工作情景与任务引入,讲述作业治疗的基本概念、基本理论及常用治疗方法。

本教材针对中等职业教育学生的认知特点和就业岗位素质能力要求,共分为十一章,附有实训指导。教材主要内容包括作业治疗相关概念,作业治疗的理论模式、工作方式,常见作业治疗的基本操作技能,常见病的作业治疗等。在第1版的基础上,第2版充实、更新作业治疗理论模式,优化实训任务;新增感觉统合失调的作业治疗、环境改造和职业康复,在常见病患者的作业治疗中增加孤独症、阿尔茨海默病及烧伤患者的作业治疗;删去临床中不常用的作业治疗手段,整合康复工程的内容;突出理论实训结合、知识技能并重、图文并茂、通俗易懂。为提高教材的信息化水平和教材内容的学习效果,配有与纸质教材内容同步的数字化教学资源。

本教材不仅供中等职业学校康复技术专业教学使用,也可供临床医师继续教育及社区康复人员、康养机构人员培训使用。

本教材在编写过程中得到各位编者及其单位,以及专家、同行的大力支持,在此表示诚挚的谢意。

尽管全体编者尽职尽责,但因水平有限,不足和疏漏在所难免,希望专家同仁和使用本教材的读者提出宝贵意见。

孙晓莉

2023 年 9 月

目　录

第一章 │ 认识作业治疗

01章 数字内容

学习目标

1. 具有"以患者为中心"的理念,增强对患者的同情心;良好的职业素养,有爱心、耐心、责任心及良好的团队协作和沟通能力。
2. 掌握作业治疗的基本概念;常用作业治疗的种类、目的、原则和方法;作业治疗的临床适应证、禁忌证。
3. 熟悉运动疗法与作业治疗的区别;作业治疗基本内容;作业治疗的注意事项;作业治疗师的职责;临床常用的作业治疗器械、设备。
4. 了解作业治疗的发展简史。
5. 能运用相关理论知识选择相应的作业治疗种类;能针对临床工作中常见疾病及其功能障碍为患者选择作业治疗器械及设备,有针对性地进行作业训练;学会作业治疗技术实用操作技能。

工作情景与任务

导入情景

患者,男,42岁,机械维修工,维修机器时右手卷入机器。患者在术后恢复期,为进一步康复,入康复科。患者目前右手中指缺如,无名指远中节指头缺如,示指和小指远端轻度损伤;手部感觉迟钝,精细功能障碍,无法用筷子吃饭;拇指、小指可正常活动,示指、无名指可轻微活动;肌张力高,肌肉力量弱。因患者是家庭经济的主要来源,其心理压力很大。

工作任务:

1. 与患者作业治疗的相关功能障碍有哪些?
2. 可以使用哪些作业治疗器械治疗?

1

3. 可以实施哪些方面的作业治疗？

第一节　概　　述

一、作业治疗的基本概念

（一）作业与作业活动

作业（occupation）指人类的活动、劳作或所从事的工作。"活动"英文名称为 activity。活动是作业治疗过程的核心,强调积极性和主动性,患者通过活动可以获得种种体验,并掌握各种技能。

作业活动（occupational activity）指作业治疗中所使用的活动。作业活动指人们想要做、需要做、被期望做的,有目的的、为生命带来意义和价值的活动。作业活动是一个人所从事的活动,但并不是所有活动都是作业活动。作业活动应:①符合康复对象需要,具有现实意义;②与作业治疗目标一致,具有针对性;③经作业治疗师和康复对象共同选择;④符合康复对象的兴趣,能全身心投入;⑤能学习正常活动模式或改善功能;⑥可适应或代偿功能,促进活动、参与;⑦难度适当,经努力可获得成功;⑧有适当产出,治疗过程带来成就感;⑨治疗过程愉快,治疗以后感觉良好。

（二）作业治疗

作业治疗（occupational therapy,OT）是有选择性和目的性地应用于日常生活、工作、学习和休闲等有关的各种活动来治疗患者躯体、心理等方面的功能障碍,发挥患者身心的最大潜能,以最大限度地改善和恢复患者躯体、心理和社会等方面的功能,提高生存质量,促使其早日回归家庭、重返社会的一种康复治疗技术或方法。

作业治疗的定义随着社会和环境的变化而不断完善。1922 年帕特森（Pattison）给作业治疗下了第一个定义:"任何躯体的或精神的活动,具有特定的目的,而且能够明确表达,能够促进疾病或外伤的恢复,即可称为作业治疗"。1989 年 5 月世界作业治疗师联盟（World Federation of Occupational Therapists,WFOT）对其定义:"作业治疗是通过特殊的活动来治疗躯体和改善精神疾患,目的是帮助人们在日常生活所有方面的功能和独立均达到其最大水平。"1997 年世界卫生组织（World Health Organization,WHO）对其定义:"作业治疗是通过各种精心设计的活动,促进疾病、发育障碍和 / 或身体和心理社会功能障碍者康复;帮助病残者最大限度地恢复其身体功能,以促进其适应工作、社会、个人及家庭生活的需要,过有意义的生活。"2002 年 WHO 将作业治疗的定义修改为:"协助残疾者和患者选择、参与、应用有目的和有意义的活动,以达到最大限度地恢复其躯体、心理和社会方面的功能,增进健康,预防能力的丧失及残疾的发生,以发展为目的,鼓励他们参与及贡献社会。"2012 年,WFOT 对其最新定义:"作业治疗是应用有目的的、经过选择的作业活动,对由于身体上、精神上、发育上有功能障碍或残疾,以致不同程度地丧失生活自理和劳动能力的患者,进行评价、治疗和训练的过程,是一种康复治疗方法。"

2019年12月,中国康复医学会作业治疗专业委员会(以下简称为作业治疗专委会)在全国作业治疗论坛上讨论,重新修订了作业治疗的定义:"作业治疗是以康复对象为中心,通过有选择的作业活动和/或适当的环境干预来改善躯体、心理和社会功能,促进活动和参与,提高生活质量的康复医学专业。"这个定义较好地体现了作业治疗的内涵,既符合2012年WFOT定义的内涵,又符合《国际功能、残疾和健康分类》(*International Classification of Functioning, Disability and Health*, ICF)理念。此定义:①强化了以康复对象为中心的核心理念;②体现了作业活动和环境干预两大作业治疗武器;③明确了作业治疗关注的是躯体、心理、社会三大领域;④融合ICF的理念,强调了功能、活动、参与及环境因素;⑤明确了作业治疗是康复医学重要课程。

作业治疗不仅能改善躯体的功能状况,还能增加患者的兴趣,改善患者的心理状况。作业治疗师在制订作业治疗方案时,应以患者为核心,根据患者个体情况,如年龄、性别、职业、文化程度、工作和生活环境等不同情况,选择和设计适合患者个体、符合患者意愿和需求的作业治疗方法。同时,作业治疗也是一种需要患者主动参与的创造性活动,我们在选择性地进行作业治疗时,要充分发挥患者运动、认知等各方面的能力或潜能,尽最大可能地恢复其功能,使之独立生活和工作,提高其生存质量,真正地回归家庭、重返社会。

因此,作业治疗对患者从医院回归家庭、重返社会起着重要的桥梁作用。

(三)作业治疗的目的

作业治疗的主要目的是增强肢体尤其是手的灵活性及协调性,增加功能活动的控制能力和耐力;调节患者心理状态;改善和提高患者的日常生活和工作能力,提高生存质量,使其早日回归家庭、重返社会。

(四)作业治疗的特点

作业是人类的活动,但不是所有的活动都是作业。那些具备并达到生物性、心理性、社会性需求最高境界的人类活动,才可称为作业活动。主要特点为:

1. 目标指向性　治疗时所选用的作业活动一定要有明确的治疗目的,能针对性地克服或改善患者的功能障碍(躯体方面和精神方面)。

2. 兴趣性　作业活动的选择要考虑患者的兴趣和爱好,在一定范围内可允许患者自己选择作业内容。这样可提高患者兴趣,挖掘其潜力,取得有效的治疗效果。

3. 参与性　患者既要参加作业活动过程(主动或被动参加),也要参加作业治疗计划的制订过程,这样患者才有可能从结果中获得满足。

4. 可调节性　作业活动可以从活动强度、难度、时间、完成活动的方式等方面进行调节,使患者有望在下一个功能水平上继续进步。

5. 重复性　所选用的治疗活动应具有重复性以产生治疗效果。

6. 实用性　各种作业活动要有助于获得或发展生活技能,可培养日常生活活动的实用性。

7. 过渡性　作业治疗具有由临床治疗阶段向职业劳动阶段转换的过渡性特点。

（五）作业治疗的范围

1. 作业活动干预　包括自理活动、家务活动、休息与睡眠、学习、工作、娱乐休闲、社会参与等方面的干预。

2. 作业技能训练　如指导、训练运动技能、感觉技能、认知及知觉技能、情绪心理技能、社会技能等。

3. 作业情景干预　包括物理环境、非物理环境、辅助器具等方面的干预。

4. 个人因素干预　包括个人角色、兴趣爱好、文化背景、价值观等个人因素的干预。

二、作业治疗与运动疗法的区别

作业治疗与运动疗法都是康复医学的重要组成部分，在临床上常同时应用，应用非常广泛。作业治疗与运动疗法同属康复治疗技术范畴，均以生物力学与神经生理学为治疗依据，但在治疗目标、范围、手段、重点和患者参与主动性等方面不同（表1-1）。

表1-1　作业治疗与运动疗法的区别

项目	作业治疗	运动疗法
治疗目标	改善和提高患者的日常生活和工作能力	使患者运动功能最大限度地发挥
治疗范围	躯体和心理功能障碍	躯体功能为主的障碍
疗法手段	日常生活活动、生产性和休闲娱乐活动以及辅助器具的使用和训练等	肌力训练、关节活动训练、神经肌肉促进技术、牵引、手法治疗、器械训练、医疗体操等
治疗重点	增强手的灵活性、手眼的协调性，增加功能活动的控制能力和耐力，以上肢或手的精细、协调运动为主，体现患者的综合能力	增加肌力及关节活动度，改善运动协调性、运动耐力及躯体平衡
患者参与	主动参与	主动为主，被动为辅
趣味性、积极性	强	弱

作业治疗与运动疗法在其方法上虽有许多相似之处，但训练的目的不同。运动疗法的目的是以恢复患者各关节的活动度和增强肌力为主，而作业治疗则是在上述基础上，利用生活或生产性活动，以恢复和改善关节的功能及各种精细协调动作能力；运动疗法以训练下肢的运动、步态、平衡等粗大运动为主，作业治疗强调的则是某项功能活动或任务的

完成,或者是以生产、制作某一工艺或产品来改善患者的综合能力,并以上肢或手的精细、协调运动为主。同时,作业活动还能引发患者的兴趣,提高其参与的积极性。临床上对患者进行康复治疗时,两者常相互配合应用,并可结合其他康复治疗措施,如心理、言语、认知等康复技术,以增强康复治疗的综合效果。

第二节　作业治疗的发展简史

一、作业治疗的起源与发展

作业治疗可以追溯到欧洲启蒙时代精神病学中的治疗。早期(1700—1899年)的作业治疗属于一种精神治疗方法,主要对精神病患者有计划地安排一些工艺、园艺等活动来维持患者精神平衡。在20世纪初,作业治疗在帮助伤残军人的功能恢复及获得正常的生活方式和工作能力中发挥了重要作用。作业治疗的对象也从过去仅注重精神病患者,扩展到注重肢体障碍患者,但人们更多地还是将其作为医疗的辅助手段来应用。

随着康复医学的兴起,全面康复概念提出,作业治疗不论是治疗观念、技术知识,还是治疗对象都得到扩展。作业治疗的焦点逐步转向心脏疾病、脑血管疾病、风湿性疾病、脑性瘫痪等慢性病方面;治疗重点由关注与患者疾病有关的缺陷转变为追求获得与发挥患者最大的潜能;服务模式也逐步开始从医院走向社区;基本理论也得到了进一步的完善;假肢、辅助技术、神经发育护理和代偿治疗技术(compensatory techniques for therapy)等加速发展。1952年,世界作业治疗师联盟(WFOT)成立。WFOT规范作业治疗行业的职业标准,加强作业治疗师之间的国际合作,有效提高了全世界作业治疗事业的发展。此后,作业治疗飞速发展,为培养作业治疗师建立了专业机构。

作业治疗教育项目越来越成熟,以学校为基础的实践得到推动,特别是感觉运动疗法受到越来越多的重视,作业行为也作为一种手段出现。如作业治疗师和注册教育心理学家将神经科学应用于实践,开发了感觉统合处理的评估,将教学、研究和实践相结合,发展了感觉整合实践模型,运用基础科学发展了作业治疗应用理论;人类作业模型(model of human operation,MOHO)被开发出来,该模型融合了社会和行为科学的知识,为作业治疗实践提供了基于作业的方法;强调作业治疗对人群健康有重要贡献,提出并推动了作业公正(occupational justice)的概念,对作业治疗的发展产生了重要的影响。

近年来,作业治疗发展迅速,在基础理论、作业的分析和选择、新的治疗性理论和计划的开拓、作业治疗的纵向分科及在保健和康复中的应用等方面,都有了显著的进展,成为康复治疗的重要组成部分。《国际功能、残疾和健康分类》的发布,促使作业治疗深入领域发展。

二、我国作业治疗的发展

我国作业治疗早期被称为职业治疗,起步于20世纪50到60年代,主要用于精神疾病的干预,最早是在一些精神病院、疗养院开展一些作业治疗,如编织等活动。1956年,我国香港诞生第一个职业治疗部门;1978年,香港理工学院开始培训职业治疗师;1991年,香港理工大学开办职业治疗学士课程。自此,我国职业治疗的服务领域已经包括体能康复、支架制作、压力治疗、手功能训练、儿童发展训练以及精神疾病康复。

国家制订系列政策促使作业治疗的发展。原卫生部发布的《综合医院康复医学科建设与管理指南》《综合医院康复医学科基本标准(试行)》等文件中均将作业治疗作为重要内容进行了规定和要求;2016年《关于加快发展康复辅助器具产业的若干意见》印发;2019年《残疾人基本康复服务目录(2019年版)》发布,为辅助技术服务提供了强大的政策支持;2020年《新冠肺炎出院患者康复方案(试行)》发布,提出日常生活能力和参与障碍作为重要康复内容。

作业治疗专业内涵不断丰富和完善。作业治疗的专业内涵从单一的上肢功能训练到更多关注日常生活活动、工作和社会参与;关注对象从脑卒中为主到关注脊髓损伤、手外伤、烧伤、精神障碍、精神发育迟缓患者,以及儿童、老年人,甚至重症患者等;手段从简单的上肢功能训练到上肢机器人、虚拟现实、运动想象、镜像疗法等,也开始重视辅助技术的应用;服务从机构逐渐进入社区和家庭。

作业治疗教育不断突破,作业治疗从业人员不断发展壮大。2017年,教育部正式开设康复作业治疗专业教育。全国部分专科院校尝试开展独立的作业治疗技术专业教育;有多所本科院校开设独立的作业治疗专业(或方向)教育,其中5所已通过WFOT最低教育标准认证;部分院校已开展作业治疗研究生学历教育。作业治疗专业人员的理念和实践均有较大提升。中国康复医学会作业治疗专业委员会于2017年成立。我国于2018年5月加入了WFOT;2019年,第一批有338名治疗师正式成为WFOT个人会员,可以作为WFOT认可的合格的作业治疗师及作业治疗专业师资,为作业治疗专业教育及国际认证提供了师资上的保障。

目前,作业治疗需求急剧增加。我国人口老龄化进程加剧,老年人的康复需求大量增加。作业治疗将是医养结合和长期照护者功能康复的重要方法,同时对精神心理疾病、发育障碍等患者的康复也有重要作用。

作业治疗领域关注如神经系统疾病等康复专业常见病,及可在恢复期介入治疗的疾病。未来作业治疗领域不断扩大,会更加关注早期或超早期作业治疗、慢性病康复与管理、社区及居家作业治疗、老年人作业治疗、肿瘤康复、辅助技术与辅助科技应用、环境调适与环境改造、作业治疗与传统文化的融入、儿童康复、烧伤康复等领域。

中国康复医学会作业治疗专业委员会于2019年12月制订了《作业治疗实践框架》

（2019版），更新作业治疗理念，规范了作业治疗定义、范围、流程及注意事项，培养良好作业治疗临床思维，提高作业治疗质量。

知识拓展

作业治疗新领域

人工智能、康复机器人、虚拟现实、5G技术、3D打印、传感技术、物联网、互联网技术已越来越多地应用到作业治疗领域。如手功能智能康复系统通过穿戴由五个点击驱动的手套，在3D视频、色彩、声音的引导下，通过运动想象、镜像治疗、主被动、双手运动、任务导向的训练，能够促进手功能精细动作和力性抓握的康复，同时促进患者的认知功能、手眼协调、本体感觉的恢复，实现手功能康复智能化；作业治疗应用软件（APP）的开发可使专业的作业治疗宣教内容以丰富的形式进入康复对象的日常生活，指导和督促康复对象进行相关治疗和训练。

第三节　作业治疗的内容及分类

一、作业治疗的内容

作业治疗的治疗项目很多，强调在患者进行作业活动时要对其进行教育、指导和训练，必要时用辅助器具帮助。主要包括以下内容：

1. 日常生活活动（activities of daily living，ADL）能力训练与指导　训练患者用新的活动方式、方法，或利用辅助器具及合适的家用设施，完成日常生活活动（穿脱衣物、使用餐具进食、个人卫生、移动、如厕等），家务活动（烹调、备餐、洗熨衣服、家具布置、居室清洁整理、家用电器使用、幼儿的喂养和抚育、照顾老人）及社区活动（购物、交通），并指导患者在活动中如何省力、如何节约体能、如何对家用物品进行改造、如何订购和使用自助具，以达到生活的完全自理。

2. 治疗性作业活动　包括手工艺类作业活动（编织、剪纸、十字绣、粘贴等）、艺术类作业活动（音乐、舞蹈、绘画、书法等）、生产类作业活动（木工、金工、皮革、制陶等）、体育类作业活动（篮球、乒乓球、飞镖等）、园艺类作业活动（花木种植、花木欣赏等）、治疗性游戏类作业活动（棋类、牌类、智力拼图、电脑游戏等）、其他治疗性作业活动（砂磨板作业、滚筒作业等）。治疗性作业活动可防止患者功能障碍和残疾的加重，促进人体身心健康，维持或改善功能，从而提高患者生活质量，并能帮助患者学习一定的生产技能，为将来重返生产岗位做准备。

3. 感觉、认知功能训练　进行触觉、实体觉、运动觉、感觉运动觉、注意力、记忆力、理解力、复杂操作能力、解题能力等方面的训练。

4. 辅助技术服务　对有运动障碍的患者提供订制或购买自助具的咨询,并指导患者使用这些器具,以使患者在器具的帮助下完成日常生活的一些动作,如梳洗、剪指甲、穿脱鞋袜、备餐、进食、洗澡、步行等。

5. 矫形器的制作和使用训练　根据患者功能障碍的程度和日常生活活动能力训练的结果,作业治疗师应能设计并亲手制作适合患者使用的简单的自助具及矫形器,如加粗改型的勺、改造的碗、筷、刀具等;用低温热塑材料制作手夹板、踝关节跖屈内翻矫形器等,以代偿患者丧失的功能,提高日常生活活动能力。

6. 假肢使用训练　假肢是为患者恢复原有肢体的形态或功能,弥补肢体缺损,代偿丧失肢体功能而装配的人工肢体。作业治疗师应对装配假肢的患者反复进行功能活动训练,使其能够熟练使用假肢。

7. 环境咨询与指导　根据瘫痪或其他严重功能障碍的情况,为患者提供有关出院后住宅条件的咨询(包括进出通路、房屋建筑布局、设备等),提出必需的改造意见。

知识链接

环境与残疾

2001 年 WHO 发布的《国际功能、残疾和健康分类》指出:残疾人所遇到的活动受限和参与限制是由于残疾人的损伤(功能、结构)和环境障碍交互作用的结果;对于残疾人的某些损伤,通过医疗康复后能有所改善,而有些损伤却是无法改变的。因此,为了让残疾人更好地融入现代社会,我们需通过改变或改造环境,从而根本解决残疾人的困难。

8. 职业技巧训练　包括职业前评定和职业前训练两部分。作业治疗师应对患者的躯体功能、精神状态、日常生活活动能力及学习能力进行全面评定,并对可能从事的职业进行试训练。根据患者的年龄、性别、技能、专长、兴趣、目前的功能状况及预后、就业的可能性等,向患者提供有关的就业意见和建议,并选择适合患者情况的作业活动进行训练,以帮助患者恢复基本的劳动和工作技巧,改善和提高职业能力,促进其回归社会。

9. 其他　如心理性作业活动。心理性作业活动是通过作业活动来改善患者的心理状态。作业治疗师可以根据患者的兴趣及心理状态的不同阶段设计有针对性的作业活动,帮助患者摆脱不良情绪。

二、作业治疗的分类

作业治疗的治疗项目因研究的出发点不同而分类不同,目前比较赞同的分类法有以下几种：

1. 按作业活动功能分类　分维持日常生活所必需的基本作业、能创造价值的作业活动、消遣性的作业活动或文娱活动、教育性作业活动、矫形器和假肢训练等。

2. 按作业名称为分类　分木工作业、编织作业、黏土作业、手工艺作业、电气装配与维修、文书类、计算类操作、日常生活活动、治疗性游戏、认知作业、书法、绘画、园艺等。

3. 按作业活动的对象和性质分类　分功能性作业治疗、心理性作业治疗、精神疾患作业治疗、儿童作业治疗、老年人作业治疗。

4. 按治疗目的和作用分类　分用于增强肌力的作业、改善关节活动范围的作业、减轻疼痛的作业、增强耐力的作业、改善灵活性的作业、改善平衡协调性的作业、调节精神和转移注意力的作业、改善认知知觉功能的作业、提高 ADL 能力的作业、提高劳动技能的作业等。

第四节　作业治疗的作用、临床应用及注意事项

一、作业治疗的作用

1. 促进患者躯体功能的恢复　作业活动能增强肌力、耐力；扩大关节活动范围；增强运动的协调性及灵巧性，提高平衡能力；促进感觉、认知觉的恢复。

2. 提高患者日常生活活动的自理能力　日常生活活动能力训练及自助具的使用，可提高患者翻身、坐起、进食、穿衣、洗漱、如厕、行走等生活自理能力。

3. 改善患者心理状态　作业活动可改善患者的精神状态和情绪，作业活动中的劳动成果，可使患者在心理上得到满足，增强自信心，提升自我价值感。

4. 改造有利于患者恢复正常生活和工作的环境　当患者不能通过改善自身功能来提高其作业活动能力时，可对其生活和工作的环境进行改造，以适应其功能水平。

5. 提高患者职业技能，增加就业机会　作业活动可改善和提高患者的职业技能，作业治疗师可根据患者自身的功能及将来拟从事的工作，选择相应的作业活动进行针对性训练。

二、作业治疗的临床应用

（一）作业治疗的适应证

作业治疗的适应证非常广泛，适用于各种原因导致的日常生活自理、工作或休闲娱乐活动中出现功能障碍的患者。主要适应证：

1. 神经系统疾病　如脑卒中、脑外伤、脑瘫、脑炎、脑瘤术后所致的瘫痪，帕金森病、阿尔茨海默病、脊髓损伤、脊髓灰质炎后遗症以及各种原因引起的周围神经损伤等。

2. 运动系统疾病　如四肢骨折、截肢、各种关节炎、关节置换术后、手外伤、软组织损伤等所致功能障碍患者。

3. 其他　如冠心病、慢性阻塞性肺气肿、糖尿病、烧伤、先天性畸形、小儿精神发育迟滞、学习障碍等精神心理障碍性疾病等。

（二）作业治疗的禁忌证

作业治疗虽然应用广泛，但对于严重的精神、意识障碍，且不能合作的患者，急、危重症及病情不稳定的患者，或需要绝对休息的患者，均属于作业治疗的禁忌证。

三、作业治疗的注意事项

作业治疗是由作业治疗师与患者共同完成，以患者为核心，治疗师为指导。作业治疗师不仅要求具有较熟练的作业治疗技术，更要求有高度的责任心，应尊重患者的意愿，对患者要热情和耐心地进行指导。在具体治疗工作中，需注意的事项有以下几点：

1. 作业治疗师对患者功能障碍综合分析，有目的地选择作业活动。在作业治疗过程中，与患者密切配合，加强与患者的沟通。尽量采取对患者的躯体、心理和社会功能均能起到一定作用的作业治疗方法。

2. 作业治疗的选择应与患者所处的环境相适应，具有实用性。所选择的作业治疗活动应具有现实意义，为患者的独立生活和工作提供帮助，与患者的客观需求或条件相一致。

3. 作业治疗过程中要充分发挥患者的积极主动性。根据患者的需求及个人背景因素，按照患者意愿选择某一作业治疗活动，提高其主动参与的兴趣，增强作业治疗效果。

4. 作业治疗应遵循渐进性的原则，并可对治疗量进行调节。应根据患者的功能障碍情况，制订适宜的、循序渐进的作业治疗强度方案。作业治疗活动的过程中，以不易使患者产生疲劳为宜。

5. 作业治疗方案应考虑患者在回归家庭、重返社会后，环境因素对其功能的影响。如患者出院后是否能适应环境，是否需要加以改造环境，以利于患者的日常生活等。另外，进行作业治疗或训练时，应尽量使患者在模拟实际的环境情况下进行，以使患者能更好地适应环境，提高患者独立生活的能力。

6. 及时反馈、提供支持。在作业治疗过程中，治疗师需要及时给予反馈，为康复对象提供包括作业调整、环境调适、资源利用、辅助器具指导及心理支持等。

第五节　作业治疗师的职责

作业治疗是由康复治疗小组中的作业治疗师来完成的。作业治疗师的工作职责是指导患者通过进行有目的的作业活动，恢复或改善生活自理、学习和职业工作能力。对永久

性残疾患者,则教会其使用各种器具,或调整家居和工作环境的条件,以弥补功能的不足。作业治疗师的工作职责主要包括:

1. 评价和训练患者的自理活动能力。

2. 提供家务劳动的技能训练。

3. 发展职业技能和培养娱乐兴趣。当患者期望改变职业时,同职业咨询人员配合,进行有效的职业活动训练。

4. 帮助维持和改善关节活动度、肌力、耐力及协调性。

5. 评价及训练患者的薄弱环节,以便代偿其感觉和知觉方面的缺陷。

6. 进行家庭环境评价,以便为患者提供一个无障碍的环境。评价和训练患者运用环境控制系统。

7. 用设计好的活动、技能来说明、教育患者及其家庭,以促进患者保持独立性,尽可能减少过度保护。

8. 训练上肢支具的功能性使用。

9. 训练患者及有关人员维护辅助设施的技能。

第六节　常用作业治疗器械、设备

多数作业治疗均需借助一定的设备或用具进行,可根据康复机构的作业治疗开展状况和经济能力进行配置。作业治疗的器械和设备一般比较简单,但种类繁多。图1-1列举临床常用的作业治疗的器械和设备。

1. 手的精细活动及上肢活动训练器械　如插板、拼图、搭积木、磨砂板、套圈、七巧板、手指抓握练习器、手指屈伸牵拉重量练习器、手腕功能综合训练器、结扣解扣练习器、计算机等,以及各种训练手指精细抓捏动作的滚珠、木棒和细小的物件等。

2. 日常生活活动能力训练器具　如穿衣钩、扣纽器、穿袜器、鞋拔、长柄梳子、拾物器、C形夹、姿势矫正镜、个人洗漱、清洁用具及物品、餐具、自动喂食器、厨具、家用电器、模拟厕所浴室设备,以及功能独立性评定器具等。

3. 认知功能评定及训练器具　如各种记忆图片、实物、棋牌、积木、拼图材料、交流沟通板,以及实体觉测验器具、感觉统合测验器材和计算机测试软件等。

4. 工艺治疗用设备或器材　如黏土和制陶材料及其工具和设备、刺绣用材料及工具、金工作业材料及其工具和设备、竹编或藤编工艺材料及工具等。

5. 辅助器具及支具　如各种手杖、腋杖、肘杖、轮椅、水平转移车、转移板,以及各种助行器和功能改善用的支具等。

6. 游戏娱乐性作业活动训练用具　各种球类、棋类、牌类,及飞镖作业的工具及材料、套圈游戏作业的工具及材料、书法和绘画用具及材料、园艺用工具及材料等。

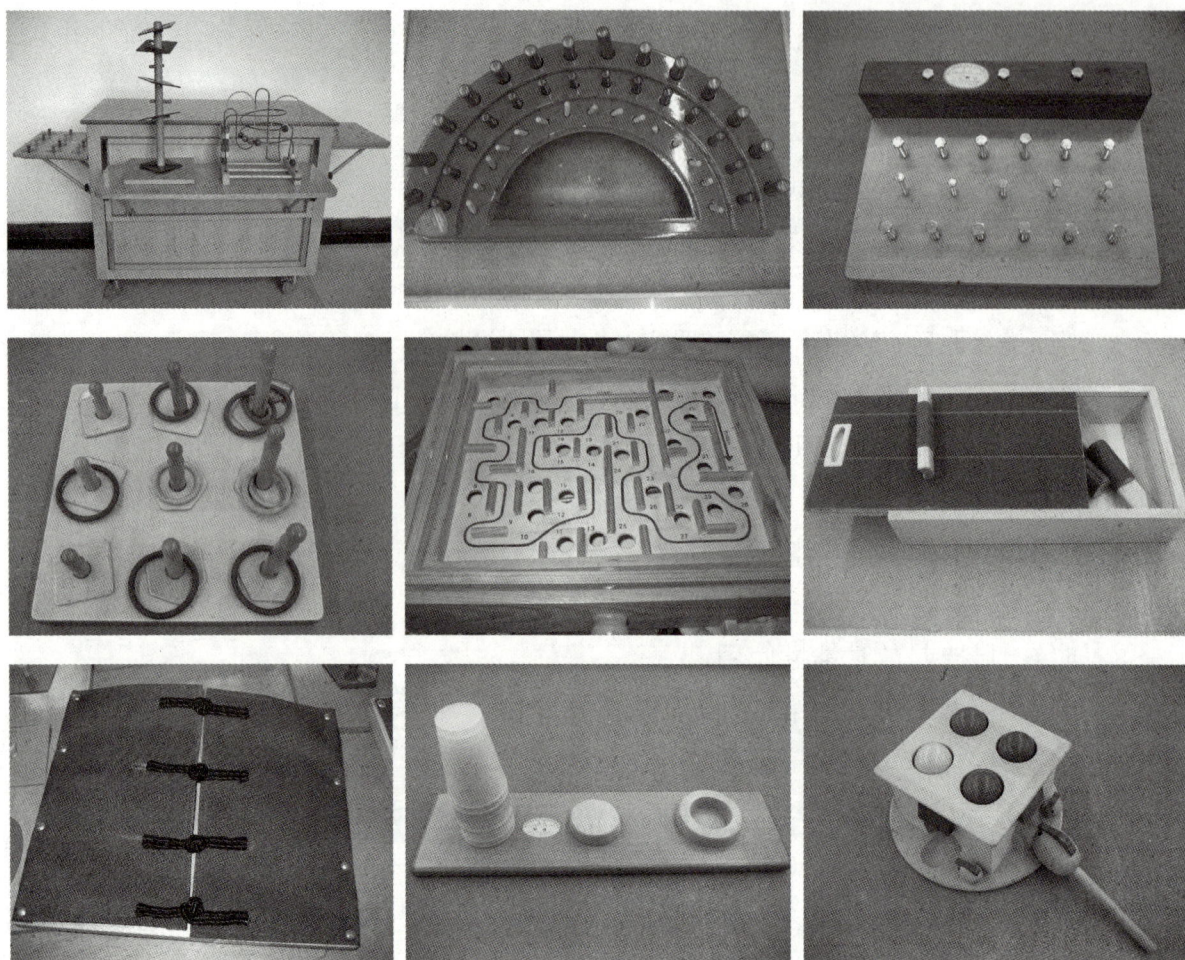

图1-1　部分常用作业治疗器械、设备

本章小结

作业治疗是康复医学中最具特色的治疗技术之一,学习重点是作业治疗的概念、与运动疗法的区别,作业治疗的作用与内容、临床应用、注意事项;学习难点是如何指导临床开展作业治疗,并最终提高患者的日常生活活动能力和工作能力。学习过程中注意要根据患者的功能障碍情况、性别、年龄、个人爱好等特点,进行针对性地选择作业治疗器械和设备,为患者提供适宜的、个性化的作业治疗训练方案,掌握和遵循作业治疗的临床适应证、禁忌证和注意事项,开展系统的作业治疗与训练,重视培养学生职业素养的养成,有爱心、耐心、责任心,具有良好的团队协作和沟通能力。

（孙晓莉）

一、名词解释

1. 作业治疗

2. 作业活动

二、简答题

1. 简述作业治疗的作用和内容。

2. 简述作业治疗与运动疗法的区别。

第二章 | 作业治疗的理论模式和工作方式

02章

02章 数字内容

学习目标

1. 具有治疗师的职业价值观;对患者进行人文关怀、沟通交流的能力。
2. 掌握作业治疗步骤;作业活动分析的概念;作业治疗处方的概念、内容。
3. 熟悉作业活动分析内容和作业治疗方案的实施及注意事项。
4. 了解作业治疗的常用理论模式。
5. 能运用作业治疗相关的基本理论知识,针对不同的患者进行作业活动分析,制订个性化的作业治疗处方,指导患者开展作业治疗训练。

工作情景与任务

导入情景

患者,男,45 岁,技术工人,家住楼房有电梯,与妻子和儿子同住,爱好打乒乓球及旅游。患者因嗜睡、剧烈头痛、右侧肢体麻木、无力住院,被诊断为左侧基底节出血,经临床治疗 2 个月后,病情平稳转入康复科治疗。患者查体合作,右侧肢体活动异常,肌张力较高;运动功能恢复良好,但生活自理不能,需要家人照顾,经济上不能独立,情绪低落。

工作任务:

1. 患者可以用哪些作业治疗理论模式进行作业活动分析与治疗?
2. 如何进行作业活动分析?
3. 请给患者制订详细的作业治疗计划。

第一节 作业治疗的理论模式

模式就是从不断重复出现的事件中发现和提炼出的规律,为解决问题的经验总结。

作业治疗在其漫长的发展过程中,逐步形成了许多理论模式,这些模式在实际治疗过程中指导着作业治疗的实施,融合了作业治疗的理念与精髓。本节主要介绍国际上较为常用的几种作业治疗模式,这些模式被认为是作业治疗的理论基础,还有待于在未来的作业治疗实践中进一步完善和发展。

一、作业能力模式

作业能力模式(occupational performance model,OP)最早由赖利(Reilly)、莫西(Mosey)等于 20 世纪 60 年代初提出。作业能力指人从事某作业活动时的表现,是作业治疗的根本目标;作业技能是作业活动基本组成部分,强调作业活动要重复进行,各种技能之间相互影响。作业能力可根据个人的不同背景及所处的环境不同而改变。作业能力模式基本内容:

(1)作业活动行为范围:包括日常生活活动、工作及生产活动、休闲活动等。

(2)作业活动行为技能:包括感觉运动技能、认知技能、社会心理技能等。

(3)作业活动行为情景:包括时间范畴、环境范畴等。

二、人类作业模式

人类作业模式(model of human occupation,MOHO)于 20 世纪 80 年代被提出。它提供了一个人类的作业适应和治疗的过程。这个模式考虑到推动作业的动机、保持作业的日常习惯(routine)、熟练技巧能力的性质,以及环境对作业的影响。人类作业模式主要考虑以下几个影响因素:

1. 意志力 作业活动的动机,包括个人因素,价值观和兴趣。

2. 习惯 作业活动日常习惯行为方式,包括习惯和角色。

3. 执行能力 熟练的、有技巧性的作业活动表现的本质,包括与物理环境、社会环境、文化环境以及骨骼肌肉运动能力、做事方法(处理技巧)、社会交流和相互作用影响的技巧。

在 MOHO 模式中,人是一个开放式系统,该系统包括输入、处理、输出及反馈四个环节。人的作业行为与外界环境形成互动,互动结果的信息会形成反馈,进一步推动这个互动过程,形成循环。MOHO 模式强调人的技巧不同于能力,能力被视为基本的东西,技巧则被视为构成功能的个别动作,技巧分为动作技巧、处理技巧、沟通和社交技巧三类。能力和技巧构成职业行为,职业行为构成职业角色参与。MOHO 目前广泛应用于精神康复、神经康复、康复教育等领域,并取得了相当丰硕的成果。

三、人－环境－作业模式

人－环境－作业模式（person-environment-occupation model，PEO）模式于1994年被提出。人－环境－作业模式认为人有一种探索、控制及改变自己及环境的天性。作业表现是人、环境及作业的相互结果，我们的日常生活就被认为是人与环境的互动，这一互动的过程是通过作业活动而进行的，并随着环境变化而呈现动态变化。人、环境、作业三者之间相互影响，关系密切。因此，人－环境－作业模式对分析个人背景情况、环境因素及作业活动的关系和性质，对指导临床作业治疗具有重要的意义。

人－环境－作业模式在人生的不同发展阶段，有不同的变化（图2-1）。对于婴幼儿及儿童，环境因素在该模式中占有较大的比重。他们正处于生长发育及求学阶段，需要重塑自身新的形象和能力，从而寻找符合自身发展的作业活动模式。而在成年人中，环境因素的影响则相对较少，但个人的因素，所占比重则逐渐扩大。作业能力随个人的能力增加而增强。在此阶段，人有自己的主见，并有寻找自己的事业、工作、兴趣、爱好、交际和伴侣的需求。从而肯定了自我在家庭和社会中的角色。而对于老年人，随着年龄的增长和个人能力的下降，个人的因素会逐渐减少，而环境因素又会再次成为主导作业能力的因素。此时，老年人多已退休或在家休息，他们需要家人的照顾，需要一个安静及安全的环境，以安享晚年。

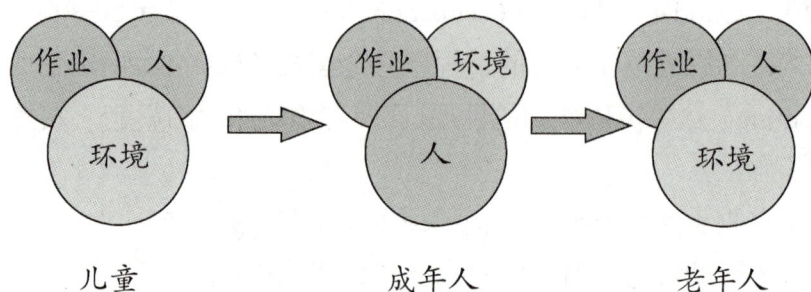

图2-1 人－环境－作业模式在个人不同发展阶段的变化

案例分析

PEO案例

P：王女士，63岁，脑梗死后1个月余，遗留右侧肢体运动功能障碍、言语障碍、认知障碍。右侧肢体肌力下降、精细操作能力较差。右侧上肢改良阿什沃思（Ashworth）肌张力评估2级，肌力3级，肩关节前屈50°、外展45°。肘关节伸展受限，布伦斯特伦（Brunnstrom）分级：上肢Ⅲ期、手Ⅱ期，伴有认知障碍，不能主动配合进行上肢主动或被动活动，注意力不集中，易分散。巴塞尔（Barthel）指数40分，扶持下站立，不能行走。

E:家住一楼,和老伴住一起。家有保姆,经济条件良好。

O:在家自理,做家务。

康复目标:

长期目标:可以在家人监护下独立完成自理活动。

短期目标:三周内可以使用辅具(加粗且改变方向的手柄的勺子)和在少量帮助下可以在治疗桌前完成进食的活动。

训练效果:经过三周上肢粗大运动的功能训练、手的精心功能训练、上肢水平多方向智能康复机的人机互动训练等治疗,患者肩关节前屈角度达70°,肩关节外展角度提高至55°,肘关节活动度可达全关节范围,进行上肢运动训练时可以主动配合运动方向发力,在轻度辅助下可以完成水平面上的物品抓握及横向转移,肌耐力有明显提升,注意力方面也有所提高,可专注于当前训练项目,被环境干扰的次数减少。在出院随访指导下,王女士现在可以在家与丈夫一起进行独立进食,巴赛尔指数达到80分。

四、人－环境－职业行为模式

人－环境－职业行为模式(person-environment-occupational performance model,PEOP)于2005年被提出。PEOP把行为定义为"从事作业时的实际行动",良好的作业行为是"个人及群体目标和特质,与阻碍或促进参与的环境特质间相互作用的结果",能力、环境和所选活动间的相互作用形成了作业行为和参与,作业行为可按作业类型和复杂程度描述。该模式的中心是作业行为和参与,由人、职业、环境和行为的重叠部分表示。作业行为是"参与的核心部分,要求理解作业和行为并使二者有机结合"。

五、河 川 模 式

河川模式于20世纪90年代被提出。河川模式共包括5个基本概念:河流、岩石、浮木、河岸床、空间。河流,代表生命流动及一个人的健康状况、生活状态。岩石,代表着障碍或挑战,会阻碍河水流动,它包括身体上的疾病或缺陷、日常生活中的困难、情绪上的担忧和害怕等。浮木,代表影响因素,木头可以推开岩石,疏通河道,也可以卡在岩石中间造成拥堵,所以它可以对人的生活状态产生正面或者负面影响。河岸床,代表物质环境和社会环境,它为河水的流动提供基础条件。物质环境包括住所和工作学习场所等的物理设施,社会环境则涵盖与家人、朋友、同事之间的关系,以及社区医疗、社会津贴等支持。空间,促使水流更好地流动的元素。

河川模式注重以患者为中心的作业干预方法,患者的经验和关注得到重视,患者被认为是合作伙伴,而不是被动接受治疗的人。河川模式用河流比喻人的生命旅程,构成河流流动的几个因素互相联系、互相影响,其中任一部分的改变均会反过来影响整体。该模式的创建不仅可以用作概念模式,也可作为参考架构、评估工具、治疗方法。作业治疗师可试着透过河川模式给予个案协助、重建、赋予,并扩大他们的生活状态。

📖 案例分析

河川模式案例

王某,女,25岁,公司职员,一个月前下班后出现头晕,休息两日后症状加重并出现视物模糊、眼球运动受限、左侧肢体力量减弱,诊断为脑桥背侧偏右出血性病变,来院寻求进一步康复。

目前患者自述的最大问题:头晕、视物成双,影响日常活动的准确性和步行时的稳定性。

作业活动设计:遮挡视力受损一侧眼睛,利用情景互动仪进行步行等日常生活活动能力训练、全身协调训练。同时,配合物理治疗师加强下肢肌力,针灸、熏蒸理疗缓解感觉异常。运用河川模式理论从评估到治疗的过程是以患者为中心,按照患者的境遇和理解而并非治疗师所认为的"石头"或"浮木",这样才能更有针对性地对患者的现状提供介入治疗(拓宽河床、移除石头等)。

六、重建生活为本的作业治疗模式

重建生活为本的作业治疗模式理论是一套集中身体功能、生活能力和幸福生活为一体的前瞻性康复模式,是一种高层次、方向性的整体康复理念。它和以往不同的是在促进身体基本功能、认知及语言功能恢复的基础上,增加更贴近生活的训练方法,真正的集合生活、介入生活的康复训练方式。这个模式旨在把基本功能转化成生活能力,以建立能维持身心健康的生活方式和生活能力。

重建生活为本的作业治疗模式,其构架是根据生物 – 心理 – 社会医学模式结合作业治疗的基本理论——人 – 环境 – 作业模式和人类作业模型的系统构成。重建生活为本的作业治疗模式包括三大体系:

1. 文化价值体系 以信念、愿景、使命、宣言及十六组核心词汇为主导,为康复治疗提供方向与能量,勾画长远目标和境界,是康复管理运作的理念基础及精神文化支柱。

2. 核心理论体系 包含三元合一重建生活路线图、六部曲、能力阶梯、人类作业意志机制、幸福及丰富生活元素、生活意义及贡献等。

3. 技术与运作体系 以重建生活为本访谈、治疗性作业活动、生活与人际环境调适为作业治疗核心手段。针对服务使用者的训练目标及所处的康复阶段,发展了多个技术板块,包括早期床旁训练、运动功能及作业技能再学习训练、上肢张力中枢控制再学习训练、小组作业活动训练、综合认知能力训练、体感与情景模拟训练、生活自理技巧训练、家居独立生活训练、社区生活技巧与适应训练、出院前训练及家居安置、服务生活方式及目标规划。

重建生活为本，关注患者的生活，重建患者的生活能力；重建患者对生活充满信心的意志力；重建患者成功、幸福、愉快、有意义、有目的的生活方式。重建生活为本强调以服务使用者的作业表现为主要关注，以作业能力为主要目标，以作业活动为主要治疗手段，按照科学的预定路径，利用生活化的训练活动及场景，并通过调节人际及生活环境，以增进生活能力和生活意志，重建成功、幸福、愉快及有意义的生活方式，维持身体及精神健康。

在重建生活为本的作业治疗模式中，作业活动设计的思维很重要，思考要怎样设计、要设计什么样的作业活动、要改善什么样的生活能力。物理治疗侧重改善功能，作业治疗重在训练能力。比如患者为什么要做前臂的旋前旋后的训练，物理治疗是增强旋前旋后活动和增强肌力，而作业治疗是去训练患者在生活需要用到旋前旋后所做的活动，如洗脸、拧毛巾和扭钥匙等。以重建生活为本的作业治疗，需要分析的是患者生活中做什么需要这个动作，做什么需要有这个运动的能力。患者洗脸这个活动，需要什么运动成分？患者自己能做到吗？患者能做到的程度是多少？患者若不能完成或者完成不充分，就需要去设计治疗性的作业活动，模拟洗脸的活动或者训练。

重建生活为本应是一种康复科或康复医院服务模式，亦是病房及治疗室的一种环境氛围，更是医患双方共同的奋斗目标。作业治疗关注服务对象的日常生活，包括自理、家居、社区活动能力，亦关心服务对象的娱乐、社交及工作等生活范畴的表现。作业治疗除了能促进患者在这些重要生活领域的生活能力外，同时也可以促进患者生活的意志、习惯与社会角色的建立。在作业治疗过程中，患者会体会到自己还拥有一定的能力，继而重建信心与希望，进一步追求学习更多更广泛的生活技巧，逐渐形成重建生活的良性循环。

第二节　作业治疗的工作方式

作为一名临床作业治疗师，在实施作业治疗过程中，首先要有清晰的作业治疗思维模式，在正确的作业治疗思维模式指导下，按照一定的步骤实施治疗计划，帮助患者提高自身功能水平，改善日常生活活动、工作、休闲娱乐能力，使其发挥功能最大潜力，回归家庭和社会。

一、作业治疗步骤

作业治疗实施的流程一般包括六个步骤。

（一）初次评定

初次评定是收集患者的相关资料,分析、研究其意义,作为设定预期目标、制订治疗计划和治疗方案的依据。具体是根据患者的性别、年龄、临床诊断、病史、用药情况、社会经历、工作及护理记录等背景资料,在对患者有了初步了解的情况下,再针对患者的功能障碍情况进行各种有目的的专业评定,以确定患者目前的功能水平、所处病程阶段等。在对所收集到的数据进行全面综合分析后,找出最需要解决的问题,包括患者功能受限最明显或影响生活最突出的困难所在、影响患者恢复的各种可能因素及导致这些问题产生的原因。作业治疗评定是一个获取患者功能水平和 ADL 能力、明确需要解决的问题以及患者亟待解决问题的过程,是形成想法、提出治疗目标和计划的前提。

（二）设定预期目标

在评定基础上,将患者各种资料数据进行综合整理,分析其残存功能,确定影响恢复的因素,并与患者的期望目标相结合,预测可能恢复的程度,即设定预期目标,包括最终目标(长期目标)和近期目标(短期目标)。作业治疗目标的设定应与患者的整体康复目标相一致。

（三）制订治疗方案

根据患者残存功能、预期目标和可能出现的继发性畸形或挛缩,制订一个包括预防对策在内的、为达到预期目标的治疗程序,并对每一个近期目标提出具体的作业治疗方法。具体分为:

1. 准备性治疗　针对患者身体功能、功能障碍,结合短期目标中的作业进行分析,找到需要解决的根本问题。如通过弹力带、插木钉、翻身转移等活动,对患者进行改善体能为目标的治疗。

2. 目的性治疗　针对短期目标中涉及的作业,设计有趣味性的治疗性作业活动或者模拟作业活动,帮助患者将准备性治疗中学习到的技能运用到作业活动中。

3. 作业活动治疗　作业治疗师可根据实际情况让患者处于真实环境中练习目标中所涉及的作业,或将多个短期目标串联起来进行练习。

（四）实施治疗

根据作业治疗方案和作业治疗处方,与各专科治疗师一起,运用相应的治疗方法,相互配合,进行治疗。作业治疗师应结合自己的经验、技术专长选择最佳治疗手段,分步骤、分阶段地实施治疗,逐步从完成一个个小目标,最终实现大目标。

（五）再评定

按治疗初期制订的作业治疗处方或方案进行治疗后,在作业治疗过程中,要定期对患者进行评定,并与原来的评定结果进行比较,以观察制订治疗方案是否恰当。如未能实现预期目标,要仔细分析原因,及时对治疗方案或者治疗处方进行调整或修正。

（六）确定康复后出院去向

经过一段时间的作业治疗后,患者功能已稳定或可以办理出院手续,作业治疗师建议患者门诊康复。部分患者已达预期目标,建议患者进行社区康复。作业治疗师应全面地考虑患者出院后的去向以及需求,针对性地提出有效的意见与建议。

知识拓展

中国作业治疗流程

为了规范作业治疗的定义、范围、流程,促进其健康有序发展,中国康复医学会作业治疗专业委员会制定了《作业治疗实践框架》(2019 版),将作业治疗流程分为九个步骤:以康复对象为中心(client-centered)、查阅病史 / 个人史(history)、进行访谈(interview)、挖掘需要(needs)、作业评估 / 分析(evaluation & analysis)、目标设定(setting goals)、循证方案(evidence-based plan)、作业治疗实施(occupational therapy)、结局管理(targeting of outcomes),所有步骤英文首字母连起来为 Chinese OT;并强调 7 个注意事项,即注重参与(participation)、反馈及反思(reflection)、关注结局(outcomes)、沟通与合作(communication & cooperation)、环境干预(environment intervention)、确保安全(safety)和提供支持(support)。将所有流程步骤和注意事项首字母连接,即为中国作业治疗流程(Chinese OT Process),简称为 COTP 2019。

二、作业治疗实施

(一)作业治疗的实施方式

作业治疗计划制订后,根据患者的实际状态以及患者功能进展,实施作业治疗。作业治疗的实施方式分为三种,即个体训练、小组合作训练以及家庭联合训练。

1. 个体训练　个体训练由治疗师对患者进行一对一的个体化训练,训练针对性强。在治疗的开始阶段一般需一对一引导治疗。

2. 小组合作训练　小组合作训练由治疗师与同类患者一起进行训练。在选择活动时,可以将几个有相同问题的患者,或者是在治疗活动当中可以相互帮助的一组患者,集中在一起训练。

3. 家庭联合训练　又称为治疗性社团活动,由治疗师、患者和家属、朋友一起进行活动。

(二)注意事项

作业治疗师,在实施作业治疗方案时,在保障患者身心安全的前提下,最大程度提高患者功能水平,提高生活质量。重点注意以下内容:

1. 明确疾病的禁忌证　及时有效采取预防措施,避免医疗事故的发生,必要时要与患者的主治医师沟通。比如,髋关节置换患者中,髋关节屈曲不能超过 90°,否则有假体脱位风险,在治疗方案制订及实施时应该注意。

2. 强调患者的主动参与　充分调动患者的主观能动性,使其尽全力。若患者主动性不足,积极寻找原因,必要时调整治疗方案。

3. 因人而异　选择治疗项目应根据患者的具体情况,充分利用已有有利条件,因地制宜。

4. 定期评定　治疗过程的中注重评定,根据评定结果及时调整或修订治疗处方,保障治疗效率。

5. 持之以恒　作业治疗师应该对长期功能障碍患者做到保证院内、院外、出院后的持续训练。

第三节　作业活动的分析

一、作业活动分析的概念

作业治疗是根据患者功能障碍的情况及其身体基本状况,并结合患者的个体因素,如年龄、性别、职业、文化程度、个人兴趣、爱好以及患者的生活、工作环境等,选择一些有针对性的个体化作业治疗方案,以改善或提高患者的功能障碍,达到康复的目的。作业治疗师应首先进行作业活动分析,在此基础上,为患者选择针对其功能障碍的作业活动进行治疗。

作业活动分析是对一项治疗性活动中每项动作的基本构成要素、基本步骤、运动类型及患者完成该项活动所应具备的基本功能水平的认知过程。在选择某项作业活动时,患者的能力要与该项活动所要求的水平相符合,即要求患者能力应与治疗活动所要求的最低水平相符合,可选择比目前患者水平稍高的治疗活动,保证患者经过努力后能够安全完成,满足活动后的成就感。

二、作业活动分析的方法

作业治疗师必须掌握作业活动的分析技能,方能依据患者的实际情况,针对性地选择适宜的作业活动。在进行作业活动分析时,对肌肉骨骼运动系统损伤的患者,可以采用生物力学的方法辅助进行作业活动分析;对中枢神经系统损伤的患者,可依据神经发育学原理进行活动分析。

作业活动对一项活动进行分析时,应首先对以下问题进行思考:

1. 该项活动的治疗目标是什么?

2. 该项活动的具体步骤是什么?

3. 完成该项活动需具备哪些条件(如躯体、心理、认知、感觉、社会等方面的条件)?

4. 患者可在该项活动的哪些部分中受益?

5. 该项活动的特点是什么?

6. 该项活动的难点是什么?

7. 该项活动的注意事项是什么?

8. 该项活动是否可以分级和改造?

对于中枢神经系统损伤的患者,采用神经发育学方法进行活动分析;运动系统损伤的患者,采用生物力学分析法进行分析。

三、作业活动分析举例

如患者要开门这个动作,可分为 4 项基本动作:走到合适的位置停住;手放到门扶手上;开门的动作;身体准确地移动。为完成以上基本动作须具备如下的基本功能,即一定的关节活动度、肌力、平衡能力、协调能力、运动速度以及正确的判断力。因此,作业治疗师要认真分析某一个阶段动作伴随的基本动作成分及基本功能。

第四节　作业治疗的处方

进行作业治疗前,康复医师或作业治疗师要根据患者的情况开具作业治疗处方,以正确指导患者有计划、有目的性地进行科学训练,避免治疗的盲目性,提高作业治疗效果。

一、作业治疗处方的内容

作业治疗处方是治疗师根据患者的性别、年龄、职业、生活环境、兴趣爱好、家庭状况、身体状况、残疾程度等,拟定作业治疗计划或阶段性实施方案,选择合适的作业训练项目,确定作业治疗目标,并明确治疗过程中的注意事项。因此,一个完整的作业治疗处方应包括患者的一般情况、作业治疗项目(种类)、治疗目的、治疗方法、治疗量及治疗注意事项等内容。

1. 治疗项目、目的、治疗方法的选择　作业治疗项目的选择应该因人而异、因地制宜,依据治疗的目的不同而选择不同作业治疗项目。

2. 治疗量的选择　作业治疗的治疗量是由作业的强度、治疗时间和频度来决定的。作业治疗师应根据患者的具体情况,按照由小量到大量、循序渐进的原则进行安排。可参照作业活动的相近代谢当量来选择(表 2-1)。治疗时间多为每天一次,每次 30 分钟左右。出现疲劳等不良反应时应减少频度或缩短时间。

表 2-1　作业活动相近代谢当量

代谢当量	作业活动项目
1.5~2	吃饭、刮胡子、洗漱、上下床、穿脱衣物、桌上工作、电动打字机打字、写字、缝纫、玩纸牌、站立、织毛衣、看电视
2~3	温水淋浴、洗熨衣服、手动打字机打字、修理无线电或电视机、轻松的木工作业、推盘游戏、使用坐式割草机、柜台工作、轻松装配线上的工作、平地骑脚踏车(8km/h)、撞球、垂钓、打保龄球、弹琴、做简易木工、打棒球、打高尔夫球(使用电动车代步)
3~4	清洁玻璃窗、打羽毛球、拖地、吸尘、整理房间、铺床、开车、推独轮车、焊接、做水泥工、机器组装、慢速游泳、站立掷饵钓鱼、打高尔夫球、演奏快节奏乐器
4~5	热水淋浴、打扫庭院、锄草、刷地板、打蜡、拿7~10kg物品、油漆、石工、木工、修理汽车、打乒乓球、跳舞、跳健美操、骑脚踏车(13km/h)、台球单打或双打、打高尔夫球
5~6	园艺挖掘、铲土(轻)、钓鱼、溜冰、庭院内挖土、铲土、攀梯做事、除草、骑脚踏车(16km/h)、划独木舟(6.5kg)、溪钓、溜冰
6~7	劈木头、用手剪草、打网球比赛、打羽毛球比赛、拿10~30kg物品、骑脚踏车(17.5km/h)、滑雪、滑水、自由式游泳
7~8	砍伐木材、锯硬木、打篮球、踢足球、爬山
8~9	击剑、篮球比赛、划船、拿30~40kg物品、铲重物(14kg,10次/min)、挖沟
>9	手球比赛、滑雪、在木材厂工作、重度劳工、铲重物(16kg)、跳绳

3. 注意事项　治疗师开具治疗处方的同时告知患者应该注意的问题,如治疗时的体位、姿势、所用材料和用具、是否用辅助器具等,相当于临床处方的药物使用注意事项。

二、作业治疗处方格式

我国康复医学处于初级发展阶段,目前尚无统一的作业治疗处方格式,康复机构根据各自经验和实际情况,设计了康复治疗处方,其中包括作业治疗处方等。下面列举一例作业治疗处方格式,以供参考。

作业治疗（OT）处方

患者姓名：　　　性别：　　　年龄：　　　住院号：　　　床号：

临床诊断：

病历摘要：（包括现病史、既往史、个人生活史等）

功能评定：

存在障碍问题：（如日常生活问题、大小便问题、心理问题等）

康复目标：

作业治疗内容及方法：

1.

2.

……

注意事项：

康复医师：

年　　月　　日

三、作业治疗处方举例

王某，男，30岁，文秘人员，左肱骨远端骨折，桡神经损伤，内固定术后恢复期。现在患者不能伸腕、伸指，手指能抓握，但力量较弱，手指精细功能障碍，须进行作业治疗。经过作业功能的检查和评估后，治疗师为患者开出作业治疗处方（表2-2）。

表 2-2 作业治疗处方示例

序号	作业治疗种类	治疗目的及活动项目	时间与频率	注意事项
1	日常生活活动能力训练	恢复手指精细活动功能,如解结衣扣、开锁、手持碗筷、梳头、拧毛巾	60min/次,1~2次/d	作为家庭作业,自己练习
2	手的精细功能训练及娱乐训练	促进桡神经恢复,增强伸腕、伸指及手的抓握和精细功能训练,如木钉盘训练,锥形杯训练,手拣豆粒、花生,手指插件,捏橡皮泥人,下棋、打扑克	60min/次,1~2次/周	先简单、后复杂活动,由易到难
3	工作技巧训练	为恢复工作能力做准备,如电脑打字练习、书法、绘画	30~45min/次,1次/d	循序渐进
4	就业前评估和咨询	治疗后期安排,决定是否需要改变工作		

经过一段时间整理后再进行功能评定,根据功能改善情况,修正治疗计划,重新设定目标,进行作业训练。

本章小结

作业治疗的理论模式在实际治疗过程中指导着作业治疗的实施,融合了作业治疗的理念与精髓。针对患者开展作业治疗活动的分析和作业评定,制订作业治疗处方是临床实施作业治疗的前提和条件。学习重点:作业治疗步骤,作业活动分析的概念,作业治疗处方的概念、内容;学习难点:作业活动分析内容和作业治疗的常用理论模式。学习过程中注意要根据患者的功能障碍情况、性别、年龄、个人爱好等特点,能针对性地进行作业活动分析,制订个性化的作业治疗处方,指导患者开展作业治疗训练。让学生从患者角度体会作为治疗师的职业价值感,理解对患者人文关怀、沟通交流的重要性。

(孙晓莉)

❓ 思考与练习

一、名词解释

1. 作业活动分析

2. 作业治疗处方

二、简答题

1. 作业治疗的处方内容包括哪些?
2. 作业治疗如何实施?

第三章 日常生活活动能力训练

学习目标

1. 具有良好的职业道德,爱岗敬业、诚实守信、尊重生命,严谨求实的学习态度和强烈的社会责任感;团队协作的工作能力。
2. 掌握日常生活活动的概念;日常生活活动能力训练的基本方法;临床常见疾病的体位摆放方法。
3. 熟悉日常生活活动能力训练的内容及注意事项。
4. 了解日常生活活动能力训练的意义。
5. 学会运用作业治疗技术针对临床工作中常见疾病引起的日常生活活动障碍问题进行评估,并根据评估的结果,制订计划及开展有针对性的作业训练和治疗;能与患者及家属进行良好沟通,开展健康教育。

工作情景与任务

导入情景

患者,男,62岁,办公室文员(已退休)。患者因"右侧肢体无力伴言语不清、饮水呛咳"入院,诊断为脑干梗死(左侧脑桥),距离发病已3个月,现病情稳定,布伦斯特伦分级:上肢Ⅲ期,手Ⅲ期,下肢Ⅲ期;坐位平衡1级;右侧上肢肌力2级,下肢肌力1级,深、浅感觉正常;功能独立性评定量表(functional independence measure,FIM)评分60分,日常生活活动中度依赖;右侧躯干抗重力伸展不足,右侧手指屈肌肌张力增高。患者有高血压病病史3个月,血压最高188/90mmHg,长期服用替米沙坦,此次发病后未服药。

工作任务:

1. 患者存在哪些与日常生活活动有关的功能障碍?
2. 患者需要进行哪几个方面的训练?

3. 训练时注意事项有哪些？

第一节 概　　述

一、日常生活活动能力训练的概念

日常生活活动（ADL）指人们为了维持生存及适应生存环境而每天必须反复进行的最基本的、最具有共性的活动。日常生活活动有广义和狭义之分，广义的日常生活活动指人们为了达到独立生活而每天必须反复进行的活动，既包括基本的日常生活活动（如衣、食、住、行、个人卫生等活动），还包括人与人之间的交往能力，经济上、社会上、职业上合理安排自己生活方式的能力（如打电话、购物、乘坐交通工具等）。狭义的日常生活活动仅指基本的日常生活活动。日常生活活动是个体从事学习、生产劳动或娱乐活动的基础，日常生活活动能力是决定患者康复程度及是否能及早回归社会的重要因素。以改善或恢复日常生活活动能力为目的而进行的一系列针对性的训练，称为日常生活活动能力训练（ADL 能力训练）。日常生活活动能力训练是作业治疗的主要工作内容，具有功能障碍的患者要实现功能水平提高、回归家庭、重返社会这一康复目标就必须从最基本、最简单的日常生活活动开始训练。

二、日常生活活动能力训练的目的

通过日常生活活动能力训练可提高患者生活自理能力，为患者回归社会创造必要的条件。日常生活活动能力训练的主要目的有以下几个方面：

1. 充分发挥患者本人的主观能动性，建立自我康复意识，重建独立生活的信心。

2. 充分调动并挖掘患者自身潜力，使其达到生活自理，或对他人的依赖程度降至最低，以维持或恢复患者基本的日常生活活动能力。

3. 进一步改善患者的躯体功能，包括关节的灵活性、机体的协调性与平衡能力，以适应日后回归家庭、重返社会的需要。

4. 通过在日常生活环境中进行训练，并对特定动作进行分析，找出患者存在的主要问题，提出解决问题的方法；必要时，可以使用辅助器具或自助具，使其达到最大限度生活自理。

三、日常生活活动能力训练的内容

由于患者个体要求不同，日常生活活动能力训练的起点不同，故训练的内容也各不相同。作业治疗师必须依据实际情况，综合各方面因素，从实际出发，制订出符合患者个体

的治疗方案或计划,开展针对性的日常生活活动能力训练。日常生活活动能力训练内容主要包括以下几个方面:

(一)床上活动训练

床上活动是日常生活活动中非常重要的内容,功能障碍的患者要达到最大限度的生活独立,通常由治疗师指导患者从床上活动训练开始。床上活动主要包括床上翻身,床上卧位移动,桥式运动,床上坐起与躺下,床上坐位移动等。

1. 床上翻身　是患者最基本的日常活动,是完成穿衣、站立、转移等基本日常生活活动的前提条件。

2. 床上卧位移动　旨在提高患者床上生活自理能力、移动能力和训练意识,对预防压疮的发生具有重要作用。

3. 桥式运动　在提高床上生活自理能力的同时,有助于训练骨盆的控制能力,也是床上移动、坐起、行走的基本前提。

4. 床上坐起与躺下　是患者独立进食、洗漱、排便的前提条件,并能激励患者增强自信心,为日后下床活动做好准备。

5. 床上移动　目的是让患者学会通过移动臀部来达到重心的转移,包括床上前后移动和左右移动等。

(二)转移活动训练

转移活动训练包括坐－站转移、床－椅转移、室内外行走及乘坐交通工具,同时还应包括如厕和入浴等转移活动。通过姿势变化可以增强患者主动训练的意识,患者须具备一定的坐位平衡能力才能进行转移活动训练。

1. 坐－站转移　包括由坐位站起、由立位坐下及站立位的静态平衡和动态平衡训练。

2. 床－椅之间的转移及轮椅活动　床－椅之间的转移包括床与扶手椅、床与轮椅之间的转移;轮椅活动包括乘坐轮椅进出厕所与浴室等。

3. 室内外行走及乘坐交通工具　室内行走包括在地板行走及水泥地面上行走。室外行走包括在水泥路面、碎石路面、泥土路面上行走,上下坡、上下楼梯等。乘坐交通工具包括上下汽车、自行车、火车等。

4. 如厕　主要包括轮椅与坐便器之间的转移。

5. 洗澡　主要包括轮椅(椅)与浴盆之间的转移。

(三)自我照顾训练

对于有功能障碍的成年患者来说,日常生活独立是实现患者自我照顾、达到生活自理的前提条件,对患者恢复自信也具有重要意义。自我照顾训练的主要内容包括更衣、饮食及个人卫生等。

1. 更衣　包括自己穿脱不同样式的上衣(开衫、套头衫、内衣、外衣等)、裤子(前开口、侧方开口等)、鞋、袜等。

2. 饮食 包括进食和饮水。如何使用餐具及如何改进餐具以适合患者的需要。

3. 个人卫生 训练内容主要包括洗漱(洗脸、洗手、拧毛巾、刷牙、洗澡等),修饰(梳头、剪指甲、女性患者使用化妆品、男性患者剃胡须等),大小便的控制及便后清洁等。

4. 家务及社会活动训练 家务活动内容较为丰富,如洗衣、做饭、购物、清洁卫生、经济管理、照料小孩等。社会活动能力体现个人在社会中的角色及适应行为和能力,其内容主要包括上街购物、使用交通工具、进餐馆就餐、到公共场所娱乐及与他人的交流能力等。

第二节 床上活动训练

一、良肢位摆放

良肢位(good limb position),即良好肢位,指患者在卧位或坐位时,为保持肢体的良好功能而将其摆放的一种体位,具有预防畸形、减轻症状、使躯干和肢体保持在功能状态的作用。早期指导患者进行正确的体位摆放与体位转换,可预防因长期卧床或制动而导致的并发症,还可以促进运动功能的恢复,最大限度地发挥患者残存的功能,尽可能地恢复生活自理能力。作业治疗中常用的体位有卧位、坐位、立位等,治疗过程中,要针对功能障碍的特点选择合适的体位摆放方法。

(一)偏瘫患者的良肢位

偏瘫患者良肢位是为了防止或对抗痉挛模式的出现、保护肩关节及早期诱发分离运动而设计的一种治疗性体位。偏瘫患者典型的痉挛姿势表现为头屈向患侧,上肢呈屈肌模式,即肩胛骨下移后缩,肩关节内收、内旋,肘关节屈曲,前臂旋前,腕关节掌屈、尺偏,手指屈曲内收。下肢僵直呈伸展模式,即患侧骨盆旋后并上提,髋关节内收、内旋,膝关节伸展,踝关节跖屈、内翻。

偏瘫患者的良肢位,应针对其痉挛姿势,采取抑制痉挛的体位,即上肢保持肩胛骨向前,肩前伸,伸肘,下肢保持稍屈髋、屈膝,踝中立位。偏瘫患者在卧床期间应采取正确的姿势和体位,以利于今后功能的恢复。当患者意识清楚,生命体征平稳,病情不再进一步发展48小时之后,可以在患者能耐受的情况下,采取坐位姿势。当患者可以站立时则注意保持良好的立位姿势。下面重点介绍偏瘫患者卧位和坐位的良肢位摆放方法。

1. 卧位

(1)患侧卧位:患侧肢体在下,健侧肢体在上的侧卧位。采取患侧卧位时,患侧躯干得到伸展,可避免诱发或加重痉挛,促进患侧的感觉输入,有利于患侧功能恢复,又不影响健侧肢体的活动,是偏瘫患者最有利的体位。

摆放方法(图3-1):患者头、颈下置枕,和躯干呈直线,使头颈上段稍向健侧屈曲;头稍高于胸部,纠正患者头屈向患侧的姿势;患侧肩胛带前伸,肩关节屈曲、肘关节伸展,前臂旋后,腕关节背伸,手指伸展或握一毛巾卷;患侧下肢稍屈髋,屈膝,踝关节中立位;健侧上肢放松处于舒适体位即可;健侧下肢放在患侧下肢前面,屈髋、屈膝,在其下放一枕头防止压迫患侧下肢;躯干稍向后倾,背部放一枕头倚靠其上,取放松体位。

(2)健侧卧位:健侧肢体在下,患侧肢体在上的侧卧位。该体位有利于患侧肢体的血液循环,预防患肢水肿。

摆放方法(图3-2):患者头、颈下置枕,和躯干呈直线,头枕不宜过高,避免头部侧屈及颈部悬空;躯干与床面保持直角,背后放一枕头,使躯干放松。患侧上肢置于枕上,肩关节向前伸展,肩前屈约90°,肘关节伸展,前臂旋前,腕、指关节伸展,掌心向下;患侧下肢髋、膝关节呈半屈曲位,置于健侧下肢前,患膝下方放一个枕头,踝中立位,避免足悬空;健侧肢体舒适、自然摆放。

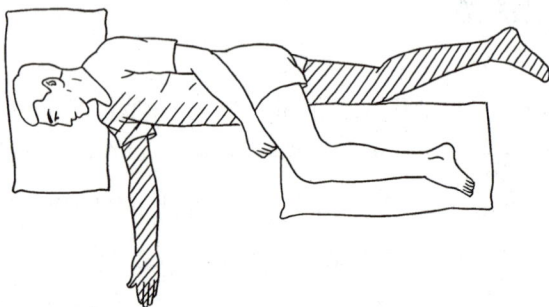

图 3-1 偏瘫患者患侧卧位   图 3-2 偏瘫患者健侧卧位

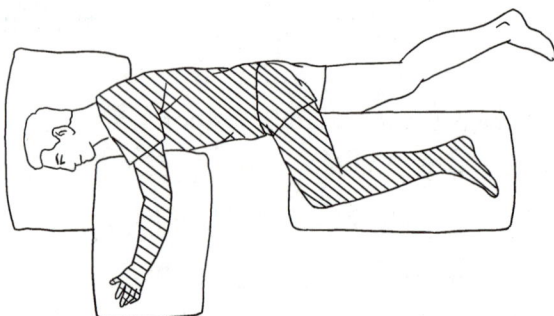

(3)仰卧位:当偏瘫患者痉挛明显时尽量少采取仰卧位,由于患者仰卧位时受颈紧张性反射和迷路反射的影响,异常反射活动加强,同时在该体位易引起骶尾部、足跟外侧和外踝等处发生压疮。但是患者在卧床期间进行体位变换时需要这种体位与其他体位交替使用,因此要注意仰卧位的正确摆放方法。

摆放方法(图3-3):患者头、颈置于枕头上,呈中立位,枕头高度适宜,注意不能使胸椎屈曲;患侧肩胛骨下垫小枕,肩关节稍外展,肘关节伸展、腕关节背伸、手指伸展,平放于枕上;患侧臀部至大腿外侧下方放一长枕,防止髋关节外旋,膝关节下用小枕垫起保持微屈,注意防止膝关节过于屈曲,同时要避免将软枕垫于小腿下方,防止膝过伸或对下肢静脉造成压迫;足部处于中立位,足尖向上,足底外侧放置小枕,防止足下垂和足内翻;患手、患足不能外悬于枕头边缘,避免加重患侧肢体肿胀;健侧肢体舒适、自然摆放。

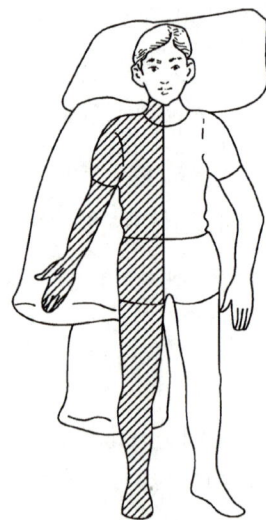

2. 坐位 为避免长期卧床引起心肺功能下降,并为促进功能恢复,在患者能够耐受的时间内,可采取坐位姿势,并尽可能在坐位下进食与作业活动。偏瘫患者因身体各部异常姿势及痉挛模式,患者表现为头颈偏向患侧、躯干侧屈、骨盆倾斜的异常坐姿,这种不良姿势容易引起部分肌肉的过度疲劳,而且会逐渐失去平衡甚至跌倒,治疗师必须随时纠正不良坐姿。良好的坐姿要求骨盆提供稳定的支持,躯干保持直立,

图 3-3 偏瘫患者仰卧位

不论何种方式的坐位都必须掌握两侧对称的原则。

（二）脊髓损伤患者的良肢位摆放

脊髓损伤患者急性期卧床阶段,正确的体位摆放不仅有利于维持脊柱稳定,而且对预防压疮、关节挛缩及痉挛均非常重要,患者发病后应该立即按照正确体位进行摆放。脊髓损伤患者常见的正确卧位姿势包括仰卧位和侧卧位。

1. 仰卧位

（1）头部及上肢体位:患者头下枕一薄枕,将头两侧固定,需要保持颈部过伸展位时,在颈部垫一圆枕。四肢瘫患者双侧肩胛下垫薄枕使双肩向前,防止双肩后缩。双上肢放在身体两侧的软枕上,肘伸展,手握毛巾卷使腕关节保持30°～45°背伸位,手指自然屈曲,有条件可使用手功能位矫形器。截瘫患者上肢功能正常,采取自然体位即可。

（2）下肢体位:双侧髋关节伸展但不旋转,在双下肢之间放1～2个枕头,以保持髋关节轻度外展,防止发生髋关节屈曲、内收挛缩,并可防止股骨内侧髁和内踝受压。膝关节伸展,膝下可放小枕头,以防止膝关节过伸展。双足底可垫枕,以保持踝关节背屈,预防足下垂的发生,有条件可使用踝足矫形器。足跟下放小软垫,以防止出现压疮(图3-4)。

2. 侧卧位　患者头、颈下置枕,与躯干呈直线,背部放置枕头保持稳定。双肩均向前伸,肩关节屈曲。下方上肢的肘关节屈曲,前臂旋后;下肢髋、膝关节伸展。上方上肢伸展位、置于胸前枕头上,腕关节自然伸展,手指自然屈曲;下肢髋、膝关节屈曲位,肢体下垫软枕与下方肢体分开,踝关节自然背屈,踝关节下垫一软枕以防止踝关节跖屈内翻。注意四肢瘫患者双手应取功能位(图3-5)。

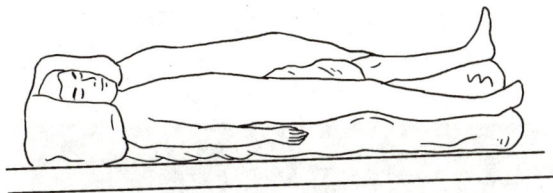

图3-4　仰卧位

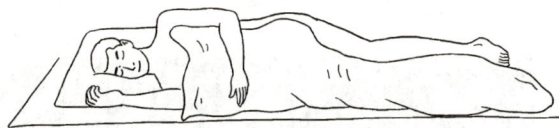

图3-5　侧卧位

二、床　上　翻　身

床上翻身是患者最基本的日常活动,是完成坐起、站立、转移等基本日常生活活动的前提条件。翻身可促进血液循环,防止压疮、关节挛缩的形成,也可改善呼吸功能,有利于呼吸道分泌物的排出。一般卧床患者均应定时翻身,变换体位,白天可以每2小时、夜间每3小时翻身一次。在病情允许的情况下,尽量让患者主动翻身。下面以偏瘫和脊髓损伤患者为例介绍翻身训练的方法。

（一）偏瘫患者翻身训练

1. 从仰卧位向患侧卧位翻身训练　患者仰卧位,屈髋、屈膝,博巴斯（Bobath）握手

（双手十字交叉相握，患侧拇指在上），伸肘，肩上举约90°，健侧上肢带动患侧上肢左右摆动，当摆向患侧时，屈颈向患侧转动头部，利用摆动的惯性转动躯干，完成肩胛带、骨盆的运动。健侧下肢跨过患侧，完成向患侧翻身动作。开始训练时，治疗师可扶健侧肩胛骨、骨盆，协助患者完成翻身动作（图3-6）。

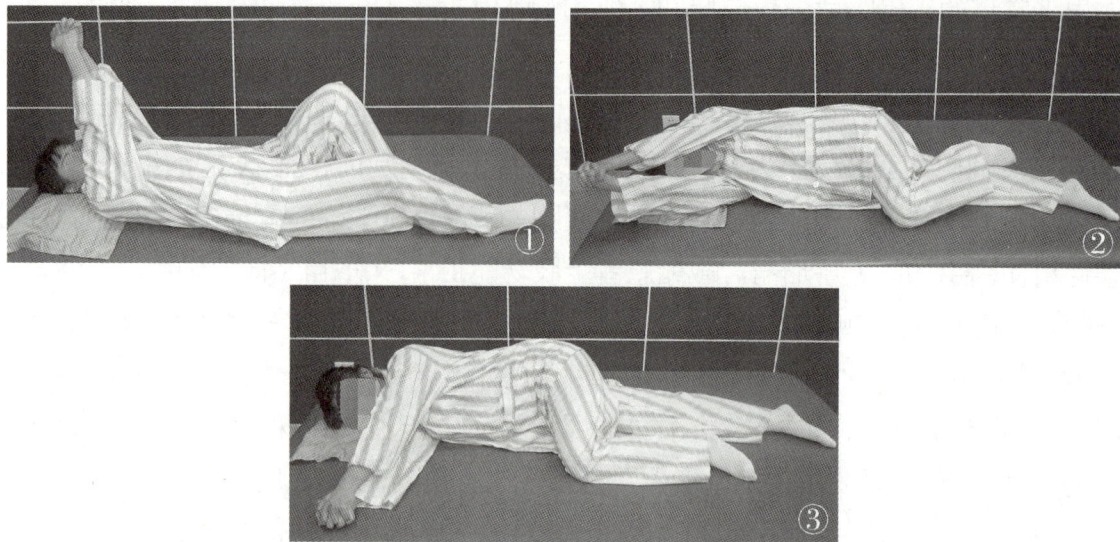

图3-6　偏瘫患者从仰卧位向患侧翻身

2. 从仰卧位向健侧卧位翻身训练　患者仰卧位，健侧足从患侧腘窝处插入，并沿患侧小腿下滑至跟腱处，使健足置于患足下方。博巴斯握手，伸肘，肩上举约90°，健侧上肢带动患侧上肢左右摆动，摆动幅度逐渐增大，利用躯干的旋转和上肢摆动的惯性向健侧翻身。开始训练时，治疗师可辅助患侧肩胛骨、骨盆旋转，协助完成翻身动作，逐渐过渡到患者独立完成此动作（图3-7）。

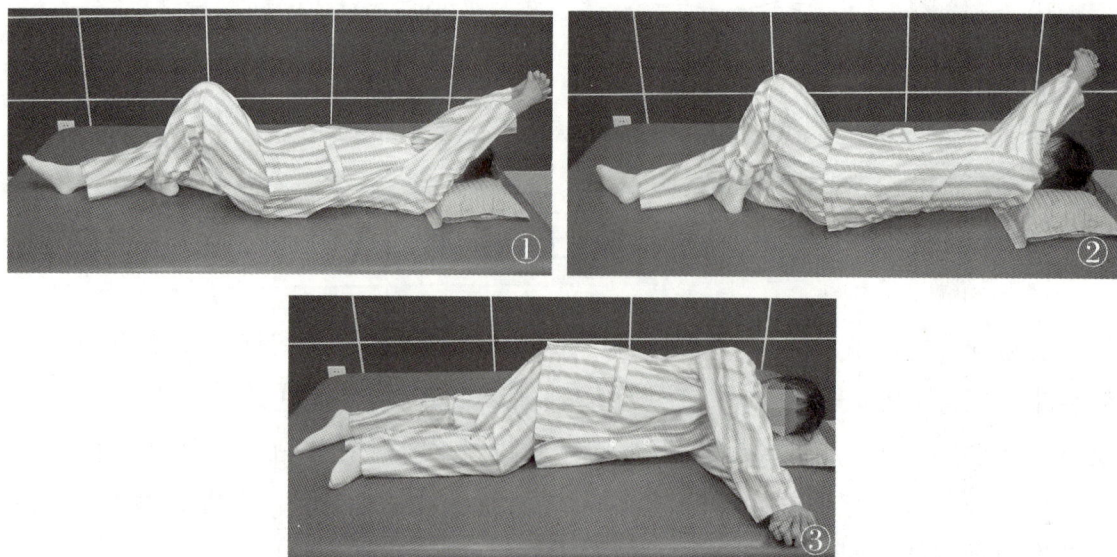

图3-7　偏瘫患者从仰卧位向健侧翻身

3. 辅助下完成向健侧翻身　将患者患侧下肢放于健侧下肢上，由健手将患手拉向健侧,治疗师站于患侧帮助抬起患者肩胛和骨盆,翻身至健侧(图3-8)。

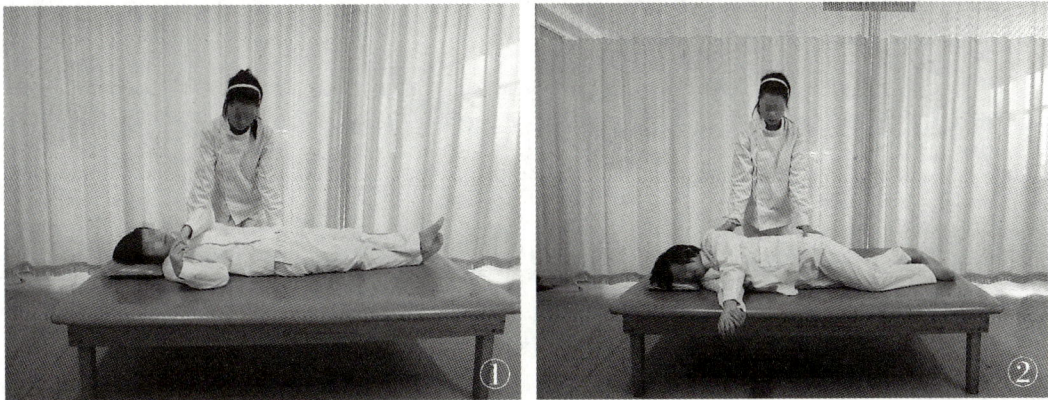

图 3-8　偏瘫患者辅助下完成向健侧翻身

4. 偏瘫患者床上翻身注意事项

(1) 治疗人员站在患者的患侧保护患者。

(2) 头部是控制身体的关键点,无论向哪侧翻身,都应先转动头部再翻身。

(3) 偏瘫患者向患侧翻身时,患侧上肢应置于身体前方,稍外展,防止患侧肢体受压。

(4) 偏瘫患者向健侧翻身时,尽量使患侧肩部前伸,患肢置于身体前方,防止患侧忽略导致患肩被牵拉脱位、疼痛。

(二)脊髓损伤患者床上翻身

脊髓损伤患者受累肢体瘫痪,翻身困难,如果患者在床上长期固定于一种姿势,容易出现压疮,也不利于排痰,久之可造成肺部感染,所以应每2小时翻身一次,以防止并发症。对早期患者应避免做脊柱的旋转动作,以免影响脊柱的稳定。急性不稳定期过后,可开始翻身训练。脊髓损伤平面不同,其翻身方法也不同。如 C_6 完全性损伤患者因缺乏伸肘、屈腕能力,手功能丧失,躯干和下肢完全瘫痪,患者只能利用双上肢甩动的惯性带动躯干旋转,完成翻身动作;C_7 完全性损伤患者因肱三头肌有神经支配,故较 C_6 损伤患者容易完成翻身动作。

1. C_6 完全性损伤患者独立的翻身动作　患者仰卧,双上肢上举并向身体两侧用力摆动,头转向翻身侧,同时双上肢用力向翻身侧甩动,借助惯性带动躯干旋转,位于上方的上肢用力前伸,完成翻身动作(图3-9)。

2. C_6 完全性损伤患者利用布带进行翻身　将布带系于床架或床栏上,患者腕部勾住布带,用力屈肘带动身体旋转,同时将另一侧上肢向翻身侧摆动,松开布带,位于上方的上肢前伸,完成翻身动作(图3-10)。

3. 胸、腰段脊髓损伤患者翻身　可采用 C_6 损伤患者的独立翻身方法或直接利用肘部和手的支撑向一侧翻身。

4. 四肢瘫患者辅助下从仰卧位到侧卧位翻身(以左侧翻身为例)　患者仰卧,治疗师位于患者的右侧,帮助患者将右上肢横过胸前,将右下肢跨过左下肢,右足置于左侧床面。

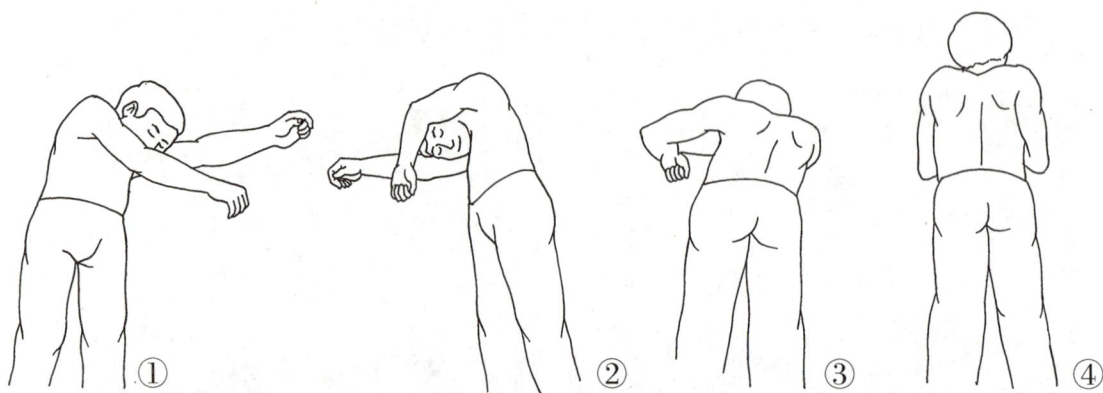

图 3-9　C₆完全性损伤患者独立的翻身动作（向右侧翻身）

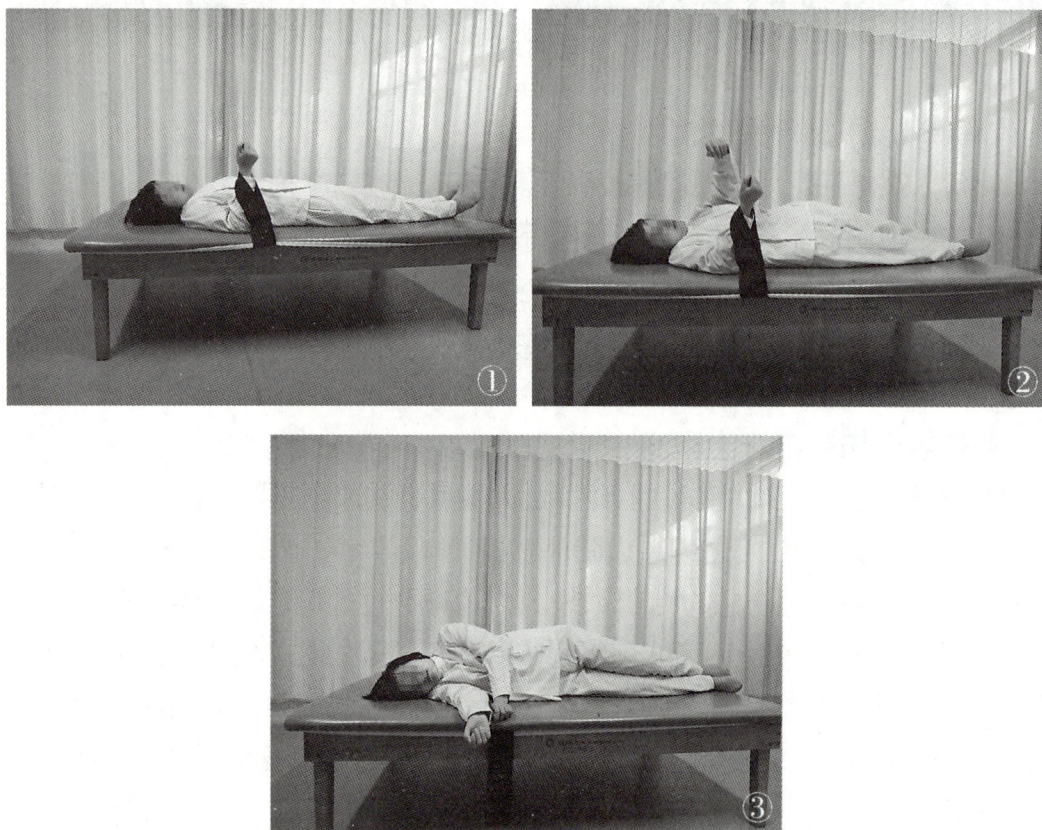

图 3-10　C₆完全性损伤患者利用布带进行翻身（向右侧翻身）

治疗师一手置于患者右侧腰下，另一手置于患者右侧髋部下方，用力推动患者髋部向上，使患者成左侧卧位，并帮助患者调整好卧姿（图 3-11）。

三、床 上 移 动

（一）偏瘫患者床上移动

1. 偏瘫患者床上卧位移动

（1）床上横向移动（向右移动）：患者取仰卧位，健足置于患足下方，利用健侧下肢将

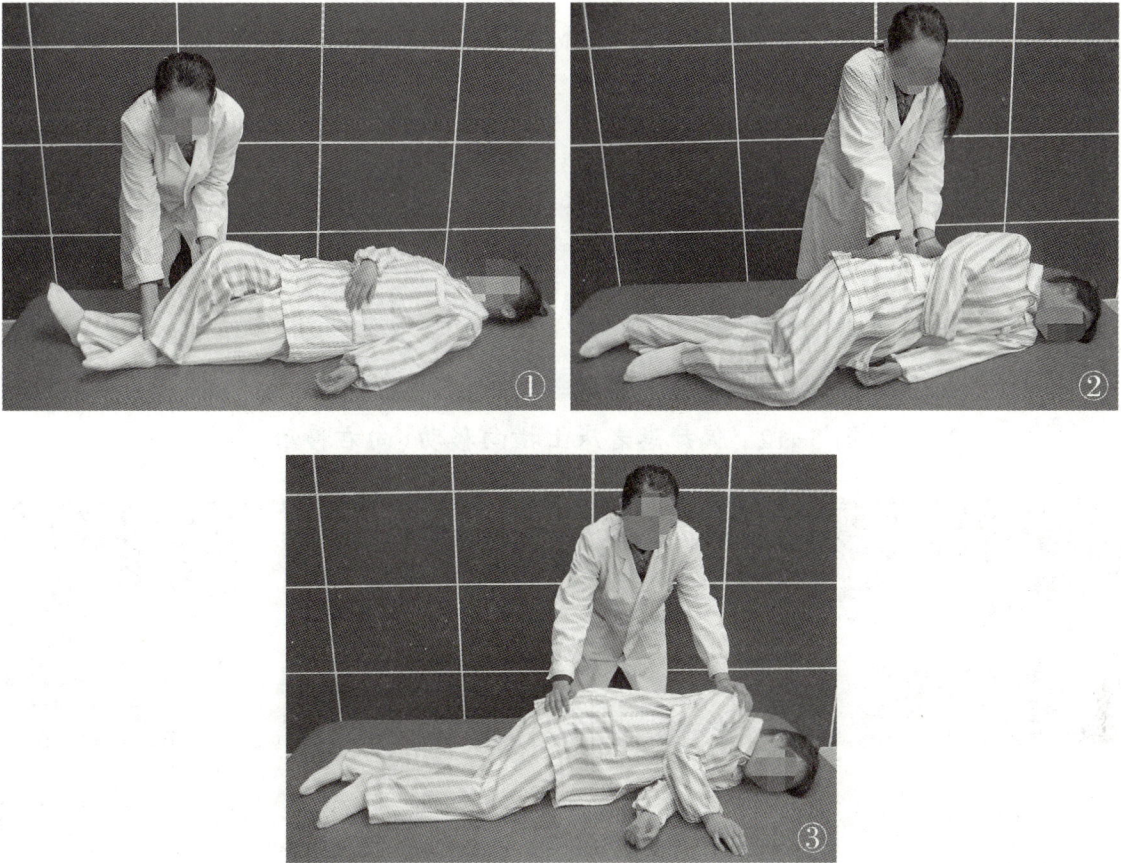

图 3-11　四肢瘫患者辅助下从仰卧位到侧卧位翻身（左侧翻身）

患侧下肢抬起向右侧移动;健侧下肢从患侧抽出并屈髋、屈膝,抬起臀部移向同侧;以头部和臂部为支撑,将躯干向同方向移动,完成整个移动过程(图 3-12)。

　　(2) 床上纵向移动:患者仰卧位,健侧下肢屈髋、屈膝,足平放于床面上,健肘稍微屈曲,以足、肘为支撑点,健足蹬床,抬起臀部同时向上移动身体。下移动作类似,但不如上移动作易完成(图 3-13)。

　　2. 桥式运动　为骨盆及下肢的控制训练,桥式运动通过充分地伸髋位屈膝控制,以防止躯干和下肢伸肌共同运动模式的形成,促使分离运动的产生,以利于后期的步态训练。

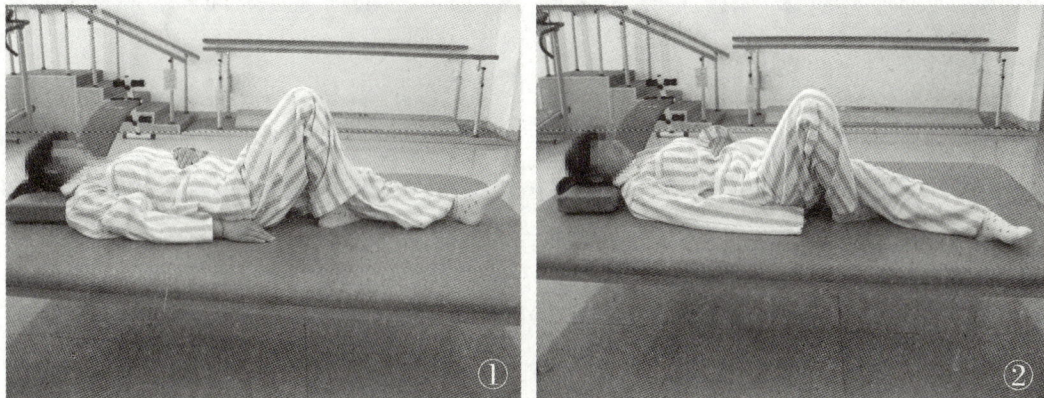

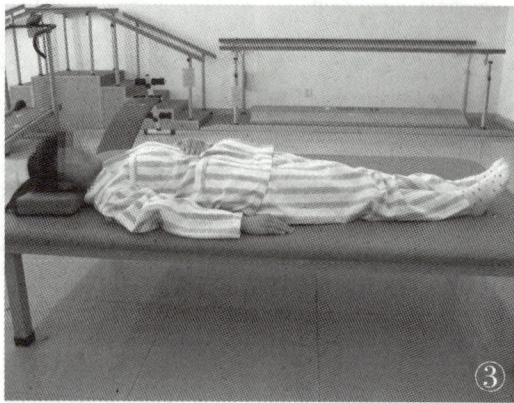

图 3-12　偏瘫患者床上横向移动（向右移动）

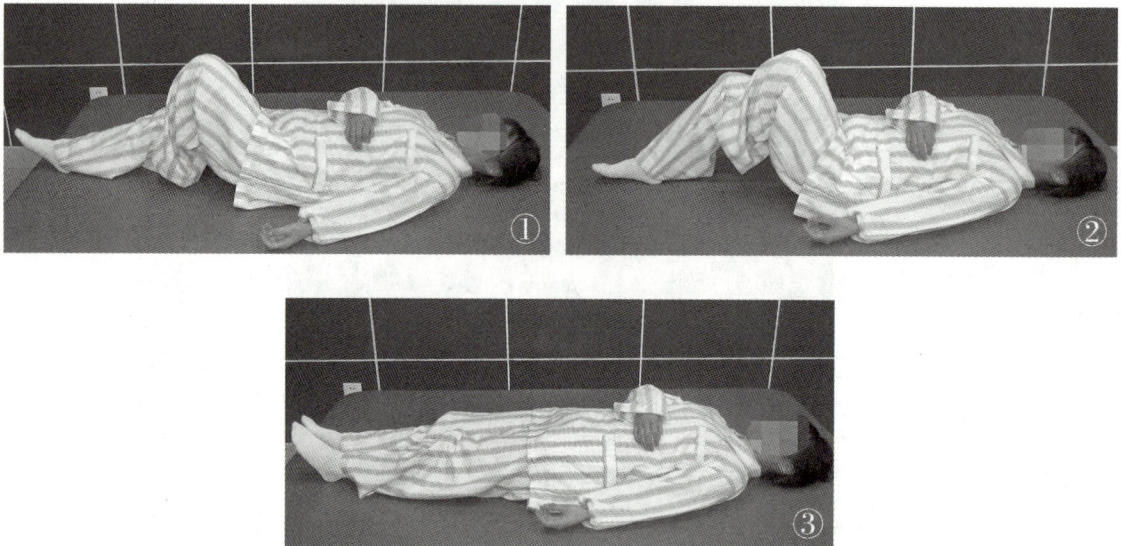

图 3-13　偏瘫患者床上纵向移动

（1）桥式运动的方法：患者仰卧于床面，双上肢博巴斯握手，伸肘、伸腕置于肩前屈90°位（抑制联合反应），双下肢屈曲，双足平放在床面；依靠背部及双足的支撑，将臀部抬离床面，保持稳定，完成双桥训练（图 3-14）。

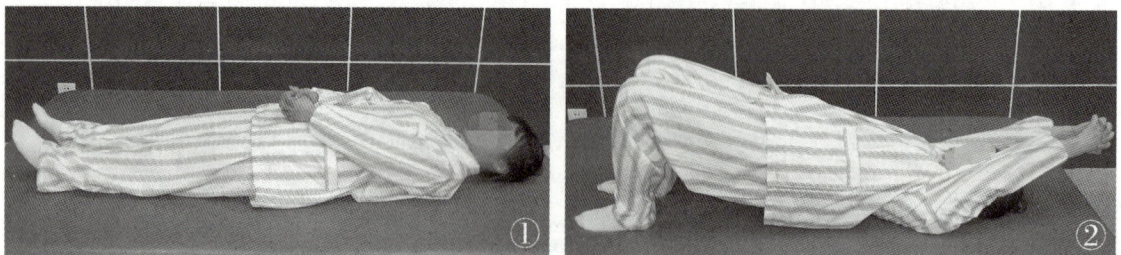

图 3-14　桥式运动

（2）桥式运动的注意事项：患者抬起臀部时尽可能伸髋；双足平放于床面，足跟不能离床；患者不能完成时，治疗师可以站在患侧帮助患肢放置于屈膝位，然后一手放在患膝上，协助患者向前向下拉和压膝关节，另一手放在臀下，帮助患者使臀部抬离床面；完成动作时双膝关节尽可能并拢,防止联带运动的出现,诱发痉挛。

(二)脊髓损伤患者床上移动

脊髓损伤患者床上长坐位指脊髓损伤患者在床上取屈髋、伸膝的坐位方式,这是脊髓损伤患者在床上完成各项功能性活动的基础。截瘫患者双上肢功能正常,较易完成床上长坐位移动,而 C_6 完全性脊髓损伤患者伸肘功能不良,长坐位移动较为困难。

1. 床上纵向移动　患者取长坐位,双下肢外旋,膝关节放松,头、肩、躯干充分前屈,头超过膝关节,使重心线落在髋关节前方,以维持长坐位平衡。双手靠近身体,在髋关节稍前一点的位置支撑;C_6 完全性脊髓损伤患者因肱三头肌麻痹,应肩关节外旋,前臂旋后,以利用重力作用使肘关节伸展;双手用力支撑抬起臀部,保持头、躯干向前屈曲,使臀部向前移动;上肢帮助下肢摆正位置,调整坐位姿势(图 3-15)。

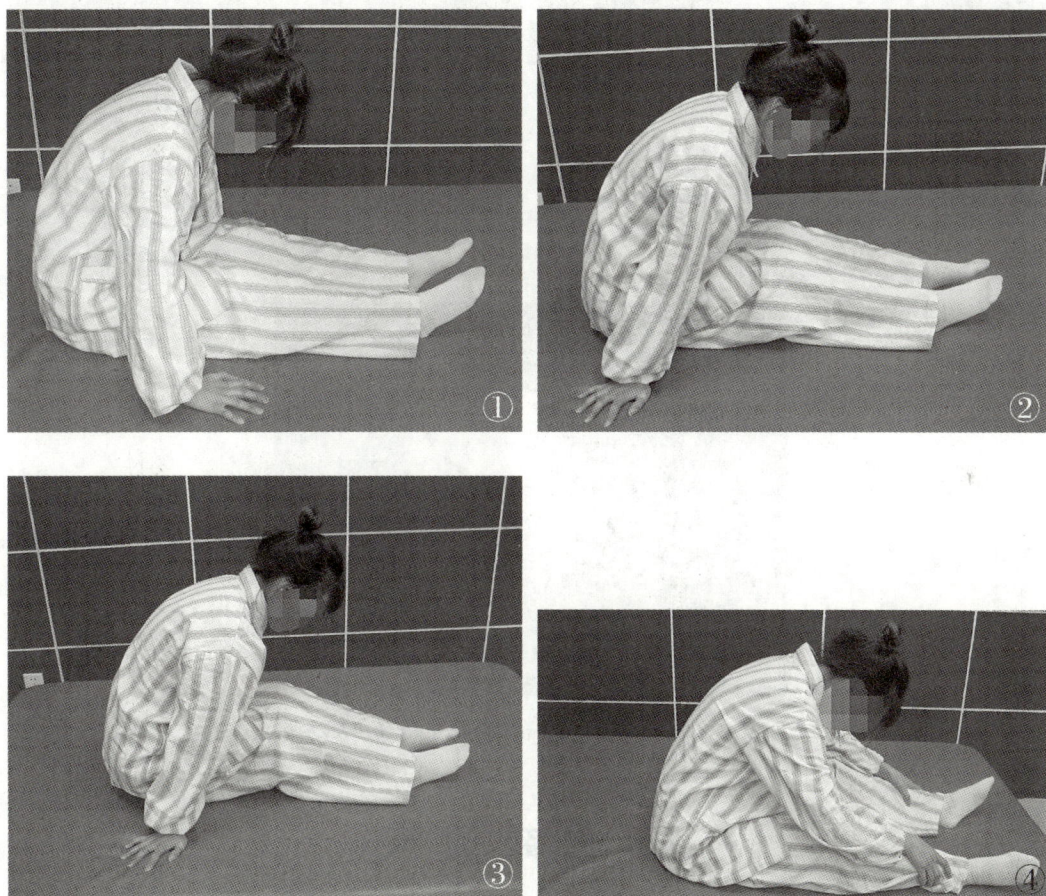

图 3-15　床上纵向移动

2. 床上横向移动(向左移动)　患者取长坐位,右手半握拳置于床面,紧靠臀部。左手放在与右手同一水平且离臀部约 30cm 的地方,肘伸展,前臂旋后或中立位。双上肢充分伸展并支撑体重,躯干前屈,抬起臀部。将躯干移向左侧,臀部放到床面上,用上肢调整好双腿位置(图 3-16)。

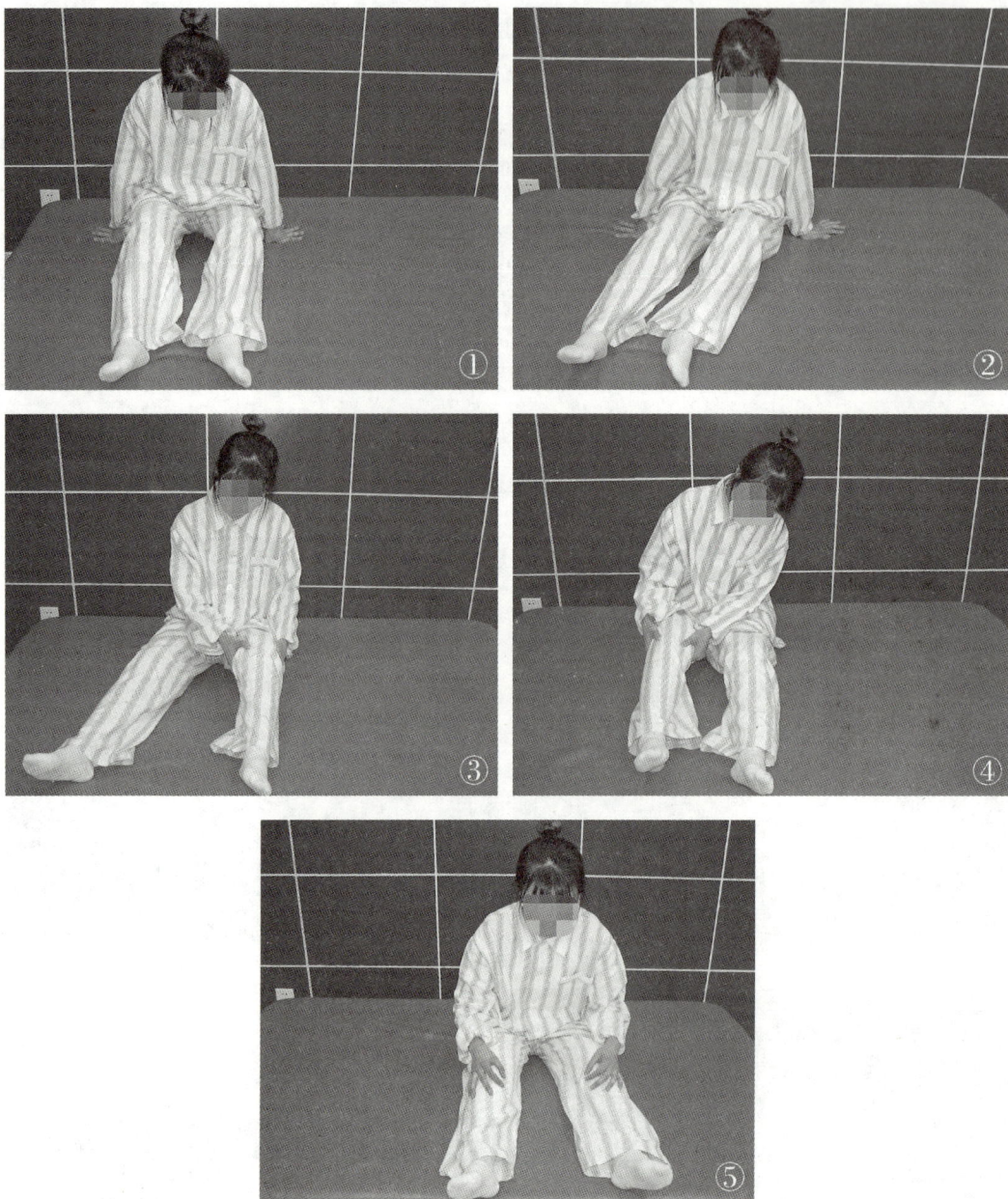

图 3-16　床上横向移动(向左移动)

四、坐 起 训 练

坐起训练,可以增强肌力,提高机体平衡能力,改善关节功能状态,还可预防坠积性肺炎、直立性低血压、脏器功能低下等并发症。卧床的患者在病情允许时,应尽早进行坐起训练。开始训练时可以先倚靠辅助物坐起,然后练习长坐位、端坐位平衡。患者坐位平衡良好后可进行坐起训练。

(一)偏瘫患者卧位与坐位转换

1. 从卧位坐起训练

(1)偏瘫患者辅助下坐起:患者仰卧位,患者健足从膝关节下插到患侧腿下,将患手置于辅助者肩上,辅助者扶住患者的双肩;辅助者扶起患侧肩的同时,患者用健侧肘支撑,抬起上身,然后患者将双下肢移至床下,伸展肘关节,支撑身体,坐起,调整姿势(图 3-17)。

（2）偏瘫患者独立从健侧坐起:患者博巴斯握手,健侧下肢置于患侧下肢下面,健侧下肢将患侧下肢移至床边,健肢带动患肢使身体转向健侧;用健肘及手撑起身体慢慢坐起(图 3-18),调整好姿势。

（3）偏瘫患者独立从患侧坐起:患者从仰卧位先翻成患侧卧位,用健侧腿将患侧下肢移至床外,健手支撑于患侧床面,伸直健侧上肢,撑起身体从患侧坐起(图 3-19)。

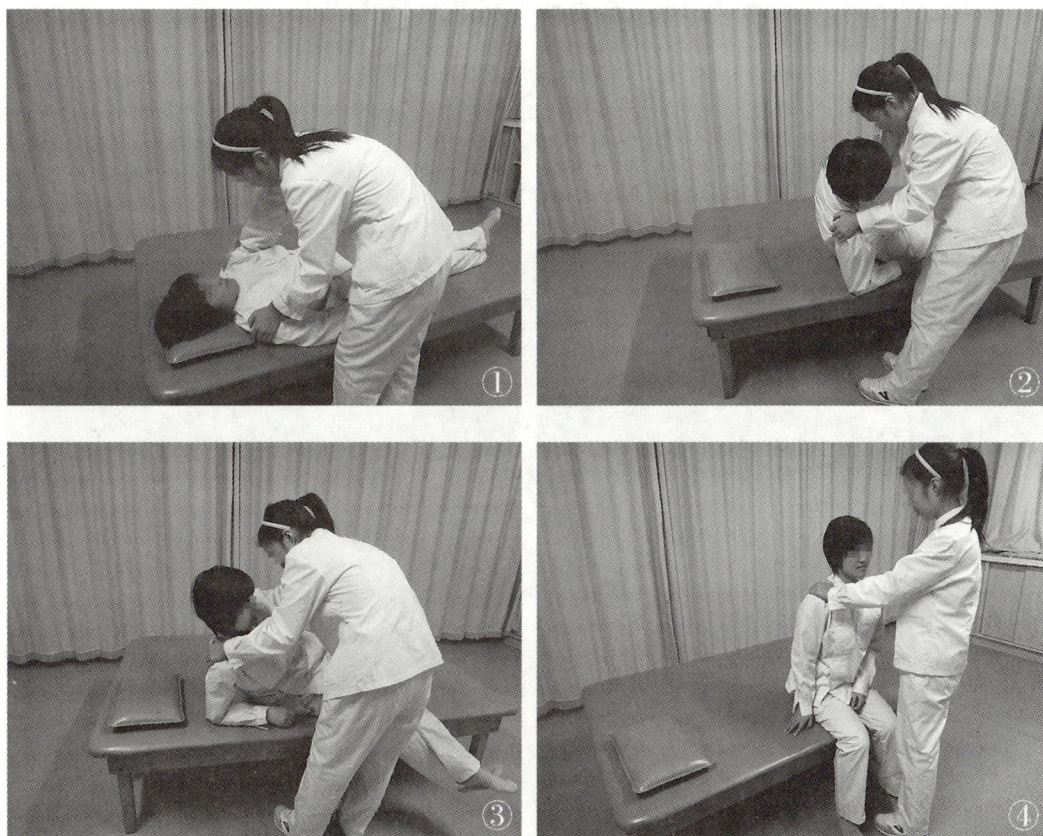

图 3-17　偏瘫患者辅助下坐起

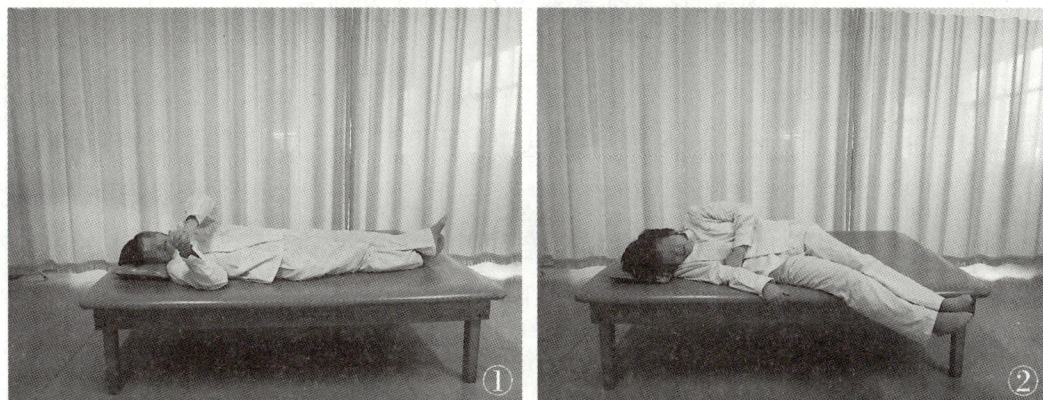

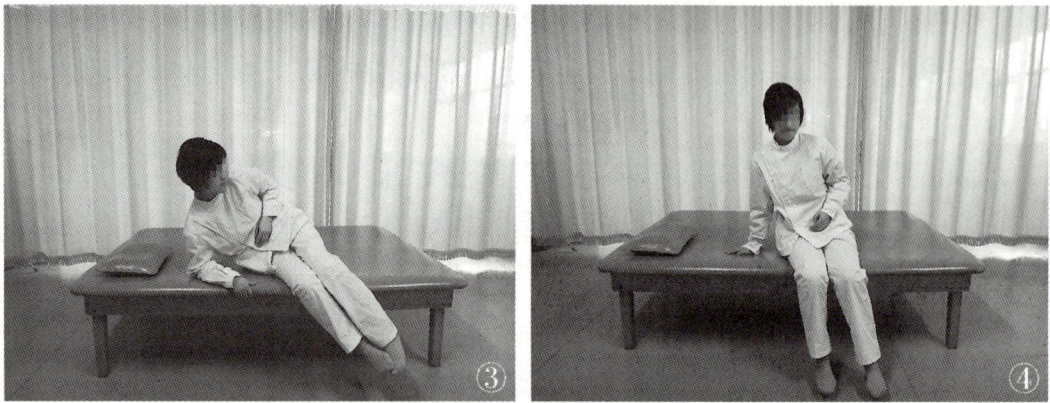

图 3-18　偏瘫患者独立从健侧坐起

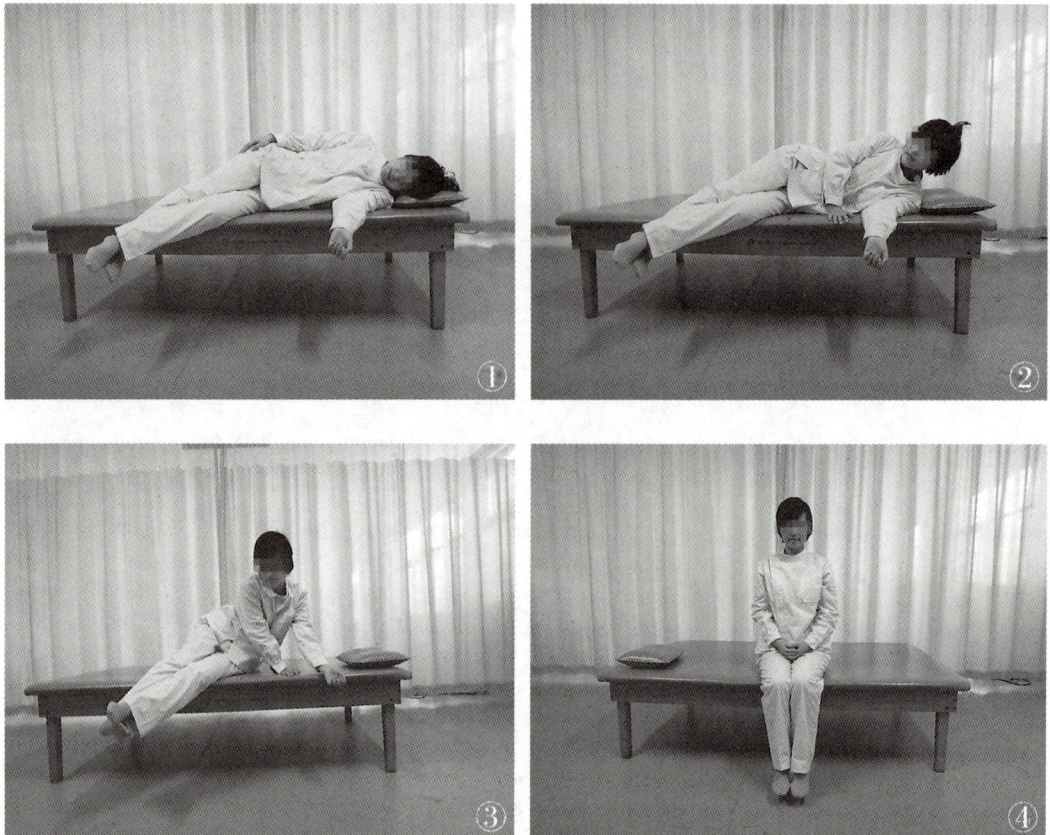

图 3-19　偏瘫患者独立从患侧坐起

2. 从坐位到卧位训练

（1）辅助下从坐位到卧位：患者坐于床边，患手置于大腿上，健腿置于患腿下方；治疗师站于其患侧，一手托住患者的颈部和肩部，另一手置于患者的腘窝处，帮助其将双下肢抬于床面上。治疗师转到床的另一侧，将双侧前臂置于患者的腰部及大腿下方；患者用健足和健手用力向下支撑床面，同时治疗师向床的中央拉患者的髋部；最后帮助患者调整好姿势，取舒适卧位。

（2）独立从健侧躺下：患者坐于床边，患手置于大腿上，健腿置于患腿后方。躯干向健侧倾斜,健肘支撑床面,利用健腿将患腿抬至床面。当双腿置于床上后,逐渐将身体放低,最后躺在床上。

(3)独立从患侧躺下:患者坐于床边,患手置于大腿上。健手从前方横过身体,置于患侧髋部旁的床面上;患者将健腿置于患腿下方,利用健腿将患腿抬到床面上,当双腿置于床上后,逐渐将患侧身体放低,最后躺在床面上。

(二)脊髓损伤患者卧位与坐起训练

1. 从卧位坐起训练 脊髓损伤患者坐起时,需要躯干具备一定的肌力和至少一侧上肢的伸展功能,因此,C_6完全性损伤的患者独立坐起时需翻身至侧卧或俯卧位后再坐起,C_7完全性损伤的患者则可以从仰卧位直接坐起。

(1)C_6完全性损伤患者独立从侧卧位坐起:患者先翻身至侧卧位,躯干屈曲靠近下肢,用一侧上肢钩住膝关节,同时反复将另一侧肘关节屈曲、伸展,通过此动作将躯干靠至双腿,双手置于体侧,伸展肘关节至坐位。

(2)C_6完全性损伤患者从卧位坐起:患者仰卧位,双上肢伸展上举并向身体两侧用力摆动,借助上肢甩动的惯性带动头和躯干旋转翻向一侧,通过反复转动将两侧肘关节置于身后支撑躯干,继续旋转头和躯干,缓慢交替将双手从身后向前移动,直至两肘伸直完成坐起动作,保持长坐位。

(3)C_6完全性损伤患者利用上方吊环由仰卧位坐起:患者仰卧位,用一侧腕钩住上方吊环,通过屈肘动作向吊环方向拉动身体,并依靠另一侧肘支撑体重,继续屈曲吊环侧的肘关节,并承重,同时将对侧肘移近躯干,使其在身体后侧外旋、伸肘支撑床面,重心移至该侧上肢,吊环中肢体取下,在身体后方外旋伸肘支撑于床面,双手从身后交替向前移动,直到躯干直立、上下肢承重,完成长坐位(图3-20)。

(4)胸、腰段脊髓损伤的截瘫患者坐起(从右侧坐起):患者仰卧位,双上肢同时用力向右侧摆动,躯干转向右侧,左手和右侧肘关节支撑床面,伸展肘关节,移动支撑手至长坐位(图3-21)。

2. 从坐位到卧位训练

(1)C_6完全性脊髓损伤患者独立从坐位到卧位:患者坐于床上,双手在髋后支撑,保

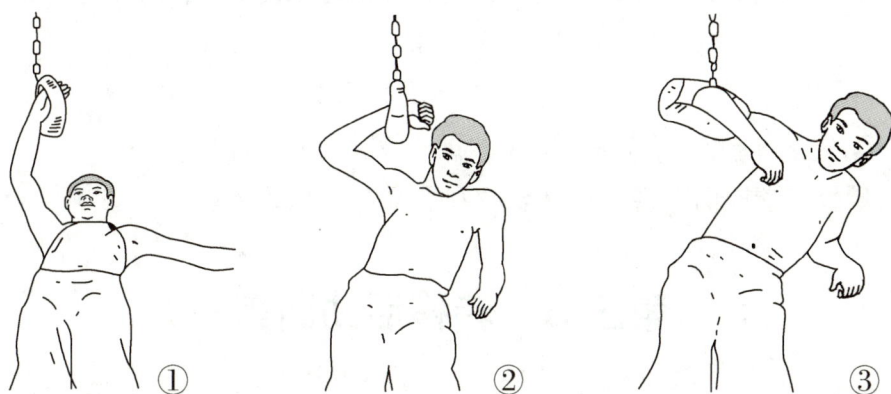

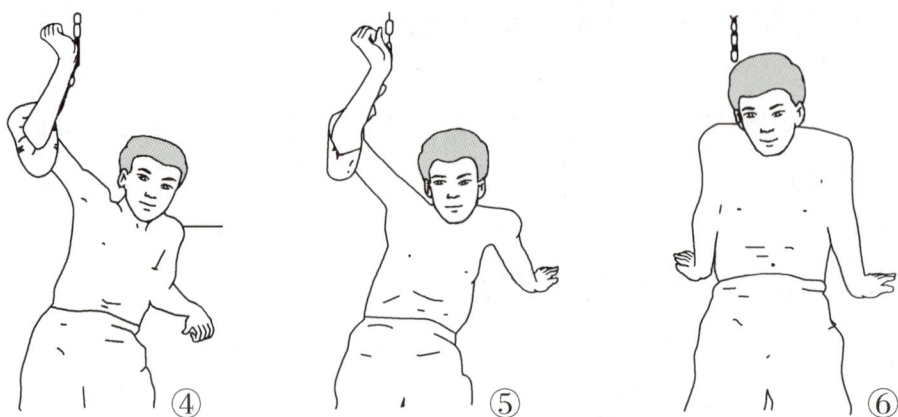

图 3-20 C₆完全性损伤患者利用上方吊环由仰卧位坐起

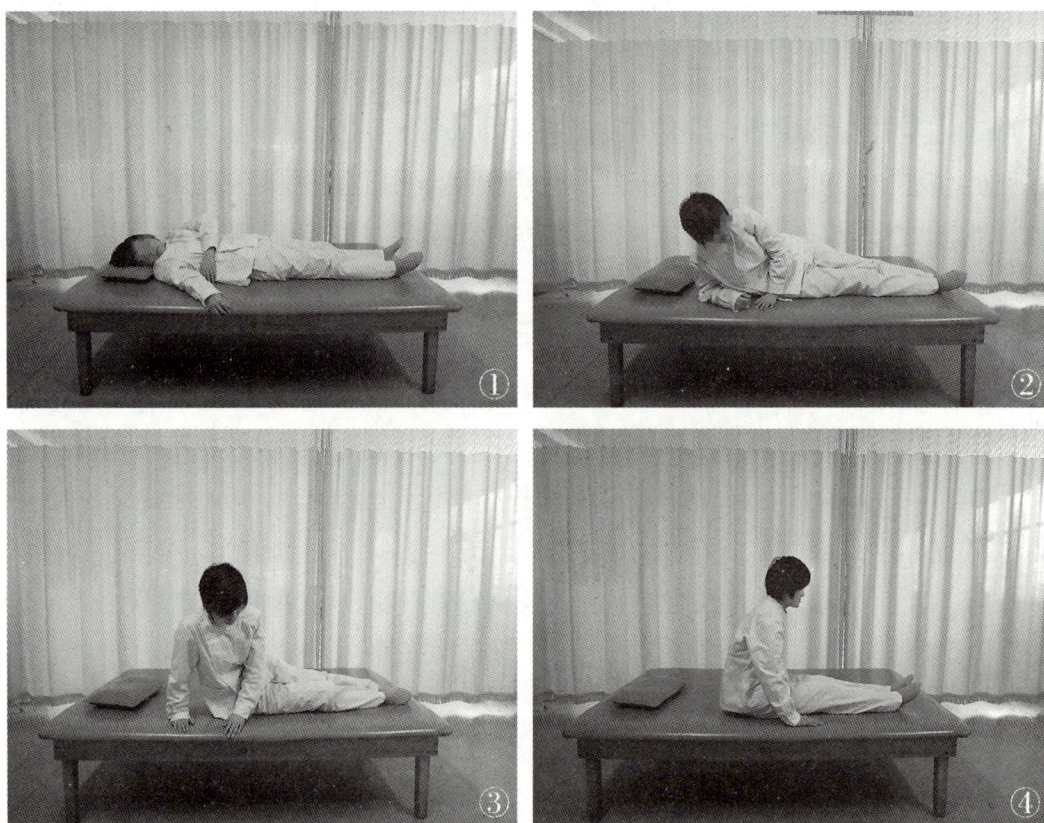

图 3-21 胸、腰段脊髓损伤的截瘫患者坐起（从右侧坐起）

持头、肩向前屈曲；身体向右后侧倾倒，用右侧肘关节支撑；屈曲左上肢，将一半体重转移至左侧肘关节，仍然保持头、肩屈曲，交替伸直上肢直至躺于床面。

（2）胸、腰段脊髓损伤患者独立从坐位到卧位：与由仰卧位到坐位的顺序相反。

第三节　转移活动训练

转移指人体从一种姿势转移到另一种姿势的过程。转移活动训练是恢复患者生活自理能力和活动能力的前提,主要内容涉及坐站转移、轮椅、床、坐便器之间的转移等。通过转移活动的训练,可预防因身体固定于某种姿势导致的并发症。下面以偏瘫患者和脊髓损伤患者为例介绍转移活动训练的方法。

一、坐位与站立转移

(一)偏瘫患者坐位与站立的转移

1. 独立转移

(1)由坐位到站起:患者坐于床边,双足平放于地面上,分开与肩同宽,两足跟落后于两膝,患足稍后,以利负重及防止健侧代偿,博巴斯握手,双臂前伸,躯干前倾,使重心前移,双下肢充分负重,当双肩超过双膝位置时,臀部离开床面,伸髋、伸膝,双腿同时用力慢慢站起(图3-22)。

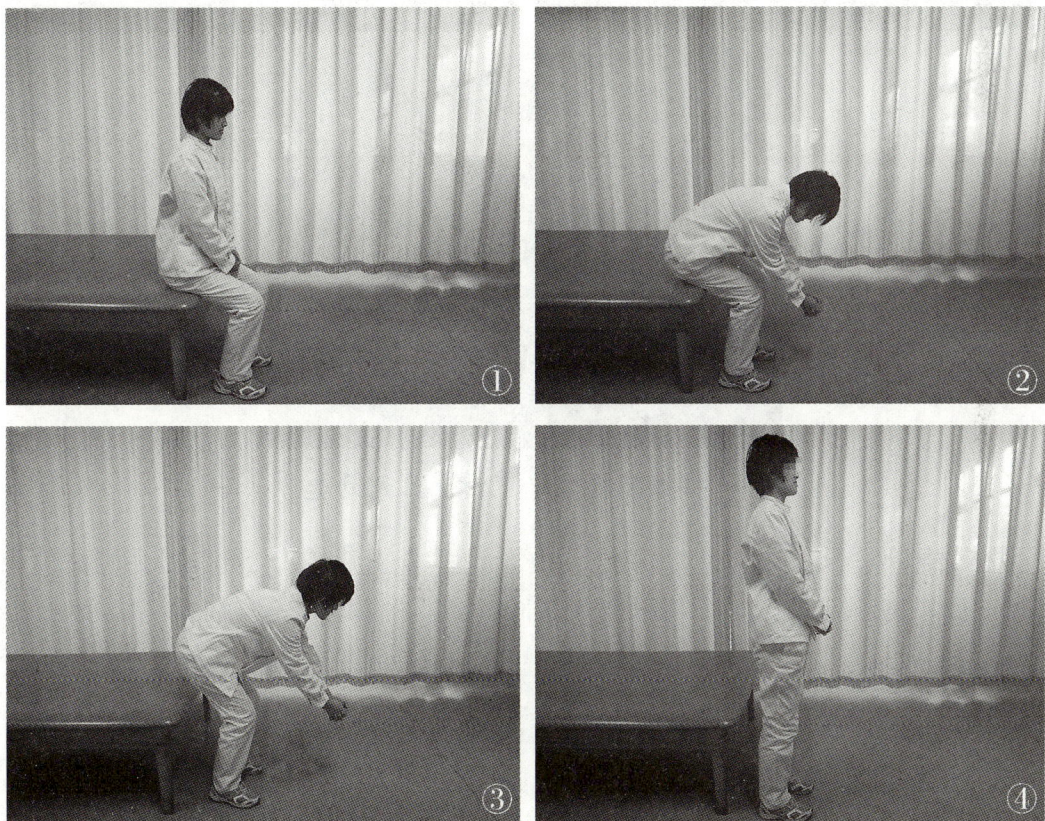

图 3-22　偏瘫患者独立由坐位到站起

(2)由站位到坐下:患者背向床站位,双下肢均匀负重,博巴斯握手,双臂前伸;躯干前倾,同时保持脊柱伸直,两膝前移,重心后移,屈髋、屈膝、慢慢移动臀部和髋部,坐于床上。

2. 辅助转移

(1)由坐位到立位

方法一:患者坐于床边或椅子上,躯干尽量挺直,两脚平放地上,分开与肩同宽,两足稍后于两膝;博巴斯握手,双上肢向前充分伸展,治疗师坐在患者患侧,面向患者,指引患者躯干充分前倾,髋关节尽量屈曲,并引导患者体重向患腿移动,重心充分前移,当双肩超过双膝位置时,治疗师一手放在患膝上,沿着胫骨下推,另一手放在对侧臀部帮助抬起体重,嘱患者抬臀离开床面,伸髋、伸膝,躯干直立,起立后患者双下肢应对称为负重,治疗师可用膝顶住患膝以防"打软"(图3-23)。

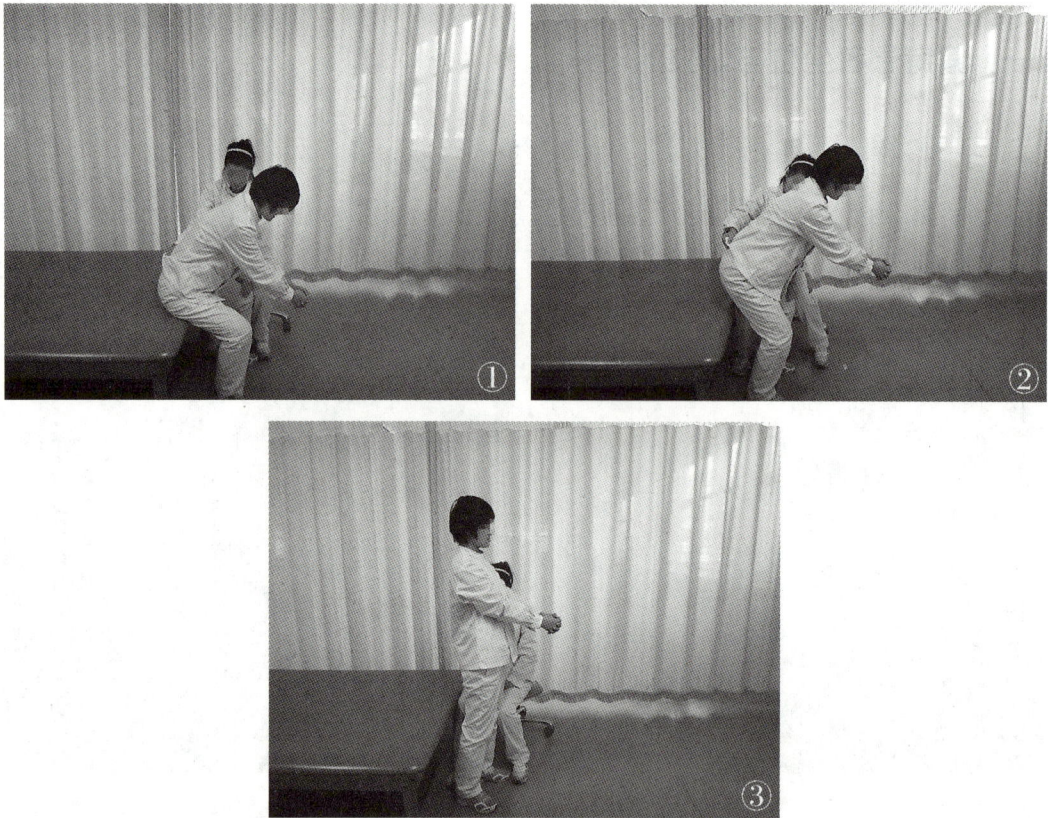

图 3-23　偏瘫患者辅助下由坐位到站起方法一

　　方法二:患者坐于床或轮椅上,双足平放于地面,患足略在前;治疗师用膝顶住患者膝部,双手抓住患者腰部(或肩部);患者躯干前倾,重心前移;在治疗师帮助下伸髋、伸膝慢慢站起(图3-24)。

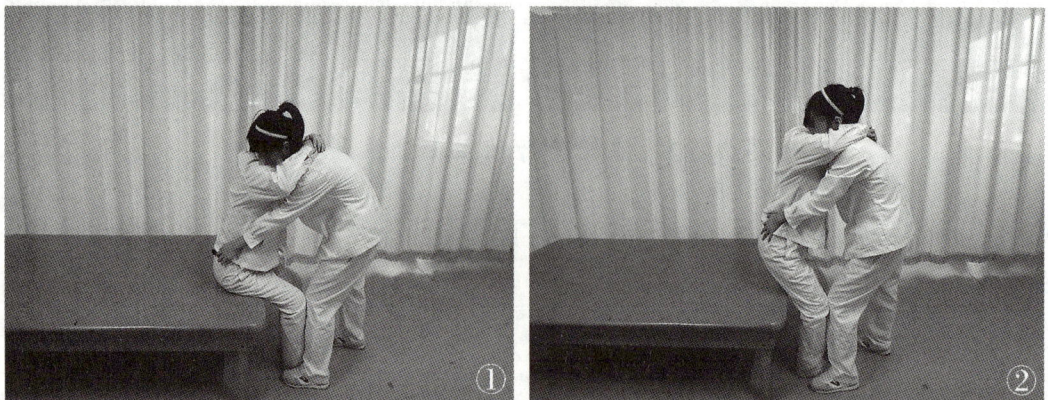

图 3-24　偏瘫患者辅助下由坐位到站起方法二

（2）由立位到坐位：与上述顺序相反。但应注意：

1）无论是站起还是坐下，患者必须学会向前倾斜躯干，并保持脊柱伸直。患者必须学会两侧臀部和下肢平均承重。

2）辅助者向患侧足跟方向下压患膝，鼓励患者站立时两腿充分负重。

3）辅助者应教会患者在完全伸膝前将重心充分前移。

（二）脊髓损伤患者站起与坐下的转移

1. 截瘫佩戴矫形器站起与坐下　患者坐于轮椅前部，髋关节屈曲，躯干尽量前倾，双手握平行杠，同时用力将身体拉起，臀部向前，将髋关节处于过伸位，站起。坐下的顺序与站起的动作相反。

2. 四肢瘫患者辅助站起与坐下　患者在床边或轮椅上取端坐位。双上肢勾住治疗师颈部，治疗师双手抓住患者腰部（或托住患者的臀部）。治疗师用双膝固定患者的双膝，重心后移同时将患者臀部向前、向上，帮助患者站起（图3-25）。坐下的顺序与站起的动作相反。

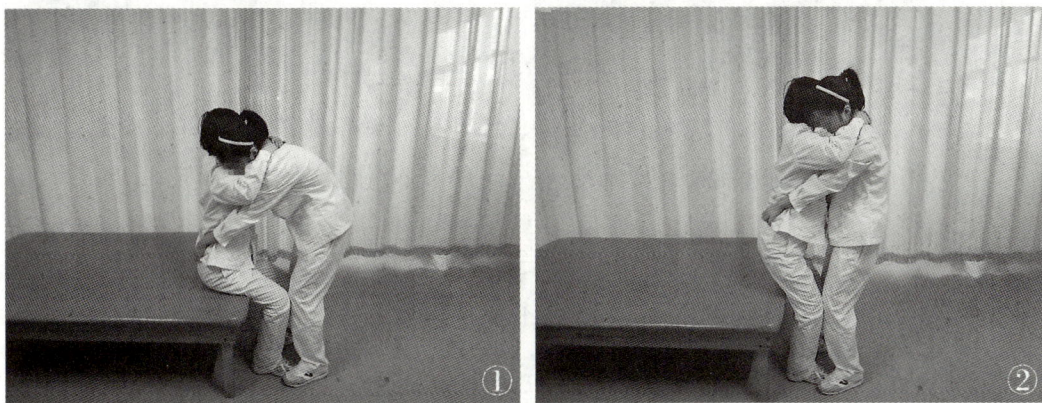

图 3-25　四肢瘫患者辅助站起

二、床与轮椅之间的转移

（一）偏瘫患者床与轮椅的转移

1. 独立转移　患者坐在床边，双足平放于地面上，将轮椅置于患者健侧，与床成45°，刹住车闸，向两侧移开脚踏板；患者用健手抓握轮椅远侧扶手，患手支撑于床上，患足置于健足稍后方，双足全掌着地，与肩同宽；患者躯干前倾，健手用力支撑，抬起臀部，以双足为支点转动躯干直至背对轮椅，确认双腿后方贴近并正对轮椅后坐下；调整坐位姿势，放下脚踏板（图3-26）。由轮椅向床的转移与上述顺序相反。

2. 辅助转移　将轮椅置于患者健侧，与床成45°，刹住车闸，竖起脚踏板；患者坐在床边，双足平放于地面上，与肩同宽，稍后于膝；治疗师站在患者患侧前方，用自己的足和膝固定患者患侧的足和膝；让患者躯干前倾，健手支撑床面，治疗师抓住并上提患者后腰带；

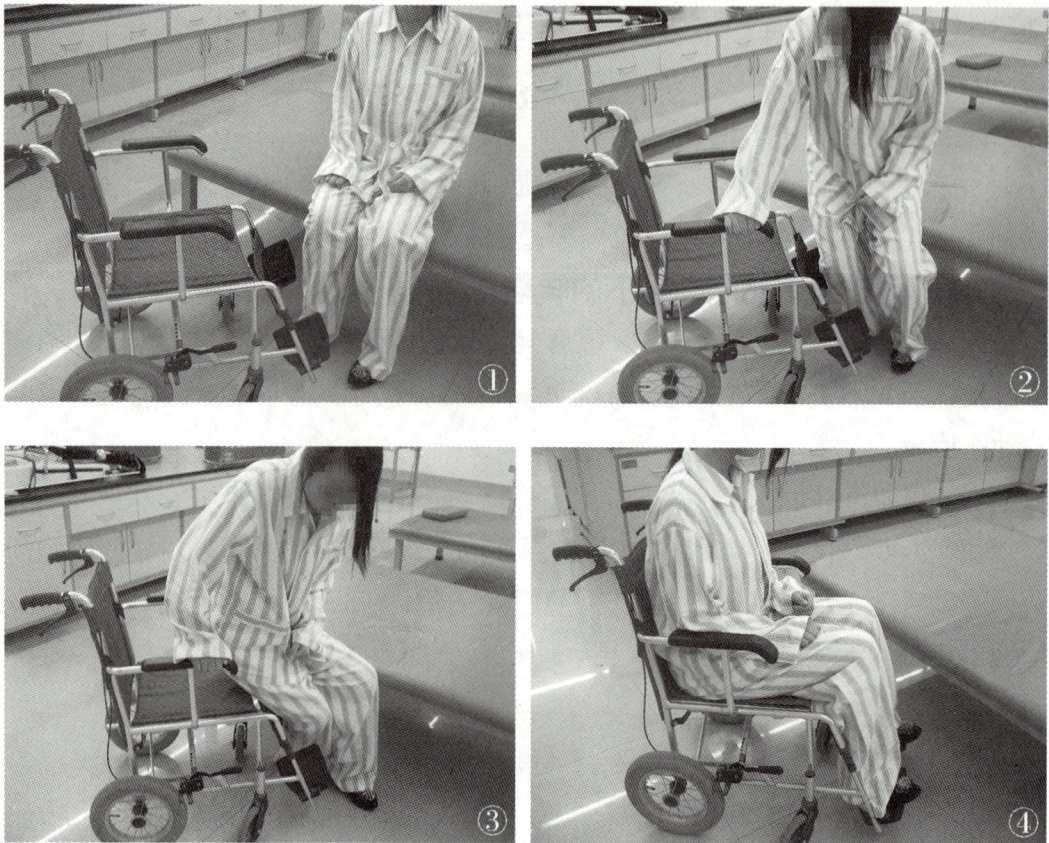

图 3-26 偏瘫患者床到轮椅的独立转移

患者以足为轴,身体旋转,在治疗师辅助下使患者臀部正对床面;健手支撑床面,屈膝、屈髋坐下,调整坐姿。由轮椅向床的转移与上述顺序相反。

(二)脊髓损伤患者床与轮椅之间的转移

1. 从床到轮椅的转移 截瘫患者经过训练能够比较容易地完成独立转移动作,四肢瘫患者需要具备一定的伸肘功能方可独立完成。

(1)独立转移

1)主动从床到轮椅侧方转移:以从右侧转移为例。患者坐于床边,轮椅置于患者右侧,与床成 20°~30°,制动,卸下靠床侧扶手,移开靠床侧脚踏板。患者右手扶住轮椅远侧扶手,左手支撑床面,同时撑起躯干并向前、向右侧方移动到轮椅上。

2)主动从床到轮椅正面转移:轮椅正面紧靠床边,与床成直角,制动。患者背对轮椅,用双手支撑身体移到床边,再用力将臀移到坐垫上,双手向后紧握轮椅两侧扶手,用力将臀移至坐垫适当位置,摆正坐位。松开车闸,轮椅向后移动 40cm,再刹闸,放下脚踏板,将双脚从床移至脚踏板上,最后摆正身体,松开车闸。

(2)辅助转移:轮椅正面紧靠床边,与床成直角,制动。治疗师帮助患者取床上坐位,背对轮椅,躯干前屈,臀部靠近床沿。患者一手或双手后伸抓住轮椅扶手,两名治疗师分别站在轮椅两侧,一手置于患者大腿根部,另一手扶住患者对侧肩胛部。两人同时用力,患者尽可能将身体撑起并将臀部向后上方移动,治疗师协助患者将躯干向后方托起,使其臂部从床上移至轮椅上。松开车闸,驱动轮椅离开床沿,使患者足跟移至床沿,刹住车闸,双足放于脚踏板上。

2. 从轮椅到床的转移

（1）独立转移

1）轮椅到床的侧方成角转移（以左侧为例）：患者驱动轮椅从左侧靠近床,与床成30°～45°,刹住轮椅手闸,卸下近床侧扶手,移开左侧脚踏板,双足平放在地面上;患者在轮椅中先将臀部向前移动,左手支撑床面,右手支撑轮椅扶手,同时撑起臀部并向前、向左侧方移动到床上（图3-27）。

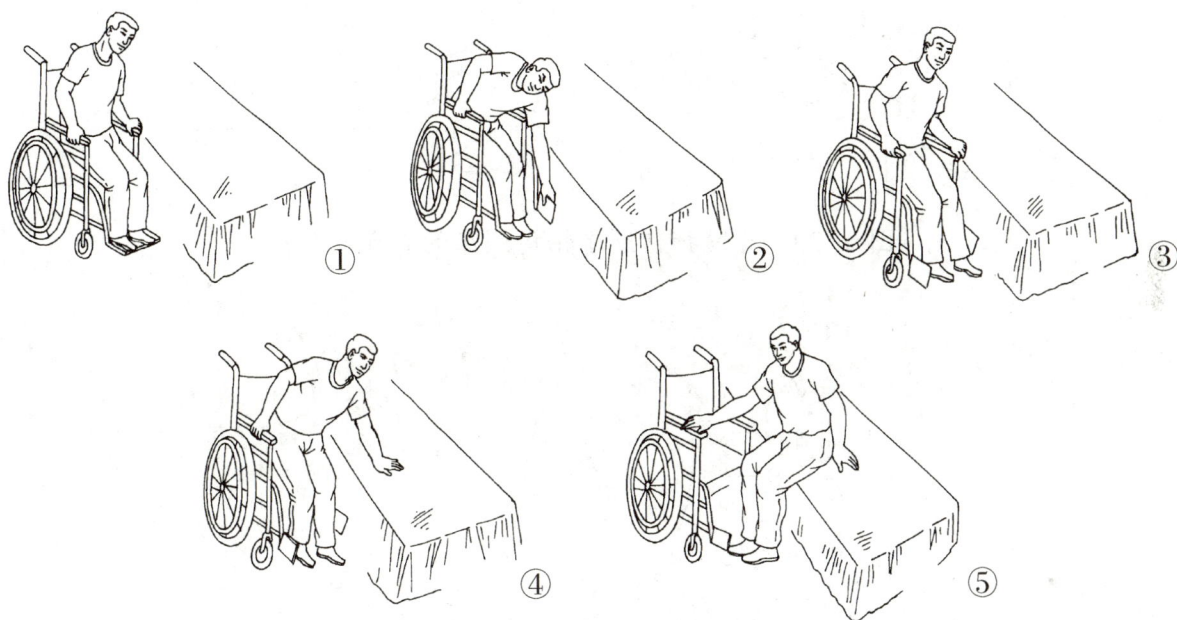

图 3-27 脊髓损伤患者轮椅到床的成角转移

2）轮椅到床的正面转移：患者驱动轮椅正面靠近床,距离30cm,使抬腿有足够空间,刹住手闸;四肢瘫患者躯干控制能力差,需用右前臂勾住轮椅把手以保持坐位平衡;将左腕置于右膝下,通过屈肘动作,将右下肢抬到床上。用同样方法将左下肢抬到床上;打开轮椅手闸,向前驱动轮椅紧贴床沿,再刹闸;双手扶住轮椅扶手向上撑起身体,同时向前移动坐于床上,此过程中要保持头和躯干屈曲;将身体移到床上合适位置,用上肢帮助下肢摆正,调整坐位姿势（图3-28）。

3）利用滑板由轮椅向床的后方转移：此方法只适用于椅背可以拆卸或安装有拉链的轮椅。患者驱动轮椅从后方靠近床沿,刹闸,拉下轮椅靠背上的拉链或卸下椅背;在轮椅与床之间放置滑板,滑板的一端置于患者臀下并固定好;患者用双手支撑于床面将身体抬起,向后移动坐于床上;再用双手将下肢抬起移至床上并摆正,调整坐位姿势,最后撤除滑板（图3-29）。

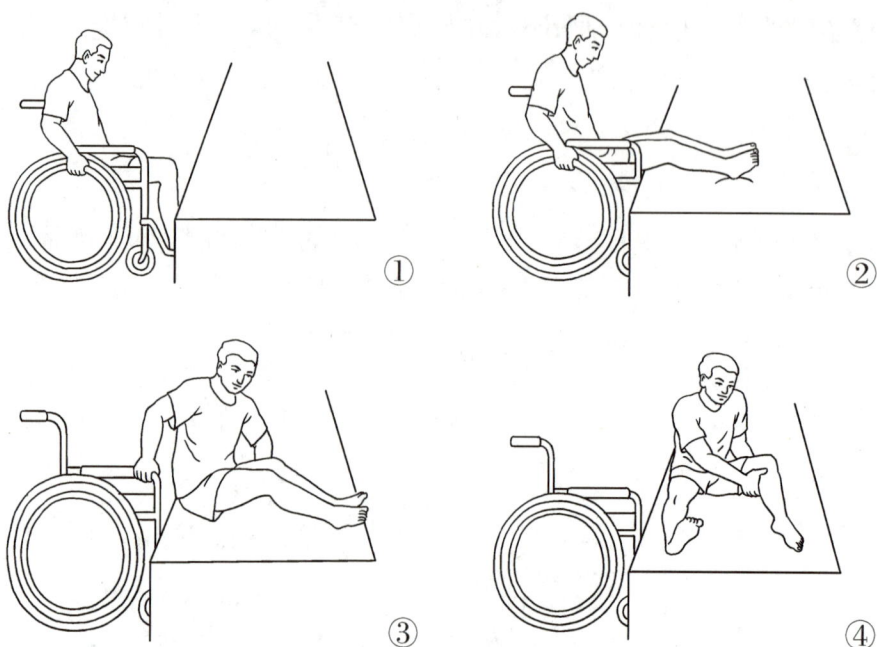

图 3-28　脊髓损伤患者轮椅到床的正面转移

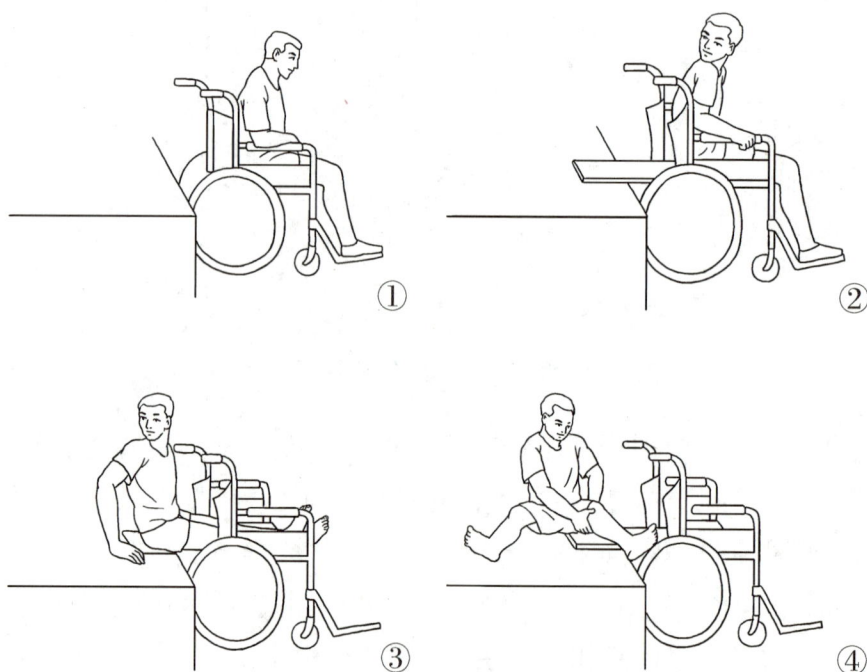

图 3-29　脊髓损伤患者利用滑板由轮椅向床的后方转移

4）利用上方吊环由轮椅向床的转移（左侧身体靠床）：患者驱动轮椅从左侧靠近床，轮椅与床平行，刹住车闸，卸下近床侧扶手；患者将双腿抬到床上，再将左手伸入上方吊环，右手支撑于轮椅扶手；右手用力撑起的同时，左上肢利用屈肘动作向下拉住吊环，臀部提起，将身体转移到床上。

（2）辅助下由轮椅向床的转移：此法多适用于四肢瘫患者，因为截瘫患者多能独立完成轮椅与床之间的转移。

患者坐在轮椅上,移去脚踏板,双足平放于地面上;治疗师面向患者,用自己的双足和双膝抵住患者的双足和双膝的外侧,屈髋、屈膝、腰背伸直,双手抱住患者的臀部,同时让患者躯干前倾,将下颌抵在治疗师的一侧肩部;如果患者不能将下颌抵住治疗师的肩部或超重,治疗师必须抓住患者的腰带;治疗师头转向另一侧,用力将患者向上抬起,呈站立位后,再向床边转动,注意控制膝关节稳定;患者背对床后,屈髋、屈膝,将其臀部轻轻放到床上(图3-30)。

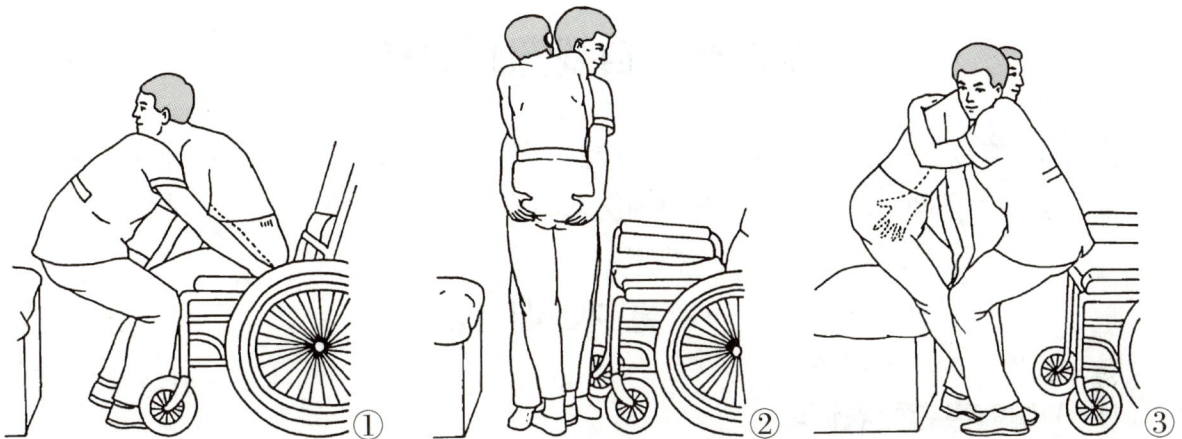

图 3-30　四肢瘫患者由轮椅向床的辅助转移

（3）转移训练的注意事项:①独立转移对患者功能水平要求较高,转移过程需注意患者安全。当有多种独立转移方法可供选择时,以最安全、最容易的方法为首选。②患者学习独立转移的时机要适当。③床、轮椅等转移用具在构造、位置上要有利于患者完成转移活动。比如相互转移的两个平面的高度通常相当、位置应该稳定,两个平面应尽可能靠近。④患者没有视野、空间结构等感觉缺损。⑤患者应具备相应的平衡能力。⑥患者应熟悉转移活动的周围环境,对自身的功能水平有清楚的认识。⑦辅助者应熟知患者病情,转移前辅助者必须准备好必要的设施和空间,辅助者对患者下达指令应简单、明确、易懂,转移过程中需要辅助者具备相当的技巧而不能单独依靠体力,而且辅助者应时刻留意患者突然或不正常的动作,以免发生意外。⑧随着患者功能的恢复,辅助量应逐渐减少。

三、转移训练的适用证与禁忌证

1. 适用证

（1）辅助转移训练适用证:脊髓损伤、脑血管意外、脑外伤等上运动神经元损伤后,肢体部分或完全瘫痪,完成转移动作相关的主要关键肌肉的肌力低于2级,无法完成独立转移和生活自理的患者。

（2）独立转移训练适用证:脊髓损伤、脑血管意外、脑外伤、脊髓灰质炎等上运动神经元损伤后,肢体部分瘫痪,完成转移动作相关的主要关键肌肉的肌力达到2~3级,要求恢复独立转移能力和提高生活自理能力的患者。

2. 禁忌证

（1）辅助转移训练禁忌证：合并其他情况，如骨折未愈合、关节不稳或脱位、骨关节肿瘤、重要脏器衰竭、严重感染和其他危重情况等。

（2）独立转移训练禁忌证：合并较为严重的认知功能障碍不能配合训练者，其余同辅助转移训练的禁忌证。

第四节　自我照顾训练

自我照顾能力的训练是患者或残疾人康复的重要内容，也是一个人回归家庭、重返社会的必经之路。下面以偏瘫患者和脊髓损伤患者为例介绍自我照顾训练方法：

一、更　衣　训　练

（一）偏瘫患者更衣训练

偏瘫患者双上肢不能配合穿衣动作，常为单手操作，必要时对衣服、裤子、鞋等进行改造。

1. 穿、脱前开襟衣服训练　穿衣时，患者取坐位，将衣服铺在双膝上。用健侧手将衣袖穿入患侧上肢，然后将衣领和肩部向上拉至患侧肩，健侧手抓住衣服领部，沿颈后将衣服拉至身体对侧，健侧上肢后伸，穿入衣袖内，系好衣扣并整理（图3-31）。脱衣时，顺序与穿衣相反，用健手抓住衣领，将患侧衣袖从肩部退至肘关节以下，然后健手脱掉整个衣袖，随后健手再将患侧衣袖脱出，完成脱衣动作。

2. 穿脱套头上衣训练　患者取坐位，先穿患侧，后穿健侧。健手将衣服背向上置于膝关节上，分清衣服前后、衣领、袖笼等，将患手插入同侧衣袖内，并将手腕伸出衣袖，然后健手插入另一衣袖中，并将整个前臂伸出袖口，用健手将衣服拉向患侧肩部，随后健侧手

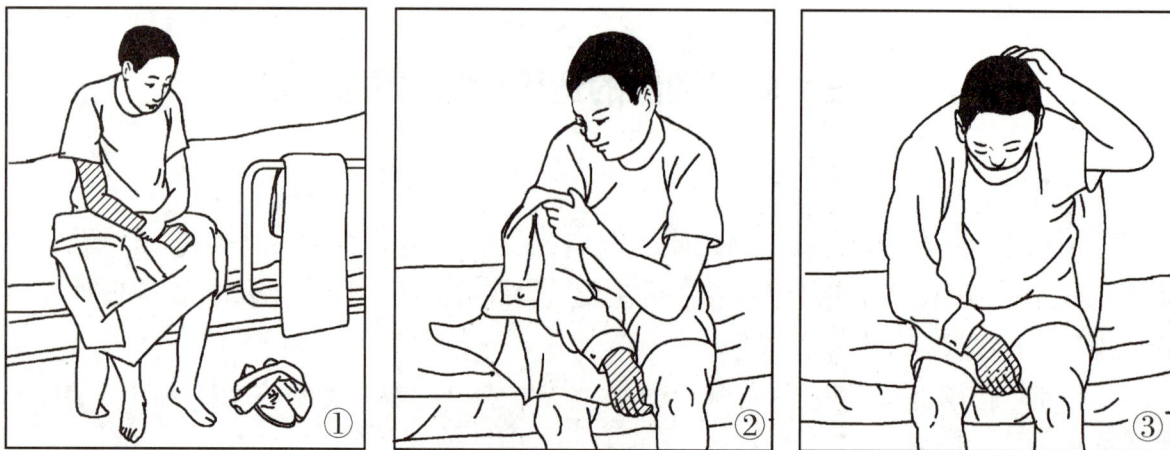

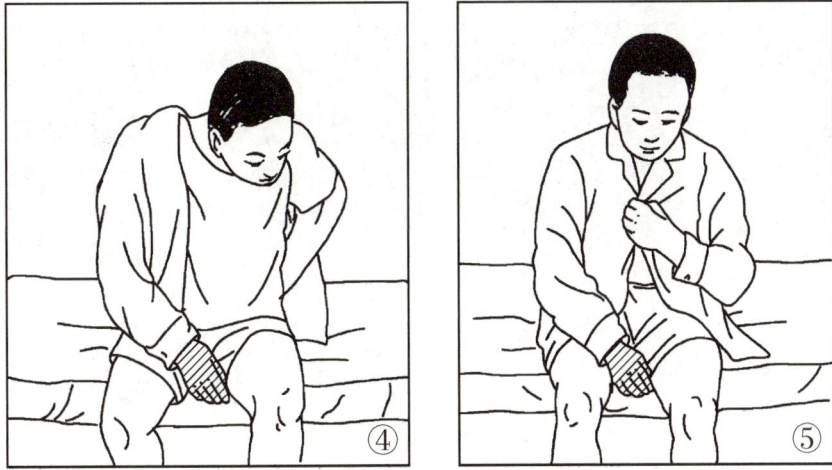

图 3-31　偏瘫患者穿前开襟衣服

抓住衣服后身,颈部前屈,将头套入衣领,并整理好衣服。脱衣时,患者取坐位,将衣服拉至胸部以上,用健手越过肩部拉起衣服背部钻出头部,先脱健手,脱出患手。

3. 穿脱裤子训练　穿裤时,患者取坐位,健手将患腿抬起放在健腿上,健手将患侧裤腿套在患腿上,拉至膝以上直至露出患腿,放下患腿,全脚掌着地,以同样方法穿健侧裤子;患者通过坐卧转移,躺到床上,将患侧裤子拉至臀部,抬起臀部,健手将患侧裤子拉至腰部,用同样方法将健侧裤子提至裤腰,整理好裤子(图 3-32)。脱裤时,患者取站位,松开腰带,让裤子自然滑落;坐下,先脱健腿再脱患腿,整理好待用。

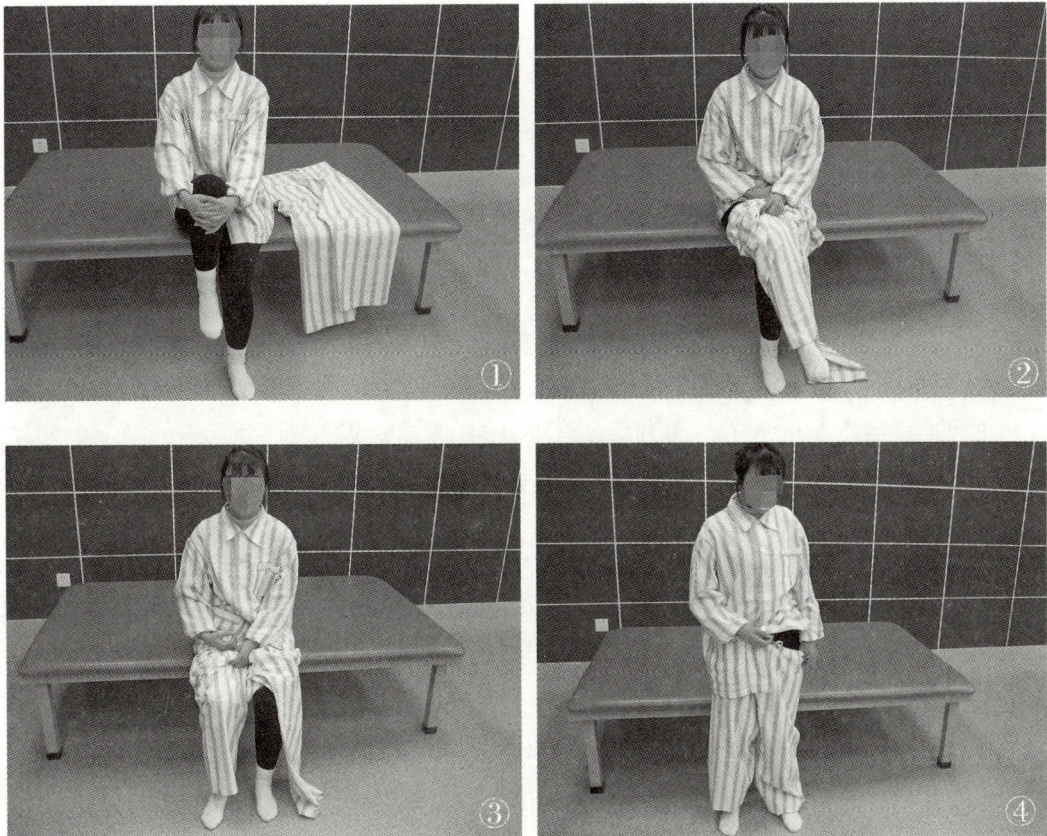

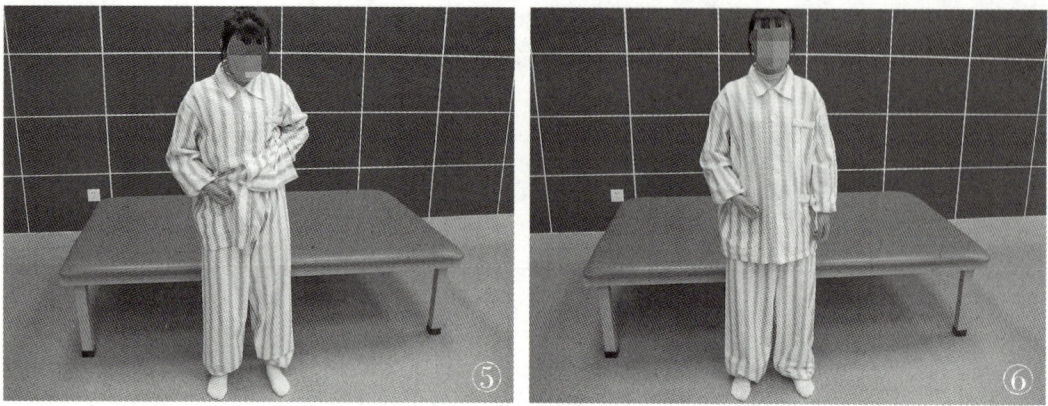

图 3-32　偏瘫患者穿裤子

4. 穿脱鞋袜训练

（1）穿脱袜子训练：患者取坐位，先将患侧腿交叉放在健侧腿上，如果不能主动完成，可用叉握的双手抬起患腿置于健侧腿上，找好袜子上下面，用拇指和示指将袜口张开，身体前倾将袜子套入脚上，再抽出手指整理袜底、袜面，将袜腰拉到踝关节处，最后从脚跟处向上拉平整理，用同样的方法穿上另一只袜子。脱袜子比穿袜子简单，动作模式类似。

（2）穿脱鞋训练：患者可以像穿袜子那样穿上鞋，但脚要平放在地板上才能系上鞋带。如果穿系带子的鞋，鞋带的穿法应使患者能用单手系鞋带。

5. 注意事项

（1）患者学习自己穿脱衣服时，健侧肢体应具备基本活动功能，有一定的协调性、准确性和肌力。

（2）对弯腰有困难的患者，可用简易穿袜器及穿鞋器协助穿脱。

（3）衣物应宽松、柔软有弹性和防潮性，穿着舒适；衣服上的纽扣换成尼龙搭扣或大按扣；裤带选用松紧带。

（4）更衣训练时应先学脱衣，再学穿衣；鼓励患者尽量利用患肢主动穿衣。

（5）偏瘫患者穿脱衣服时应先穿患侧再穿健侧，先脱健侧再脱患侧。

（6）鞋和袜子应放在患者身边易取到的地方，宜固定位置。

（二）脊髓损伤患者更衣训练

1. 四肢瘫患者穿上衣训练　四肢瘫患者由于躯干和双下肢瘫痪，双上肢和双手只有部分功能，平衡困难，所以穿衣训练时要求衬衫的袖口大，衣袖宽松，布料结实。

方法：将衬衫前身打开，后身放在膝上，领子对着自己；双臂伸入衣袖，腕关节伸出袖孔，双手游离，将手放在胸前衬衫下面，将衬衫推至胸部低头，再将衬衫向上甩过头，当衬衫达到颈背部时，臂伸直，使衬衫落到肩部；身体前倾，使衬衫后身沿躯干滑下，整理衣服（图 3-33）。

2. 脊髓损伤患者穿裤训练　脊髓损伤患者穿裤子方法根据损伤平面不同，个人习惯不同，方法各异。下面介绍两种截瘫患者常用的穿裤子方法。

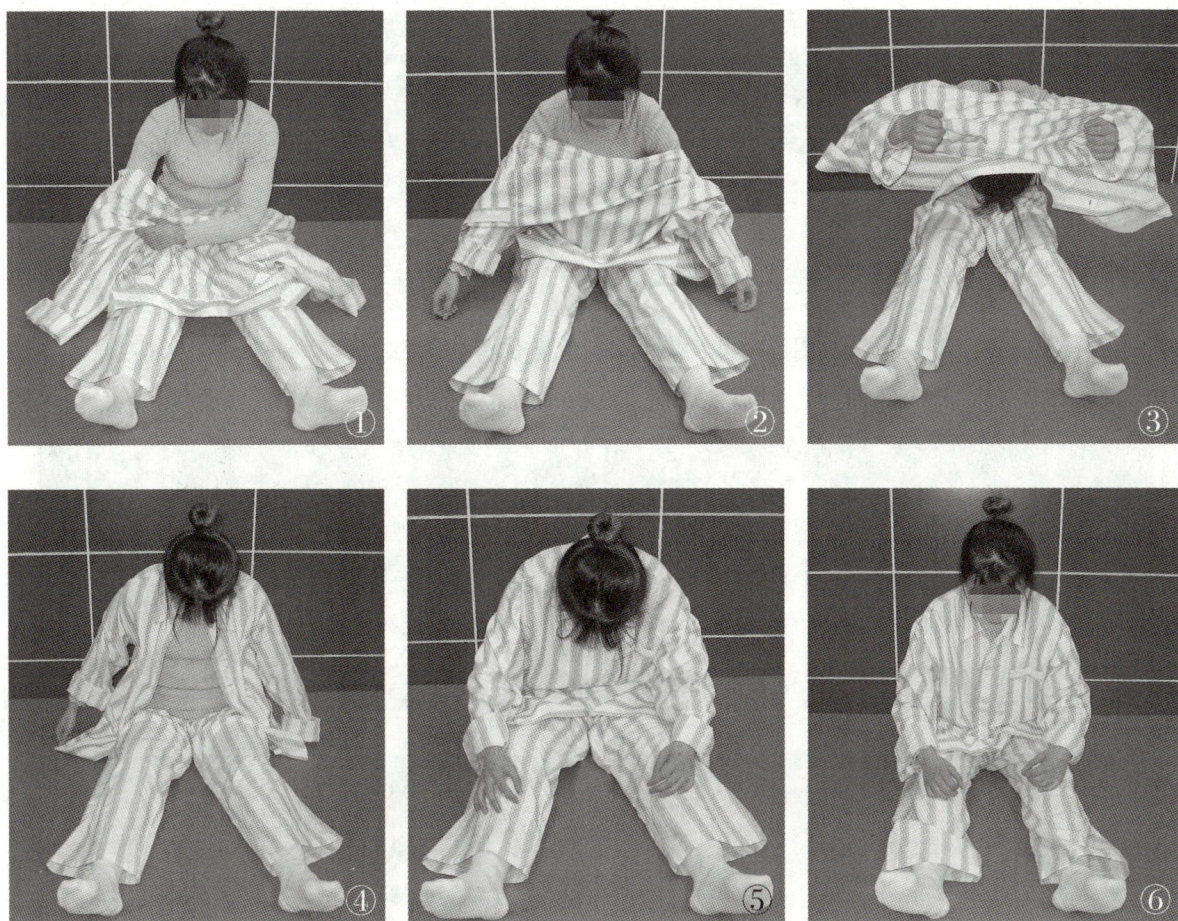

图 3-33　四肢瘫患者穿上衣训练方法

（1）截瘫患者坐位穿裤训练：患者坐在床上，把裤子散开放在面前；把手伸进小腿下面，屈膝，抬起下肢并使其外旋，使脚指向裤口，另一只手张开裤子，用双手把腿穿进裤腿内，再将腿放下；以同样的方法穿另一条腿。当裤子穿到臀部时，用一只肘支撑着，身体向后倾抬起一侧臀部，把裤子拉过臀部（图 3-34）。

（2）截瘫患者侧卧位穿裤训练：患者侧卧位，用同侧肘部支撑床面，另一只手伸到小腿下，屈膝，把上面的腿拉近身体；先穿上面腿的裤腿；以同样的方法穿上另一条裤腿；最后将躯干左右交替倾斜，分别将两侧裤子拉过臀部（图 3-35）。

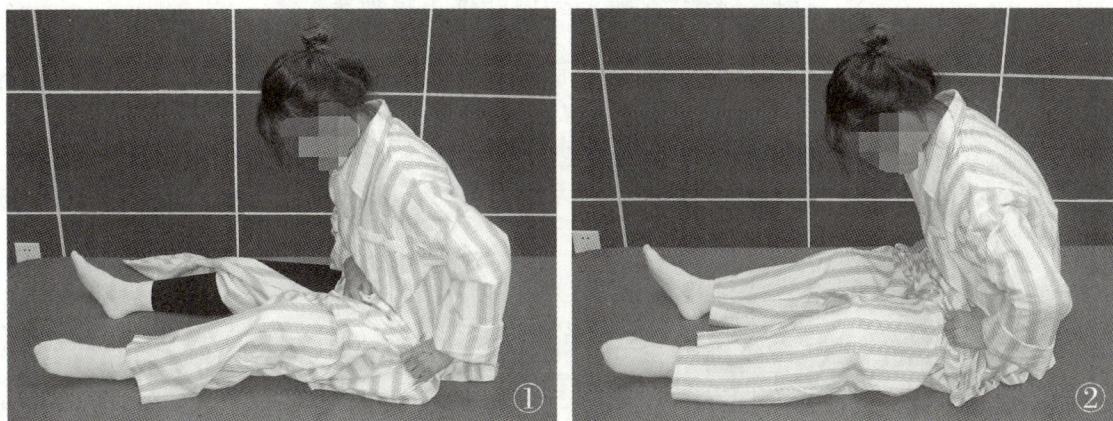

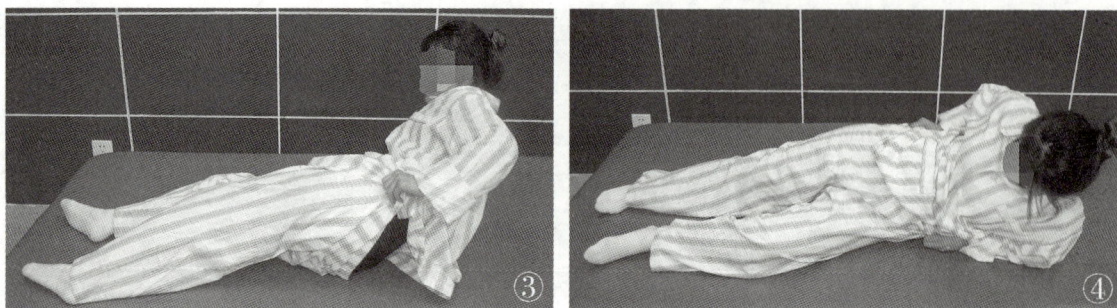

图 3-34　截瘫患者坐位穿裤训练

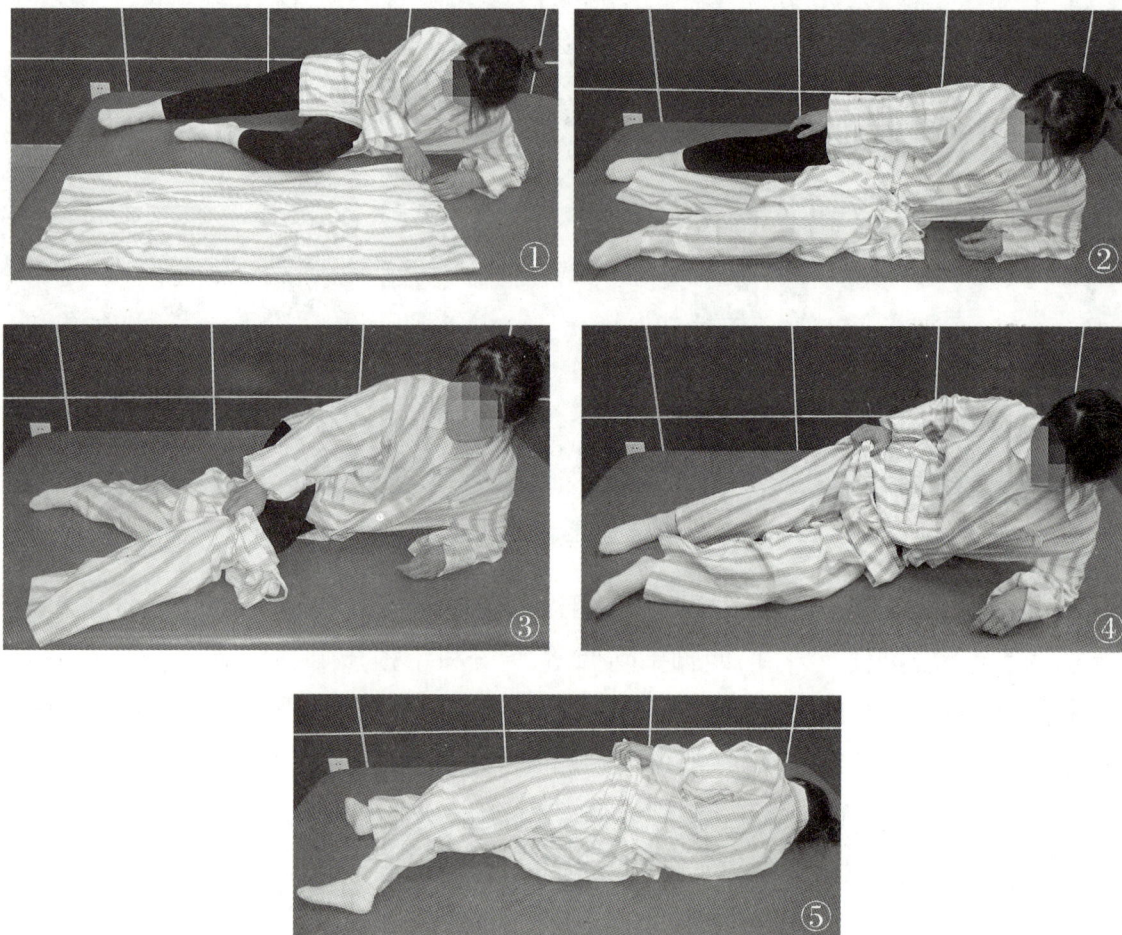

图 3-35　截瘫患者侧卧位穿裤训练

3. 截瘫患者穿袜训练　要求袜口不能太紧,袜口里面也可缝上一个指环带,方便患者利用指环带撑开袜子。首先用拇指把袜口打开,将袜子向两侧拉,使其容易套在脚上,当脚掌穿进袜内时,双手拇指移到袜后部呈钩状,向上拉袜,使袜子通过足跟,再用手拭擦袜子使之易于穿好。

4. 截瘫患者穿鞋训练　要求鞋子大小合适,易于穿脱,或对鞋子进行改进,如在鞋扣上增加一个尼龙搭扣,也可在上面缝上一个指环带,便于扣紧鞋子,或在鞋后面装上一个指环带以助于将鞋穿上,还可借助鞋拔,使患者坐着不用弯腰便可较容易穿鞋(图 3-36)。

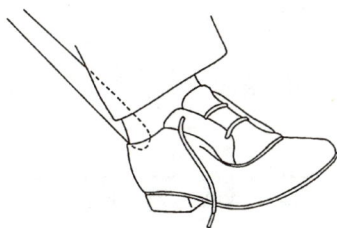

图 3-36 鞋拔训练

二、进食训练

（一）偏瘫患者的饮食训练

进食和饮水的过程较为复杂,与咀嚼、吞咽、姿势、体位、体能和情绪密切相关。训练患者独立进食具有重要意义,不但可以减少患者的依赖性,还可以增强其自信心。

1. 偏瘫患者进食训练 患者靠近桌旁坐下,患侧上肢放在桌子上,以帮助患者进食时保持对称为直立的坐姿,将食物放置适当的位置;将食物及餐具放在便于使用的位置,必要时碗、盘应用辅助器具固定;把筷子和勺子放进碗里,夹盛食物后送入口中;咀嚼和吞咽食物;放下进食用具。

2. 偏瘫患者饮水训练 杯中倒入适量的温水,放于适当的位置;可用患手持杯,健手帮助以稳定患手,端起后送至嘴边;缓慢倾斜茶杯,倒少许温水于口中,咽下;必要时可用吸管饮水。

3. 偏瘫患者饮食训练注意事项

（1）为患者提供良好的进食环境,进食前如有活动的义齿应取下。

（2）进食时要端坐于桌前,头颈部处于最佳的进食位置。患侧手臂置于向前的位置靠近餐具,手臂正确的位置将帮助患者保持对称为直立的坐姿。

（3）进食时患者应心情放松,注意观察患者的咀嚼能力和吞咽能力,以避免进食时发生呛咳。

（4）必要时为患者提供防滑垫、万能袖套、合适的刀叉、有把手的杯子、防洒盘子等进食辅助器具。如单手用勺进食时,碟子可以使用特制的碟挡,以防止食物推出碟外,为了防止进食过程中碟子移动可在下面加垫一条湿毛巾、一块胶皮或利用带负压吸盘的碗,均可起到防滑作用。为了便于抓握餐具,还可用毛巾缠绕餐具手柄起到加粗作用。

（5）如有可能让患者用健手把食物放在患手中,再由患手将食物放于口中,以训练健、患手功能的转换,最后过渡到学会使用患手。

（二）脊髓损伤患者进食训练

四肢瘫患者大多不具备抓握功能,因此需要借助 C 形夹自助具及改良的日常生活餐具等来完成进食,但要求患者具备肘关节的屈伸功能。如在饮食器具上增加、延长或加粗把手等;若患者难以端起茶杯,可改用塑料吸管等,也可使用自助杯、碗、盘。另外,对肌力很弱的患者亦可使用上肢辅助器改善患者独立进食的能力。C_{6~7}颈髓损伤的患者经过训练可独立完成进食,而C₅颈髓损伤患者则不能完成,需要由他人辅助。

三、梳洗训练

上肢功能障碍而不能自行梳洗的患者,除了需要进行上肢功能训练,练习梳洗动作,亦可训练使用自助具或辅助器具完成梳洗。

(一)偏瘫患者的梳洗训练

1. 洗手训练 健手将毛巾铺在洗脸池边缘或患侧前臂上,并在毛巾上来回搓洗,或将改造后的细毛刷吸在水池壁上,健手来回刷洗;洗患手时,用健手完成。

2. 洗脸训练 备好用物,患者坐于洗脸池前,健手打开水龙头,装好水,测试水温,浸湿毛巾,将毛巾套在患侧手臂或水龙头上,健手将毛巾向一个方向拧干,洗脸后再次拧干。

3. 刷牙训练 备好用物,患者坐于洗脸池前,健手打开水龙头,装好水,用膝夹住牙膏管,健手将盖旋开,挤好牙膏,健手刷牙。

4. 剪指甲训练 可用一种固定于小木条上的指甲刀,通过两个吸盘固定在一个支持面上,使患者能修剪指甲(图3-37)、可改造或加大指甲刀方便患者使用。

5. 洗澡训练 洗澡对偏瘫患者来说是比较困难的。一般可以取坐位和站位的淋浴,也可使用浴缸。

(1)淋浴:使用淋浴时,患者坐在简易洗澡椅上,打开水龙头,水温调至合适后才可以冲洗身体。洗澡过程中可用长毛巾或带长柄的海绵刷涂上肥皂后擦洗后背,肥

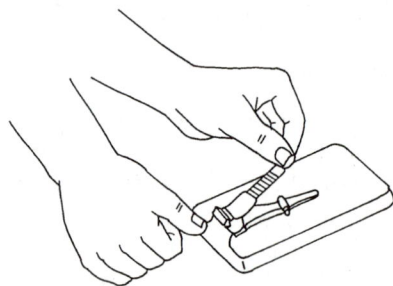

图3-37 偏瘫患手修剪指甲

皂可置于挂在脖子上的布袋里或专用的肥皂手袋里,防止从手中滑落。

(2)浴缸洗澡:当偏瘫患者下肢能控制较好时,可使用浴缸洗澡。其步骤如下:①准备好洗浴用品和用水;②坐在紧靠浴缸的椅子上,脱去衣物;③双手托住患侧下肢放入浴缸内,随之放入健侧下肢;④健侧手抓住浴缸边缘或握持扶手,将身体转移到浴缸内,沿浴缸槽缓慢坐下;⑤洗涤时,可借用手套中、长柄浴刷、环状毛巾擦洗;⑥将毛巾压在腿下或夹在患侧腋下,用健手拧干;⑦洗毕,出浴缸顺序与前面步骤相反。

(二)脊髓损伤患者的梳洗训练

截瘫患者上肢功能均较好,基本可独立完成梳洗活动,而四肢瘫患者则需他人协助完成梳洗。

四、如厕训练

如厕是基础性日常生活活动中最后恢复的项目,是患者最希望解决也是最难处理的

问题之一。如厕对躯体运动功能要求较高,患者应具备坐位、站位平衡,握持扶手,身体转移等能力。如厕可采用坐式或蹲式,两者训练方法基本相同。具体训练方法:患者站立位,两足分开,一手抓住扶手,另一手解开腰带,脱下裤子,身体前倾,借助扶手慢慢坐下(或蹲下)。便后进行自我清洁,一手抓住扶手,另一手拉住裤子,身体前倾,伸髋伸膝,站起后系上腰带。

偏瘫患者如厕时注意事项:尽量让患者采取坐式坐便器;教会患者学会控制大小便,作业治疗师应教给患者和家属相关知识(如控制大小便的基本方法、导尿管的使用方法等);针对患者穿衣、如厕的环境提出建议和改进的方法,使其能方便地使用洗手间的一切清洁用具。

第五节　家务劳动能力和社会活动训练

一、家务劳动能力训练

为了提高患者独立生活能力和生存质量,可以指导患者做一些力所能及的家务劳动,也是转换家庭生活角色,改善患者家庭经济的有效措施。

家务活动的内容丰富,包括洗衣、做饭、清洁卫生、财务管理、照料小孩等。训练前应对患者的家务活动能力进行评定,如活动能到达的范围、移动能力、手的活动、能量消耗、安全性以及交往能力等;还需了解其家庭成员组成和环境状况、患者在家庭担当的角色,据此选择患者和家庭需首要解决的问题,并对家务活动进行必要的简化,家庭设施进行必要的改造,以适应患者的需要。例如:①偏瘫患者切菜时可将剁板置于防滑垫上,用剁板上的不锈钢钉固定肉、菜或食物,单手操作进行切菜活动;扫地和拖地时,可选用长把扫帚和簸箕进行练习。②四肢瘫患者进行家务活动训练时可借助各种支具或特殊的装置,如使用带有轮子的小桌移动物品;选用气控、颏控、手控的环境控制系统来完成开关电灯、窗帘、电视、电话等。

总之,通过家务活动训练可以改善患者的躯体功能,如肌力、运动耐力、移动能力、平衡协调能力及手的精细运动和感觉功能等;提高患者日常生活活动能力,增强其生活独立性,减少对他人的依赖性;锻炼并提高患者的思维能力和处理问题能力;能使患者体会到家庭生活的乐趣,有助于坚定患者走向自立的信心。

二、家用电器的使用训练

家用电器的使用最重要的是在安全用电基础上,根据患者家用电器使用需求进行相应的训练。必要时需对开关、把手或旋钮做一些改装,另外,作业治疗师还可以为患者提供必要的选购及家居放置建议,方便患者独立使用。如家用遥控器的使用:由于现代家电及功能不断增多,可选用"万能遥控器",用一个遥控器就可控制多个家电,遥控器如果按钮过多,患者不易记住每个键的含义,可以将语音识别技术应用于遥控器,利用语音命令代替按者对命令的记忆和使用。如电磁炉的使用:根据家庭需要选购不同功率的电磁炉,目前市场上,电磁炉功率一般为200~1 300W,可以适用不同的烹调方式,保护装置也比较完善,还有一些高档的电磁炉,机内加设了微电脑,可控制开机、关机,各种温度的加热时间,预设不同温度,对食物自动加热,不需要人在一旁看管、调节,大大地方便了使用。

三、购物及社会活动训练

(一)购物训练

传统的购物方式是到市场或集市或超市购物。步骤通常包括明确需要购买的物品、前往市场或集市或超市、挑选物品、有的物品需要称重、结账、离开等。

1. 网络购物越来越普及,若患者外出购物有困难,可以学习使用网络购物。

2. 对于记忆力较差的患者,可以事先将要买的物品列出清单,按清单将物品一一购买。

3. 若无法拿到货架上的物体,可以寻求超市工作人员的帮助。

4. 使用符合人体功效学的提袋器来提购物袋(图3-38)。

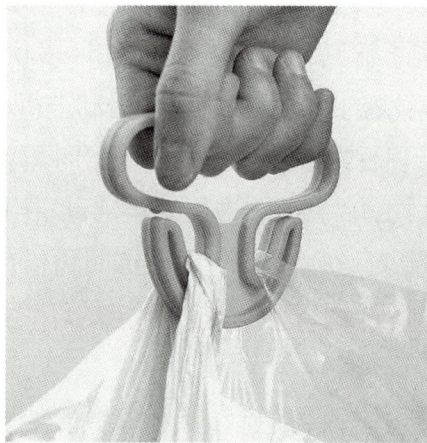

图 3-38　提袋器

在实际的临床工作中,为了避免治疗师带患者外出购物所带来的不安全因素,可以在治疗的环境中设置一个模拟超市的区域,包括水果区、日用品区、冷饮区等,治疗师可以根据患者的需要以及训练的目标,设计针对性的、有目的性的购物任务,带着患者在模拟超市的区域进行训练。

(二)社会活动训练

社会活动训练的主要目的是创造条件使患者能够与功能正常的人一起学习、工作和参与文体活动,使他们更好地融入社会,以实现最终回归社会的康复目标。如通过参加适宜的职业培训,使其掌握某一工作技能,如电器修理、电脑操作、手工艺制作等;通过参加文体活动可以使患者身心愉悦,增强康复的信心。社会活动训练内容主要包括以下几方面:

1. 作业治疗师应帮助患者积极参与家庭生活,尽可能体现出在家庭担当角色的相应行为和能力。

2. 根据患者的功能状态,个人兴趣和职业需要,与患者及其家属一起讨论,学习新的知识和技能,进行专业培训。

3. 指导训练患者社交中必需的功能活动,如上街购物、交通工具的使用、进餐馆就餐、到公共场所娱乐等等。

4. 指导患者充分利用闲暇时间,积极参加有益的集体活动,丰富自己的日常生活。

5. 应用所学的交流技巧和手段与他人交往,接触更多层次的人群。

此外,对有言语障碍的偏瘫患者还应训练其交流能力,使他们掌握用言语、手势、文字、图示等任意一种方式来理解和表达自己的意思,提高与他人的沟通和交流能力。

知识拓展

虚拟现实 ADL 能力训练

虚拟现实 ADL 能力训练利用高科技来产生一个虚拟的(模拟的)环境,使用者能够触及或完成在真实环境中的物体或活动,已广泛地应用在康复领域中,如用虚拟现实康复系统训练患者模拟拿、取物品类的活动:如倒水、递东西;利用电脑康复软件系统训练患者击打、抓取、放置类的活动;模拟超市等。

第六节　日常生活活动能力训练注意事项

日常生活活动能力训练是一项非常艰苦的工作,不仅要求作业治疗师要进行细致的指导和监督,更需要患者的主动参与及家属或陪护人员的积极配合。在进行日常生活活动能力训练时应注意以下几个方面的问题:

1. 作业治疗师设计训练活动时难度要适当,应比患者现有能力稍高但不应相差太远,经患者努力能完成。

2. 患者完成某一作业活动时,应积极引导其把注意力集中在某一功能动作的完成上,不应要求动作过分集中在某一块肌肉,某一关节的活动上。如果某一动作完成不正确,需要将动作分解成若干步骤和几个阶段完成。如训练卧床患者自己吃饭,就应将整个动作分解为仰卧位到坐起,保持坐位平衡,持握和使用餐具,送食物进口,咀嚼和吞咽若干动作。患者完成动作时,务必要求每个动作的正确操作。

3. 每一项训练活动应维持良好的姿势和位置。

4. 训练过程中,要注意患者有无疲劳,当患者出现疲劳时应进行休息或减量。

5. 对不会使用工具的患者应进行具体指导,保证使用工具训练时的安全性。

6. 训练的内容应与实际生活密切相结合,将训练中掌握的动作必须应用到日常生活实际中去。因此,作业治疗师与患者、家属间的密切沟通和协作,及时了解患者的真实需求是训练成功的重要保证。作业治疗师对每个患者的家庭生活和工作环境必须做实际调查,要根据患者的具体情况进行训练,如果训练与实际生活脱节,则会失去 ADL 能力训练的意义。另外还需注意分析患者在日常生活中存在的困难动作,带着问题进行训练,可以提高康复训练效果。

本章小结

日常生活活动能力是维持一个人达到某种程度独立所必需的基本能力,学习重点是日常生活活动能力的概念、训练的基本方法及偏瘫患者、脊髓损伤患者的体位摆放方法;学习难点是患者通过学习良肢位摆放、翻身、坐起、体位转移、自我照顾等方法和技巧如何正确、熟练地应用于日常生活中,并力所能及地从事家务劳动和社会活动。学习过程中注意要根据患者日常生活活动障碍情况、年龄、个人爱好、文化水平等特点,进行正确的日常生活活动能力分析,有目的、有针对性地选择适宜的、个性化的日常生活活动训练方法,并重视培养学生职业素养的养成,有爱心、耐心、责任心,具有良好的团队协作和沟通能力。

(陈丽娟)

❓ 思考与练习

一、名词解释

1. ADL

2. 良肢位

3. 转移

二、简答题

1. 简述日常生活活动能力训练的内容。

2. 简述偏瘫患者患侧卧位的摆放方法。

3. 简述脊髓损伤患者仰卧位良肢位。

第四章 | 治疗性作业活动

04章

04章 数字内容

学习目标

1. 具有依据患者的功能障碍状况选择恰当治疗性作业活动的能力；团队协作和患者的沟通能力；关心爱护患者的职业情操。
2. 掌握治疗性作业活动的概念、特点、治疗作用及应用原则。
3. 熟悉常用治疗性作业活动的常用工具及材料、代表性活动、活动的调整及注意事项。
4. 了解治疗性作业活动的分类及常用治疗性作业活动的特点。
5. 学会利用合适的工具、材料，为患者设计个性化的治疗性作业活动，同时能够使用、管理常用治疗性作业活动器具。

工作情景与任务

导入情景

患者，男，45岁，车祸致颅脑损伤3个月入院进行康复治疗。通过作业评定，结果显示，患者ADL能力方面巴塞尔指数总分为60分，能在监护或少量帮助下进食、穿衣、转移、步行、大小便控制但不能独立处理，不能完成洗澡、修饰等活动，运动功能方面有右侧肢体灵活性和协调功能障碍，伤前工作为司机，爱好有下棋、电脑娱乐、书法。

工作任务：

1. 患者的作业治疗方案中应包括哪些方面的内容？
2. 患者可以进行哪些治疗性作业活动？

第一节　概　　述

一、概念和特点

（一）概念

治疗性作业活动（therapeutic activities）是作业治疗的重要组成部分，是作业治疗师根据患者具体情况，精心选择生产、生活或休闲娱乐中针对性的作业活动，其目的是维持和提高患者的功能，预防功能障碍或残疾的加重，使患者获得或提高独立生活能力，提高生活质量的一种方法。

（二）特点

1. 具有目的性　每一种活动都必须有其目的，能达到一定的目标。

2. 作用与治疗目标相符　每种作业活动都符合患者的需求并能为患者所接受，使患者能积极主动地参与具体的活动。在活动中患者不仅可获得躯体和精神方面的反馈，还能提高和再评定他的活动能力，以便制订新的康复计划。

3. 有利于提高生活质量　多数作业活动与患者的日常生活和工作有关，有助于患者恢复维持基本生活和提高必要的工作技能，提高患者的生活质量。

4. 具有趣味性　患者主动参与有趣的作业活动，将有助于患者本人和作业治疗师共同达到他们的目标。

5. 活动量可调节　活动量可根据患者的功能情况和治疗需要而进行必要的调整。

6. 活动的特异性　作业活动是由作业治疗师根据自己的专业知识和判断力，并结合患者的需要选择的，因此，这种活动更能为患者所接受并达到良好的治疗效果。

二、治　疗　作　用

治疗性作业活动的目的在于帮助那些身体、精神、社会适应能力以及情感等方面有障碍的人，恢复、养成并保持一种恰当的、能体现自身价值和改善生活质量的生活方式，并从中得到身心上的满足。其治疗作用归纳如下：

（一）躯体方面的治疗作用

根据所选择的活动不同，可以改善患者的运动功能、感觉功能和 ADL 能力等。

1. 增强肌力　如木工、金工、制陶、泥塑、投篮、通过特殊传感器控制的电子娱乐等可提高肌力。

2. 增强耐力　如舞蹈、绘画、足球、轮椅竞技、爬山等。

3. 改善关节活动的（range of motion，ROM）　如乒乓球、书法、舞蹈、橡皮泥作业、篮球等。

4. 减轻疼痛和缓解症状　如通过棋类游戏、牌类游戏、泥塑、音乐等可转移注意力，减轻疼痛，缓解症状。

5. 改善灵活性　如绘画、书法、编织、镶嵌等作业可改善手的灵活性。

6. 改善平衡功能　如篮球、飞镖、舞蹈、套圈、投掷游戏等。

7. 促进感觉恢复　如利用不同材料进行的手工艺制作、棋类游戏、牌类游戏等。

8. 提高 ADL 能力　如 ADL 能力训练、穿衣比赛、家务活动等可提高 ADL 能力。

（二）心理方面的治疗作用

可以调节情绪，消除抑郁，陶冶情操，振奋精神。

1. 增强独立感，建立信心　如书法、绘画、泥塑、编织、折纸等。

2. 提高成就感、满足感　如金工、木工、制陶、绘画、手工艺制作等可生产出产品的作业。

3. 调节精神和转移注意力　如音乐、棋类游戏、牌类游戏、编织、折纸、电子娱乐产品等。

4. 调节情绪，促进心理平衡　如木工、锤打、剪纸、泥塑等宣泄性活动可使患者合理宣泄，促进心理平衡。

5. 改善认知、知觉功能　如棋类游戏、牌类游戏、电子娱乐产品、书法等可改善患者注意力，提高解决问题的能力。

（三）职业方面的治疗作用

1. 提高劳动技能　通过木工、金工、打字、手工艺制作、园艺等可提高劳动技能。

2. 提高职业适应能力　棋类游戏、牌类游戏、球类活动等集体性活动可增强竞争与合作意识，促进人际交往，改善同事间的关系，提高职业适应能力。

3. 增强患者再就业的信心　通过木工、金工、制陶、绘画、编织、折纸、镶嵌、手工艺制作等治疗性作业活动生产出产品，可增强患者再就业信心。

（四）社会方面的治疗作用

1. 可改善社会交往和人际关系　如园艺、棋类游戏、牌类游戏、音乐等。

2. 促进重返社会　通过生产性活动、竞技性活动、游戏性活动等可促进患者适应社会环境，有利于他们早日重返社会。

3. 增强社会对伤残人士的了解和理解　伤残人士通过治疗性作业活动生产出精美的工艺品，残疾人体育运动所表现出的拼搏精神，残疾者的自强不息精神无疑会促进社会对伤残人士的理解和尊重。

三、分　类

按作业治疗功能分类的方法，治疗性作业活动一般分为日常生活活动、生产性作业活动和娱乐休闲性活动三大类，但各类中又会有重复，如有些娱乐休闲性活动也可以生产出产品,也可称为生产性作业活动。因此,在本章节的具体活动介绍时并没有划定严格界限,仅从易于理解和掌握的角度分别介绍。

四、应用原则

治疗性作业活动具有良好的治疗作用,但应注意的是这些活动一定是经过精心选择的,具有明确的目的性和针对性,如选择或应用不当则起不到治疗作用,甚至造成损伤。在选择和实施治疗性作业活动应遵循以下原则:

(一)在全面评估的基础上,有目的地进行选择

在选择活动前,首先应对患者的功能情况进行全面的评估,了解其功能状态和治疗目标。

1. 一般情况　包括年龄、性别、文化程度、家庭情况、经济收入、伤病原因、部位、诊断、病情发展等。

2. 躯体功能　包括肌力、ROM、平衡、协调、步行、转移、手功能、ADL、职业能力等。

3. 心理功能　包括伤病前后的情绪、行为、个性有无改变,有无抑郁、焦虑等症状。

4. 认知状态　包括感知、认知、言语等方面,需了解患者注意、记忆、解决问题能力以及有无交流障碍等。

5. 兴趣爱好　选择作业活动前要了解患者的文化背景、生活经历、个人兴趣爱好、有何特长等。

6. 职业情况　工作环境、工作要求、具体工作任务、工作时间、职业兴趣、单位意向等。

7. 康复需求　患者对自身病情及预后情况的了解,对治疗的积极性和预期目标如何。

可通过查阅病历、询问、观察、问卷、检查、测量等全面了解患者的功能情况和治疗需求,找出存在的问题和需解决的问题,并分析解决的先后顺序。

(二)对活动进行分析,选择既有针对性又安全可行的活动

进行任何活动前,均应进行活动分析,以了解该活动所需要的技能和功能要求、活动的顺序、场所、时间、工具以及有无潜在的危险等。虽然作业活动分析是比较复杂的过程,需花费较长的时间,但是为了能准确选择作业活动使之符合或满足治疗的需要和达到治疗的目的,在作业治疗过程中作业活动分析是非常必要的。

(三)对活动进行必要的调整和修改,适合患者的需求

在功能评估和作业分析的基础上,应对活动进行必要的调整,以更好地达到治疗目的。活动的调整包括以下几个方面:

1. 工具的调整　如进行象棋训练时将棋子与棋盘加上魔术贴可增加下棋的难度,游戏的同时加强肌力、耐力训练效果;将棋子、棋盘进行改造可用脚来完成下棋活动,以改善

下肢的肌力或平衡协调功能;用筷子夹棋则可改善手的精细功能和 ADL 能力;加粗手柄工具可使抓握功能稍差的患者较容易完成活动。

2. 材料的调整　如木工作业中选择不同质地的木材,锯木时对肌力的要求就有所不同,质地较硬的材料对肌力要求较高。

3. 体位或姿势的调整　以下棋为例,站立下进行可增强站立平衡能力和站立的耐力,改善认知功能,提高视扫描能力,坐位下进行则比较容易完成。此外,姿势的调整亦会增强治疗的针对性,如木工作业中钉钉子,不同的姿势可选择性训练腕关节屈伸、尺偏、肘关节屈伸、肩关节内外旋等(图 4-1)。治疗用品位置的调整同样可以达到上述的效果。

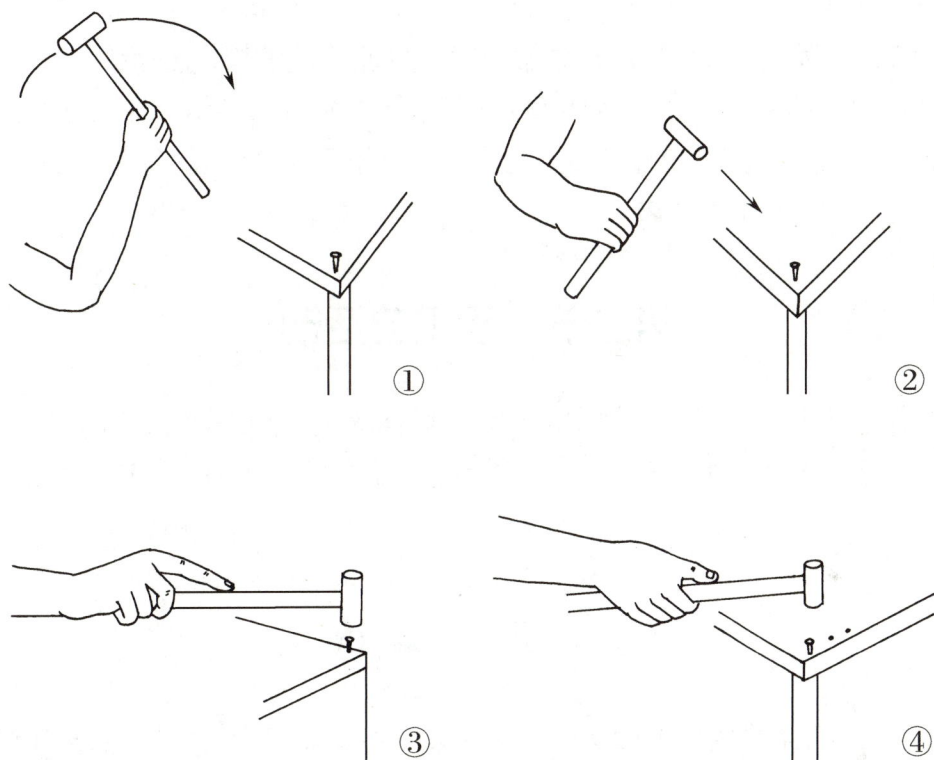

图 4-1　钉钉子作业活动中的姿势调整

4. 治疗量的调整　可从治疗时间、频率、强度进行调整,以改变治疗量。如心脏病患者步行训练时,要严格控制运动量,速度不宜太快,时间不宜过长,运动量以达到适宜心率为度。而对运动员,则运动量可大大地超过前者。

5. 环境的调整　当训练的目的为改善认知功能时,多需要比较安静的环境以避免注意力分散,但若为了提高环境适应能力、实际生活或工作能力,应在真实环境中进行,如木工车间、金工车间等。

6. 活动本身的调整　为使训练适合患者,往往需要对活动方式、程序进行简化,可选择某一活动中的一个或几个动作进行训练,如选择篮球活动中的传球、投篮、运球分别训练,而不一定是打比赛;对于截瘫患者,可将普通篮球比赛改为轮椅篮球赛。此外,木工、金工等传统的治疗性活动可结合现代电子技术进行改造,使活动更具趣味性和针对性,更适合用于作业治疗。

（四）尽量以集体活动的方式进行，提高患者治疗的积极性和治疗效果

作业治疗鼓励集体训练而不是一对一训练，尤其是趣味性活动，集体训练效果远远优于一对一训练，集体训练优点如下：

1. 有利于提高治疗的趣味性，充分调动患者的积极性。

2. 有利于培养合作和竞争意识，为患者互相帮助提供机会和场所。

3. 有利于塑造良好行为，提高社交能力。

4. 有利于患者间的交流，增进友谊。

5. 有利于促进患者正确认识自己的功能障碍和预后情况。

（五）充分发挥治疗师的指导、协调作用，保证活动的顺利进行

治疗性作业活动中，作业治疗师起到组织、指导和协调的作用，以保证活动的顺利进行。当然，也可安排表现优异的患者进行组织与协调，但一定是在治疗师的指导下进行活动。治疗师在活动中扮演组织者、策划者、协调者、指导者和教育者等角色。

第二节　手工艺活动

手工艺作业活动是应用手工制作具有艺术风格的工艺品来治疗疾病，具有身心治疗价值。我国的民间手工艺制作种类丰富，常用的有编织、织染、刺绣、剪纸、折纸、布艺、粘贴画、插花、雕刻等，本节仅对手工编织、剪纸、折纸、剪贴画等进行介绍。

一、手工编织

手工编织是作业治疗常用的活动之一。所用工具简单易得，活动易学易练，产品丰富多彩，易于在作业治疗中开展，特别适合用于手关节活动度训练、灵活性训练、协调性训练等。

（一）常用工具及材料

1. 常用工具　编织框、挂棒、分经棒、毛衣棒针、缝毛线针、钩针、剪刀、镊子、钳子、尺等。

2. 常用材料　丝线、毛线、编织用草、竹片、竹叶、藤条等。

（二）代表性活动

1. 编织毛衣　包括上针、下针、加针、浮针、滑针、并针等工艺（图4-2）。

2. 编结　由多种多样的绳子一边编一边结，无经纬线之分，可为平面的或立体的，如中国结（图4-3）。

（三）活动的调整

1. 材料的选择　对于手功能稍差的患者，可先选用较粗的线进行操作；为了增加肌

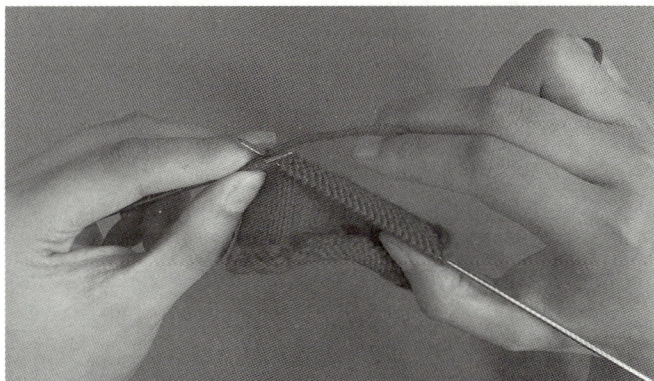

图 4-2　编织毛衣作业活动

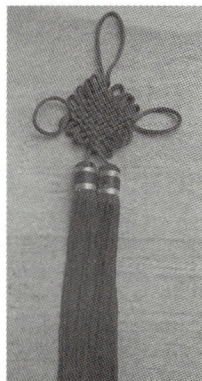

图 4-3　中国结

力,可选藤编并使用较粗的藤条,手部感觉差者则不宜选用过细的线或锋利的草和竹片。

2. 工具或方法的调整　为改善灵活性可选针织或钩织,并选稍复杂的图案或形状;如果治疗目的为扩大上肢 ROM,则可利用较大编织框进行大件物品的编织;手功能欠佳者可在钩针的末端增加套环,以利于抓握和稳定。

3. 体位的调整　根据需要可选择站立位、坐位、轮椅坐位,以针对性训练站立平衡、下肢力量和 ROM、坐位平衡和轮椅上的耐力,如为扩大肩关节或躯干的 ROM,可将编织框挂于墙上较高处。

4. 工序的调整　对手功能较差者,可仅选用其中的一两个工序进行训练,也可几个患者流水线作业,如在编结时一人负责编,一人负责抽,另外一人则专门进行修饰,这样可培养合作精神和时间感。

(四) 注意事项

1. 针织或钩织时所选用的针不要过于锋利,以免刺伤皮肤。

2. 草编和藤编时注意处理好材料的边缘,以免割伤。

3. 不要选用过细的线进行训练,以防用力拉紧时损伤皮肤。

4. 如需较大的力拉紧时最好选用钳子或镊子,而不是直接用手拉。

🖐 知识链接

北京冬奥会、冬残奥会颁奖花束

北京冬奥会和冬残奥会的颁奖花束将传统的鲜花,改成了编结技艺钩编而成的绒线花花束(文末彩图 4-4)。绒线花,不同于传统的平面钩花,而是用各色毛线精巧编结而成,成品花束层次分明,立体感强。本次冬奥会和冬残奥会中共用花束 1 251 束,累积花材共16 731 枝,每枝花材上有叶有花,采用融合中外绒线编结手法的"海派绒线编结技艺",由北京、上海、天津、浙江等省、市的 7 个编结社团的巧手技师共同完成。冬残奥会颁奖花束的制作出自北京脊髓损伤者希望之家 150 名残疾人之手。

二、剪　　纸

剪纸指利用剪刀、刻刀将纸镂空一部分后形成图画、图案或文字的过程。剪纸具有很强的直观性和可操作性,上手容易,趣味性强,因工具材料简单、作品丰富多彩、耗时少等特点,较受患者欢迎,易于在作业治疗中广泛开展。较适合用于进行耐力训练、手稳定性训练、灵活性训练等。

（一）常用工具及材料

1. 常用工具　剪纸工具非常简单,常用的有剪刀、刻板、刻刀、订书器、铅笔、橡皮、尺子、胶水、复写纸、彩色笔等。

2. 常用材料　各种纸,如单色纸、彩色纸、金箔纸、银箔纸、绒纸、电光纸等。

（二）代表性活动

1. 剪纸的基本形状　花样繁多的剪纸作品常由以下基本形状组合而成,包括小圆孔、月牙形、柳叶形、锯齿形、花瓣形、逗号形、水滴形等(图4-5)。

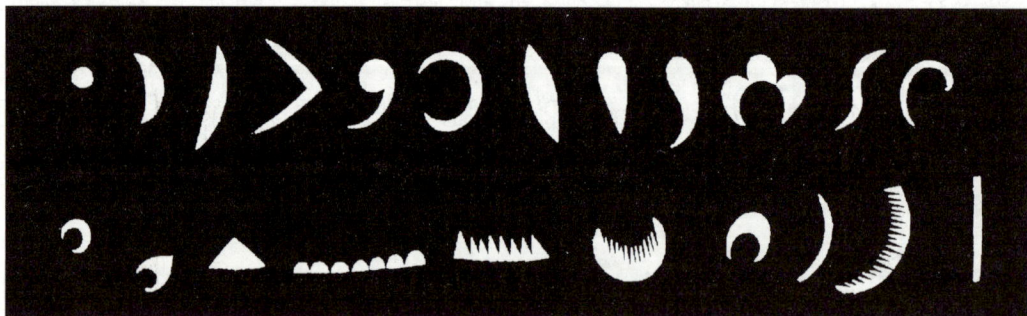

图 4-5　剪纸的基本形状

2. 折叠剪纸基本技法　将纸对折或多折叠起来,再剪出图案称为折叠剪纸。一般折叠方法为将正方形色纸对折、压平再进行折叠,折好后用订书器订好,在折好的纸面上画好图稿,并用剪刀剪出需要的图案,打开折叠部分后一件精美的剪纸作品就完成了(图4-6)。

（三）活动的调整

1. 工具的选择　手抓握功能欠佳者可选用加粗手柄工具,手指伸展不良者使用带弹簧可自动弹开的剪刀;不能很好地固定纸者可使用镇尺协助固定。

2. 材料的选择　为增强肌力可选较硬和较厚的纸。

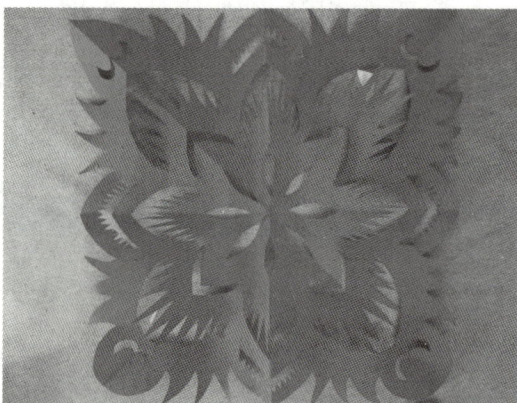

图 4-6　剪纸作品

3. 姿势的调整　可根据治疗目的选择坐位或站立位进行训练。

4. 方法的调整　为增强手的灵活性可选折叠剪纸，为发泄不满情绪可选撕纸，为训练耐心提高注意力最好选择刻纸。

（四）注意事项

1. 因所用的剪刀或刻刀较为锋利，要注意避免损伤，尤其是手感觉障碍者。

2. 有攻击行为者可只选用撕纸而不用剪刀或刻刀，以免伤及他人或自伤。

3. 刻纸前要先检查刻刀是否牢固，刻纸时刻刀要垂直向下以提高产品质量和防止刻刀断裂伤人。

4. 剪好的图案应分开平放，不要互相重叠以免粘连、损坏，最好放在专门的文件夹内或夹于书内。

三、折　　纸

折纸又称为"工艺折纸"，是一种以纸张折成各种不同形状的艺术活动。折纸活动取材方便，简单易学，趣味性强，具有很强的可操作性和创造性。目前，已经作为患者康复的治疗途径，较适合用于进行灵活性训练、协调性训练等。

（一）常用工具及材料

1. 常用工具　剪刀、笔等。

2. 常用材料　各种纸，如彩色纸、绒纸、皱纹纸，电光纸等。

（二）代表性活动

折纸活动通过剪、折、粘贴、描绘等方法，巧妙地将纸制成各种生动有趣的形象（图4-7）。

（三）活动的调整

1. 材料的选择　手部感觉功能差者，可以选择绒纸、皱纹纸进行折纸训练。

2. 活动本身的调整　根据患者手部的灵活性可选择不同难度的折纸活动。

3. 工序的调整　在折纸活动中，可独自一人完成，也可多人协作完成，如指定患者分别进行剪、折、粘贴、描绘的工作，培养团队合作精神。

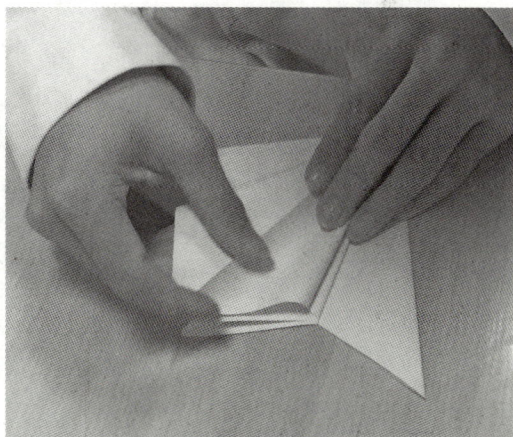

图4-7　折纸作业活动

（四）注意事项

1. 根据患者的兴趣爱好选择折纸活动的内容。

2. 折纸活动的内容应根据患者手的灵活性从易到难，循序渐进。

3. 使用剪刀时，应避免损伤。

四、粘 贴 画

粘贴画是用各种材料粘贴而成的。这些材料大都是日常生活中废弃的物品,故又称为"环保艺术品"。粘贴画制作技艺独特,材料直接来源于生活,趣味性强、吸引力强、操作简便、易于学习和创新。目前广泛应用于作业治疗,深受患者欢迎,它也充分体现了作业治疗的灵活性和实用性,较适合用于进行协调性训练、灵活性训练等。

(一)常用工具及材料

1. 常用工具　剪刀、笔、镊子、白乳胶、棉签、牙签等。

2. 常用材料　各种形状的树叶、各种豆类和粮食(黄豆、绿豆、红豆、黑豆、小米、玉米碎、玉米片、芝麻、麦粒、西米等)、彩纸、各种丝线、橡皮泥等。

(二)代表性活动

1. 树叶粘贴画制作时,首先采集不同形状、颜色的树叶,花瓣等材料,将其平铺在报纸或吸水纸中,使其干燥,然后根据树叶的形状构思画稿,将树叶用乳胶粘在纸上,晾干即可(图4-8)。

2. 豆贴画的制作过程包括构图、选料、粘贴等步骤。作为活动的主要部分,粘贴由涂胶和贴豆两个基本动作完成(图4-9)。

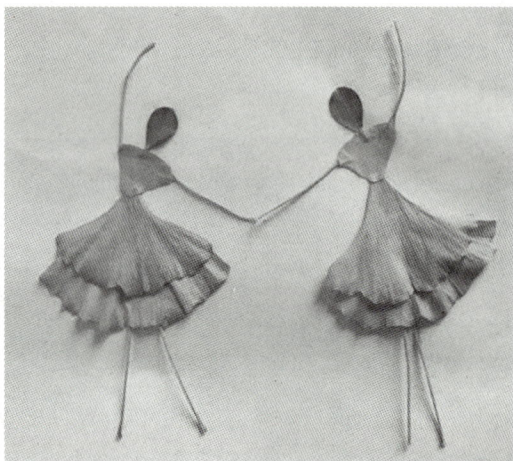

图4-8　树叶贴画

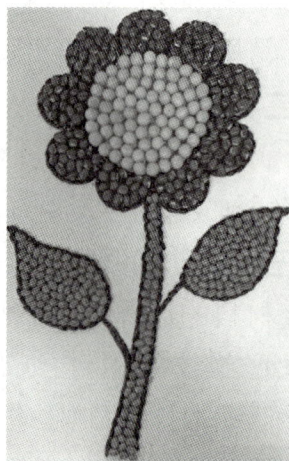

图4-9　豆贴画

(三)活动的调整

1. 工具的选择　手指灵活性欠佳者可选较大镊子,通过抓握代替捏的动作。为训练使用筷子进食功能,可用筷子代替镊子进行操作,需大面积使用较小材料时可用小勺子代替镊子。

2. 材料的选择　手功能欠佳者为了增强手部训练,可选用豆类等较细小的材料进行操作,如花生米、芸豆或开心果壳进行训练。

3. 姿势的调整　根据治疗目的可选坐位或立位进行训练。

4. 工序的调整 根据患者功能情况及训练目的,可选择画图、选料、涂胶、粘贴中的一个或几个动作进行训练,也可多人合作,让多位患者分工合作,以培养团队合作精神。

(四)注意事项

1. 在采集原材料或加工原材料时要注意安全。

2. 注意保持环境卫生,加工后的废弃材料不能乱扔。

3. 对有呼吸系统疾患的患者,不使用粉末状材料。

4. 原材料要尽量保持干燥,以提高作品质量并易于保存。

5. 作品应放置于干燥环境保存,注意防霉变和虫蛀。

第三节 治疗性游戏

一、棋类游戏

棋类游戏包括象棋、围棋、跳棋、飞行棋等。它可以帮助患者提高注意力、记忆力、思维能力,促进人际交往,缓解情绪。

(一)常用工具及材料

象棋、围棋、跳棋、飞行棋、棋盘等。

(二)代表性活动

1. 象棋 规则为广大群众所熟悉,常用来改善思维能力和视扫描能力或转移注意力,甚至仅仅娱乐以放松心情,缓解紧张状态。

2. 跳棋 常用来改善手的灵活性和思维的敏捷性,同时可训练注意力和耐力。

(三)活动的调整

1. 工具的调整 可改变棋盘和棋子的材料和大小,如为训练下肢可用脚使用改装的棋子进行训练(图 4-10a),为增强手部肌力,可在棋盘和棋子上加上魔术贴以增加阻力(图 4-10b),还可使用筷子夹持跳棋进行训练,以提高手的灵活性和 ADL 能力。

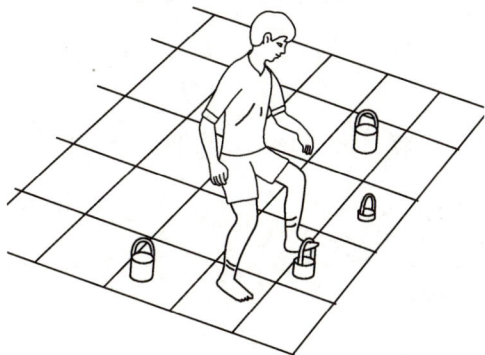

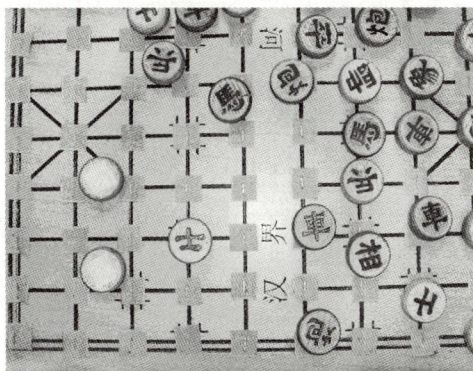

图 4-10 棋类游戏

2. 体位的调整　根据需要可在站立位、坐位甚至是蹲位下进行训练。

3. 活动本身的调整　根据患者的功能水平及训练目的选择不同难度的游戏进行训练。

（四）注意事项

1. 注意基本礼节,尊重对手。

2. 避免大声喧哗,以免影响他人正常治疗。

3. 注意情绪控制,尤其是情绪易激动的患者和心肺功能不良的患者。

二、牌 类 游 戏

牌类游戏是作业治疗常用的治疗性游戏,它可提高患者手的灵活性,扩大手部关节ROM,缓解疼痛,促进感觉恢复,提高注意力、记忆力、思维能力、计算能力,促进人际交往等。

（一）常用工具及材料

扑克牌、桌子等。

（二）代表性活动

牌类是作业训练的常用方法之一,可用于改善手的灵活性、促进感觉恢复、提高认知功能、改善心理状态。利用扑克牌的数字、颜色、花式可以设计不同的游戏和活动。如在进行计算训练时,可拿出 2～3 张扑克牌让患者做简单的算术练习;进行思维训练时,可让患者把扑克牌按颜色、花式或奇偶数分开放置;对于手功能有障碍的患者还可以用扑克牌练习抓握、侧捏,以改善手的精细功能,锻炼手眼协调能力。

（三）活动的调整

1. 工具的调整　手功能不佳或截肢者可使用持牌器代替抓握;失明者可在牌上打上盲文;可改变麻将的重量和粗糙程度以改变活动难度。

2. 体位的调整　根据需要可在站立位、坐位甚至是蹲位下进行训练。

3. 活动本身的调整　根据患者的功能水平及训练目的选择不同难度的游戏进行训练,也可增加一些额外要求。

（四）注意事项

1. 注意时间的控制,避免时间过久影响休息和正常生活习惯或其他治疗项目。

2. 轮椅坐位患者注意每 30～45 分钟减压一次。

三、迷 宫

迷宫是作业治疗常用的活动之一,可用于协调训练和思维、记忆训练等。

（一）常用工具及材料

手迷宫、脚迷宫、组合迷宫、玻璃球或金属球。

（二）代表性活动

1. 手迷宫　指用手控制旋钮，使板面前后左右倾斜，令板上的小球沿迷宫的路线达到终点的游戏过程（图4-11）。其主要用于手灵活性训练和思维训练。

2. 脚迷宫　通过脚来控制旋钮，使板面前后左右倾斜，令板上的小球沿迷宫的路线达到终点的游戏过程。其主要用于下肢协调性训练。

3. 组合迷宫　通过手脚并用的方式完成训练的方法。其可训练肢体的协调性，增强肌力。

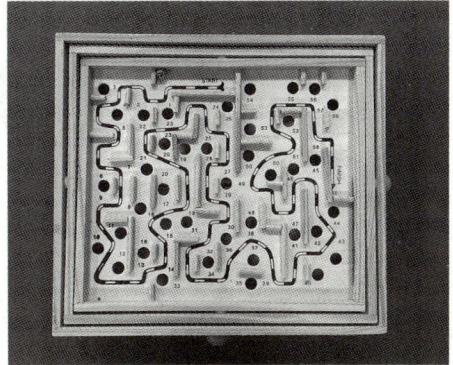

图4-11　手迷宫

（三）活动的调整

1. 工具的调整　对手柄或控制旋钮进行改装，以适合抓握不佳者或力量不足者使用。

2. 游戏本身的调整　可选用手迷宫、脚迷宫、组合迷宫；也可通过小球的数量和路线改变训练的难易程度，如可选择单个小球训练，也可训练使多个小球同时达到终点。

（四）注意事项

多数患者可进行此活动，而且活动比较安全，无特殊注意事项。

四、电脑软件辅助治疗

电脑软件因其独特的视听效果和引人入胜的情节深受大众喜爱，因此可用来进行训练，尤其是一些益智软件十分适合进行认知训练。

（一）常用工具及材料

电脑及配套硬件、操作手柄、软件。

（二）代表性活动

用于作业训练的软件有许多，较常用的有用于记忆训练、思维训练的、注意力训练和定向训练、结构组织训练。

（三）活动的调整

1. 工具的选择　可使用游戏控制手柄、特制手柄、改装键盘或鼠标进行输入和训练（图4-12），最好使用触摸屏以提高患者的直接参与度，也可使用自助具（图4-13）帮助抓握困难的患者完成训练。

2. 活动本身的调整　可根据患者情况针对性地选择相应的游戏进行训练，也可对游戏进行改装，使游戏易于调节难度、力量或手部关节ROM范围。

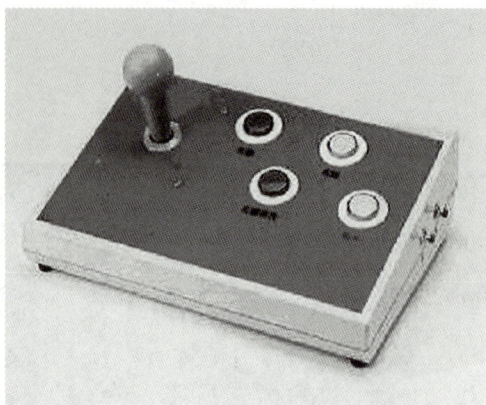

图 4-12　改装键盘或鼠标

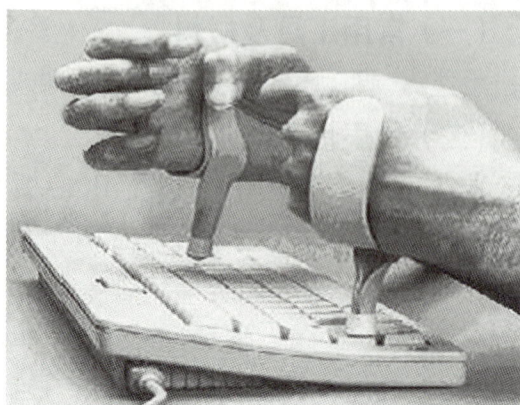

图 4-13　自助具

（四）注意事项

1. 注意保持正确的姿势。
2. 注意休息，避免过久坐于电脑前训练。

第四节　改善躯体功能性训练

一、砂磨板训练

砂磨板由磨砂台与磨具组成。磨砂台是可供患者模仿木工磨砂作业，进行上肢功能训练的台子，有 0°～45° 的可调节倾斜角的桌面，上面放有木盘样的磨具。训练时患者双手握磨具，用健肢带动患肢做屈伸活动，使磨具在桌面上反复运动，以改善患肢动作的协调性。患者可采用坐位训练与立位训练，通过训练，增大患肢关节活动度，还可以增加磨砂板的摩擦力，通过抗阻力活动，提高上肢肌力。磨砂板主要用于改善患者上肢肌力、协调性和增加关节活动度（图 4-14）。

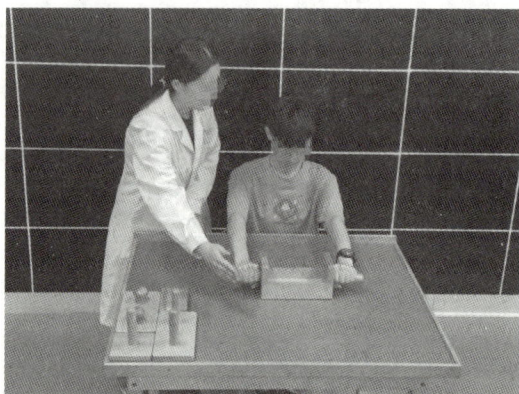

图 4-14　砂磨板作业活动

（一）特点

砂磨板为木质材料，具有方便、安全、实用、稳定性好、易于操作的特点。台架耐用，长期使用不松垮，台板倾角可调整。

（二）常用工具及材料

木质台板、木质磨砂具、钢或木质台架。

（三）代表性活动

1. 协调性训练　中枢神经系统病变的患者可模仿木工作业中用砂纸磨木板的操作，

进行上肢伸展运动,以改善上肢粗大动作的协调性。患者可从坐位开始训练,逐渐达到立位姿势。磨砂具的主体是一块木板,它可以在台板上滑动,不同磨砂具的区别之处在于手柄的形状、位置不同,供患者根据不同的需要选用。

2. 关节活动度训练　上肢伸展、屈曲运动,同时也可训练上肢的关节活动度。

3. 肌力训练　通过在磨砂具木板底面不加砂纸、加砂纸或加不同粒度的砂纸,可在砂磨作业训练中获得不同的运动阻力,从而起到训练上肢肌力的作用。

（四）活动的调整

1. 工具的选择　手指灵活性欠佳者可通过自助具万能袖带代替抓握的动作。

2. 材料的选择　磨砂具木板底面不加砂纸、加砂纸或加不同粒阻力的砂纸。

3. 活动本身的调整

（1）通过改变磨砂具木板底面的摩擦力,或者在磨砂具木板上加不同重量的沙袋,可在砂磨作业训练中获得不同程度的运动阻力。

（2）体位的选择:可在坐位、站立位、轮椅坐位上进行,以使活动更具针对性。

（五）注意事项

1. 注意保持正确的姿势。

2. 避免摔倒。

二、滚 筒 训 练

滚筒是一个可以滚动的长圆柱状体。临床上常用于偏瘫和小儿脑瘫等患者的康复治疗（图4-15）。

（一）常用工具及材料
滚筒、桌子和体操垫。

（二）代表性活动
滚筒的活动过程包括筒滚动和肢体的运动,可训练头颈控制、上肢肌力、平衡功能及躯体旋转功能等。

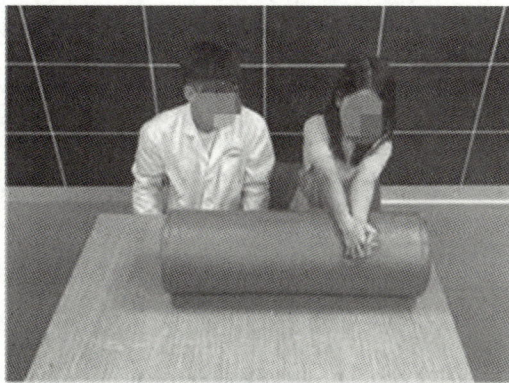

图 4-15　滚筒作业活动

（三）活动的调整

1. 脑瘫患儿

（1）将滚筒放在体操垫上,患儿俯卧于滚筒上,双上肢支撑于地面的体操垫上,同时用玩具吸引患儿,诱导其抬头,进行头颈控制训练。

（2）将患儿俯卧于滚筒上,上肢伸直着地,下肢屈曲髋关节、膝关节,用四肢同时支撑身体,进行手、膝位的支撑负重训练（滚筒的高度应低于患儿上肢的长度）。

（3）将患儿俯卧于滚筒上,治疗师握住患儿大腿向前滚动,以诱导患儿双上肢出现向前方的保护性伸展反应,用以支撑身体。

(4)将患儿横卧于滚筒上(滚筒的长度应大于患儿身体的长度),治疗师可用双手固定住患儿的髋部或躯干下部,慢慢转动滚筒使患儿分别向两侧倾斜,诱导出患儿上肢分别向两侧的保护性伸展反应。

(5)让患儿骑坐在滚筒上,滚筒的高度要适中,使患儿的双脚平放在地面上,治疗师慢慢转动滚筒,使患儿躯干分别向两侧倾斜,诱发坐位的左右平衡反应。又可让患儿横坐在滚筒上,治疗师慢慢转动滚筒,使患儿分别向前后倾斜,诱导出患儿上肢分别向两侧的保护性伸展反应。

2. 偏瘫患者

(1)训练时将滚筒置于桌面上,患者的健肢带动患肢随筒滚动,可训练上肢粗大运动的协调性,增加上肢关节的活动度,并能缓解偏瘫患者的上肢痉挛。另外,偏瘫患者还可以自己应用滚筒做助力运动。由于多数偏瘫患者在坐位或者站位不能克服重力完成肩关节前屈、肘关节伸展、前臂旋后、腕关节背伸及手指伸展,所以滚筒训练可显著改善患者的上肢各个关节的活动范围。

(2)按照布伦斯特伦分级,滚筒适用于痉挛阶段,联带运动阶段,部分分离运动阶段及分离运动阶段的患者。不同功能阶段的患者,滚筒的应用方法各异。

1)痉挛阶段的患者:嘱患者博巴斯握手,上举上肢,并把双上肢置于滚筒之上,利用健侧上肢带动患侧上肢在滚筒上滚动。

2)联带运动阶段的患者:嘱患者博巴斯握手,上举上肢,并把双上肢置于滚筒之上,利用健侧上肢带动患侧上肢在滚筒上滚动,待肩关节能够前屈90°且不伴随疼痛,上肢痉挛有所缓解之后,利用健侧手带动患侧前臂做前臂旋后运动。

3)部分分离运动阶段的患者:上述动作能够完成之后,先由治疗师帮助患者做腕关节的背伸运动,然后给予口令协助患者完成助力运动,从而逐渐诱发出手腕及手指功能。

(四)注意事项

做好保护,预防患者摔伤。

第五节　改善手部精细功能的训练

精细动作指手和手指的动作,包括抓握、对指捏和一些简单的技巧,精细动作训练主要涉及手眼协调的能力,用手指抓握物的能力和协调双手同时运动的能力。常见的治疗性作业活动有插板、橡皮泥作业、捡拾物品、套圈作业、插板作业、粘贴画、手眼协调训练作业等。本节仅对橡皮泥作业、手指阶梯训练、夹物训练等进行介绍。

一、橡皮泥作业

橡皮泥是常见的手工美术材料,手工制作简单方便,现已成为作业治疗中常用的康复手段。

(一)常用工具及材料

橡皮泥、白乳胶、剪刀等。

(二)代表性活动

通过揉、搓、拉、切、扭、碾压等手部动作训练患者的手部精细活动,增强手部动作的灵巧性、力度及手眼协调能力(图4-16)。

(三)活动的调整

1. 材料的选择　对于手部触觉能力减退的患者,可以通过调节橡皮泥的软硬度,促进手部触觉功能的恢复。

2. 活动本身的调节　操作中可选择几种操作方法,逐渐增加造型难度。

(四)注意事项

1. 选择环保无毒的橡皮泥。

2. 使用剪刀或锋利工具时,避免损伤。

二、手指阶梯训练

手指阶梯作为促进手部精细动作的主要训练器械,在作业治疗中十分常见。

(一)常用工具

手指阶梯(图4-17)。

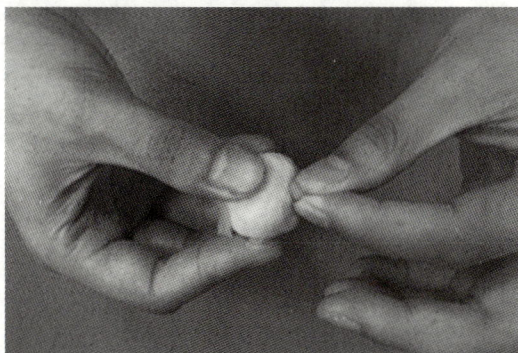

图 4-16　橡皮泥作业活动

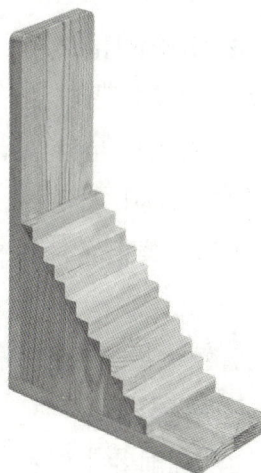

图 4-17　手指阶梯

（二）代表性活动

除拇指外的其余四指,运用相邻两指沿着阶梯不断上移、下移,促进手指的分离运动,改善手指功能,提高手的灵活性、协调性及手的感觉功能的练习。

（三）活动的调整

1. 活动本身的调整　根据患者手指关节活动度的恢复状况,可以调整爬楼梯的高度,如由一次爬一阶提高到一次爬两阶。

2. 姿势的调整　根据治疗的目的,可以选择坐位或立位进行训练。

（四）注意事项

1. 使用手指阶梯,需要手指能伸能屈,根据布伦斯特伦分级特点,要求要达到布伦斯特伦分级 4 期或以上。

2. 应在康复治疗师的帮助下进行有序练习。遵守“循序渐进”原则,根据患者的具体情况逐渐增加训练时间。

三、夹 物 训 练

夹物训练指在一个盒子或容器里放一些小的物体如豆粒、石子、花生米等,让患者用镊子或筷子夹出放到另一个容器,如此反复。

（一）常用工具

容器或盒子、豆子、石子、花生米、镊子、筷子等。

（二）代表性活动

代表性活动包括持物和夹取动作(图4-18)。训练全掌握、三指或二指捏、手眼协调、改善手指功能,提高手的灵活性、协调性及手的感觉功能的练习。

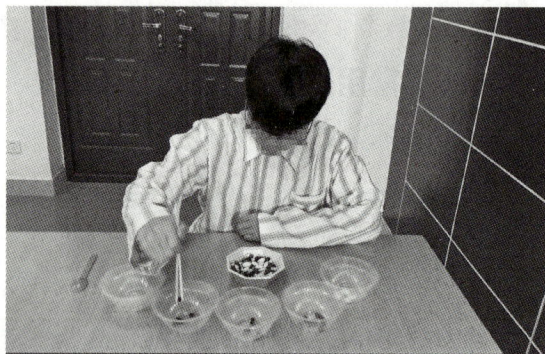

图 4-18　夹物训练

（三）活动的调整

1. 活动本身的调整　根据患者手指功能的恢复状况,可采取全掌握、三指或二指捏。被夹出的物体也应由大变小、由少变多。通过夹物训练可以改善患者使用筷子自己夹出饭菜的能力。

2. 姿势的调整　根据治疗的目的,可以选择坐位或立位进行训练。

（四）注意事项

1. 夹物训练前要求患者手指的关节活动范围和肌力具备相应功能。

2. 训练应在康复治疗师的帮助下进行有序练习。遵守“循序渐进”原则,根据患者的具体情况逐渐增加训练难度和训练时间。

第六节　其他治疗性作业活动训练

一、园　　艺

利用园艺活动进行训练以达到愉悦心情,促使身心健康目的的训练方法称为园艺疗法。园艺活动包括种植花草、栽培盆景、园艺设计、游园活动等。

（一）花木种植

花木种植指通过种植园林植物所进行的活动,包括园林花卉的生产、园林树木的生产以及园林草坪的生产及养护等活动。较适合用于进行肢体实用功能训练、耐力训练、肌力训练、耐力训练、平衡和体位转换训练等。

1. 常用工具及材料

（1）常用工具:花盆、铁锹、耙子、花剪、花铲、水桶、喷壶、喷雾器、浸种容器、手套、塑料薄膜等。

（2）常用材料:培养土、园林植物、草花种子、肥料、农药等。

2. 代表性活动

（1）草花的播种育苗:包括培养土的配制、苗床(箱)的准备、净种、种子消毒、播种、覆土、保湿、移苗、定植等过程。

（2）花卉的养护管理:包括上盆、换盆、盆花摆放、转盆、倒盆、松盆、施肥、浇水、整形修剪等。

3. 活动的调整

（1）工具的调整:手抓握功能不佳者使用加粗手柄工具或自助具,改变手柄形状以利于手功能欠佳者使用。

（2）场地或位置的调整:可选择室内和室外场地进行训练,如身体功能较好者可选室外训练,而体弱者或活动不便者宜进行室内训练;可通过改变工作位置(如花架的位置和高度)使训练更具针对性。

（3）活动本身的调整:根据患者情况和场地条件,选择不同活动或不同工序进行训练,如可仅选浇水、松土、修剪中的一个或多个活动进行训练。

4. 注意事项

（1）园艺场地可能存在不平整和有其他障碍物的情况,训练时要预防摔倒,平衡功能欠佳者尤其注意。

（2）部分工具较锋利,使用时注意避免造成人体伤害。

（3）有自伤和伤人者慎选此活动。

（4）对初学者和情绪控制欠佳者不宜选用名贵花卉进行训练以免造成不必要的损失。

（5）注意不同植物对阳光的需求和控制。

（6）根据花木的需要控制浇水量和时间。

（二）花木欣赏

花木通过迷人的色彩、绚丽的花朵、芳香的气息及别致的造型给人以心旷神怡的感受，通过花木欣赏可调节情绪、愉悦心情，增加对生命的热爱和生活的信心，通过游园活动增加了与大自然接近的机会，激发生活的热情。

1. 常用工具及材料　无须特殊工具和材料，但需要有合适的场地和场所，如医院花园、周围公共花园、绿化带等。

2. 代表性活动

（1）花木欣赏：通过选择不同的花草种类可达到相应的治疗作用，如欣赏红色使人产生激动感，黄色使人产生明快感，蓝色花、白色花使人产生宁静感，绿色植物给人积极向上的感觉。

（2）游园活动：通过集体游活动方式进行，如到附近的花园、公园进行游玩并开展活动（如写生、摄影等），可改善心理状态，强化运动功能，增加人际交往能力，密切医患关系。

3. 活动的调整

（1）场地的选择：尽量选取户外场地进行，但对行动不便或病情严重者可在室内进行，甚至置于床边的一盆小花或一束鲜花也会给患者带来生活的勇气和信心。

（2）活动本身的调整：根据需要选择相应的活动和程度，如可自己驱动轮椅到公园，也可在他人帮助下前往。

4. 注意事项

（1）注意花木的选择，避免使用有害花草进行训练。

（2）户外活动时注意温度对患者的影响，尤其是体温调节功能障碍的患者。

（3）户外活动时不宜到较远的场所进行，并提前做好安全防护。

二、艺术活动

艺术活动有着悠久的历史，古人早已有了通过艺术活动治疗疾病的思维和实践。艺术治疗是从20世纪40年代开始的，直到20世纪80年代艺术治疗在健康服务领域被认可，随后得到快速发展。艺术活动的内容包括音乐、绘画、舞蹈、戏剧、书法、诗歌等。本节侧重对音乐、绘画、书法的作业治疗常用活动进行介绍。

（一）音乐

我国现存最早的中医理论著作《黄帝内经》提出了"五音疗疾"的理论。音乐疗法的主要内容包括音乐欣赏、乐器演奏和声乐歌唱等。

1. 常用工具及材料　根据科室实际情况、病种特点和患者的兴趣爱好，可选择下列一种或多种工具和材料进行训练：各种乐器（如钢琴、手风琴、电子琴、口琴、小提琴、吉他、笛子、手鼓、架子鼓、二胡等)、电脑、电视机、音箱、麦克风等。

2. 代表性活动

（1）音乐欣赏：音乐欣赏只要有简单视听器材就可进行训练，不同的音乐具有不同的作用，如节奏明快的乐曲可使情绪消沉的患者精神振奋，节奏缓慢乐曲可使烦躁的患者安静，并具有降低肌张力的作用。

（2）乐器演奏：各种乐器都可成为训练工具，吉他等弦乐器演奏可改善手的灵巧性和心理功能，敲打手鼓等打击乐器可改善手的灵活性和上肢 ROM，吹笛子等管乐器可提高呼吸功能和改善手的协调性。

（3）声乐歌唱：常用的为唱歌，本活动可训练呼吸功能并增进患者间的交流，也可以缓解情绪和放松精神，提高治疗积极性和生活的信心，是患者乐于接受的训练方法，多选用集体方式进行训练。

3. 活动的调整

（1）活动本身的调整：主要根据训练目的和方式进行调整，如手灵活性稍差的患者选用打击乐器，而不是弦乐器或管乐器。

（2）环境的调整：环境对音乐治疗非常重要，故最好在相对独立和安静的环境下进行训练。

4. 注意事项

（1）所选取的乐曲一定要适合患者功能训练的需要，否则可能带来与治疗目的相反的结果，如选用摇滚乐来训练会使情绪激动者更加兴奋。

（2）注意卫生，尤其是吹奏乐器，最好单独使用固定的乐器，如需公用则应进行消毒。

（3）治疗中注意观察患者的反应，集体治疗时注意控制相互间的不利影响。

（二）绘画

色彩和线条是绘画的生命，更是人类情感的表达。绘画活动包括欣赏和自由创作两方面。绘画的六要素为线条、平面、体积、明暗、质感、色彩，较适合进行肩、肘关节活动度练习，耐力练习，调节情操等。

1. 常用工具及材料　画笔（钢笔、铅笔、毛笔、水粉画笔、水彩画笔、中国画毛笔、木炭条等)、画纸、颜料、调色盒、画夹、直尺、小刀、橡皮胶纸等。

2. 代表性活动

（1）素描：素描是一种单色画，通过线条的浓淡，或者只用单一色调来表现和创造形象，常用于培养训练视觉思维和发展技能，是绘画的基础。素描的基本元素为形体结构、形体透视、明暗关系等。采用素描进行绘画训练是最为方便的训练方法之一。

（2）水粉画：是以水为媒介调和含粉颜料的作画方法，与水彩不同的是水粉颜料色质不透明，具有较强的遮盖和覆盖底色的能力。水粉表现力极为丰富，其色泽鲜艳、明亮、深厚、柔润。其特点为作画时非常灵活，表现形式丰富多样。

（3）水彩画：是以水为媒介调和水性颜料作画的一个独立画种，包括透明水彩画和不透明水彩画。水彩画轻快透明,变化丰富,水色滋润,以其淳朴、清新、滋润、明快的韵味和艺术效果给人以独特的美感。

（4）中国画:用笔和用墨方面,是中国画造型的重要部分。用笔讲求粗细、疾徐、顿挫、转折、方圆等变化,以表现物体的质感。一般来说,起笔和止笔都要用力,力腕宜挺,中间气不可断,住笔不可轻挑。用笔时力轻则浮,力重则钝,疾运则滑,徐运则滞,偏用则薄,正用则板。要做到曲行如弓,直行如尺,这都是用笔之意。而对于用墨,则讲求皴、擦、点、染交互为用,干、湿、浓、淡合理调配,以塑造形体,烘染气氛。

3. 活动的调整

（1）工具的调整:手功能不佳者可加粗画笔手持的部分,不能抓握者可使用自助具固定画笔于手上,或通过自助具用头、口或脚进行绘画;不能很好固定画纸的可使用镇尺或画夹固定。

（2）姿势和位置的调整:根据需要可在坐位、站立位下进行训练,也可调整画纸的位置为平放、斜放、竖放而改变上肢的活动范围。

（3）活动本身的调整:根据患者的情况选择不同的绘画方法进行训练,初学者可选素描,有一定基础者可选水彩画、水粉画;上肢协调障碍者选用不需使用颜料和特殊工具的素描进行训练,而为训练协调性或颜色识别能力则可选水彩画、水粉画进行训练。

4. 注意事项

（1）注意绘画和持笔姿势正确,避免长时间出现不良姿势。

（2）需使用颜料时注意保持画面和治疗场所的清洁。

（3）使用安全无污染的材料和颜料进行创作。

（三）书法

书法是以汉字为表现对象,以毛笔及各类硬笔为表现工具的一种线条造型艺术。通过书法进行治疗和训练的方法称为书法疗法。现代书法包括硬笔书法、软笔书法和篆刻艺术三大类,按字体分楷书、隶书、行书、魏碑、篆书、草书等。

1. 常用工具及材料　文房四宝(笔、墨、纸、砚)为书法的主要工具和材料,笔包括毛笔和硬笔(钢笔、圆珠笔、铅笔、粉笔等),此外还可能需要使用刻刀、字帖、剪刀、镇尺、直尺等。

2. 代表性活动

（1）写字姿势:写毛笔字一般有坐姿和站姿两种姿势,写小字时以坐姿为主,写大字时以站姿为主。写钢笔字常用坐姿,与写毛笔字姿势基本相同。

1）正确的坐姿需头正、身正、腿展、臂开、足安。

2）正确的站姿为头俯、身躬、臂悬、足开。

（2）执笔方法

1）毛笔执笔方法:最佳执笔方法为五指执笔法,其方法可用五个字概括:按、压、钩、顶、抵。①按:用拇指指腹斜而稍后仰的部位贴住笔杆内侧,由内向外用力。②压:用示指的第一节紧贴笔杆的外侧,由外向内用力。③钩:就是用中指第一节钩住笔杆的外侧,由外向内用力,加强示指的力量。④顶:用无名指指甲根部至第一节偏上部顶住笔杆右内侧,由右内向左外推,与钩的用力方向相对,用以加强拇指的力量。⑤抵:就是用小指紧紧地抵着无名指,以增加无名指的力量。

2）钢笔执笔方法:一般采用三指执笔法,也可用按、压、顶、抵、靠 5 个字概括,具体要求是右手执笔,拇指、示指、中指分别从三个方向捏住离笔尖 3cm 左右的笔杆下端;示指稍前,拇指稍后,中指在内侧抵住笔杆,无名指和小指依次自然地放在中指的下方并向手心弯曲;笔杆上端斜靠在示指的近节指骨处,笔杆和纸面成 50° 左右夹角。

（3）运腕方法:写毛笔字时,腕部随着运笔的上提下按、轻重徐疾而作相应摆动的方法,又叫腕法。执笔在指,运笔则靠腕,运腕有保持中锋、开展笔势、充分调动全身力量、灵活进行提按顿挫的作用。运腕的方法主要有四种:

1）平腕:就是右手腕直接贴在桌上,适于写小字（图 4-19 ①）。

2）枕腕:用左手垫在右腕的下面,适于写一般的小字（图 4-19 ②）。

3）提腕:用肘部撑在桌面上,使手腕提起来,是一种使用最广泛的运腕方法,适宜写 2～3cm 的中字（图 4-19 ③）。

4）悬腕:腕和整个右臂全部悬空,将活动轴心移到肩上,适合写大字（图 4-19 ④）。

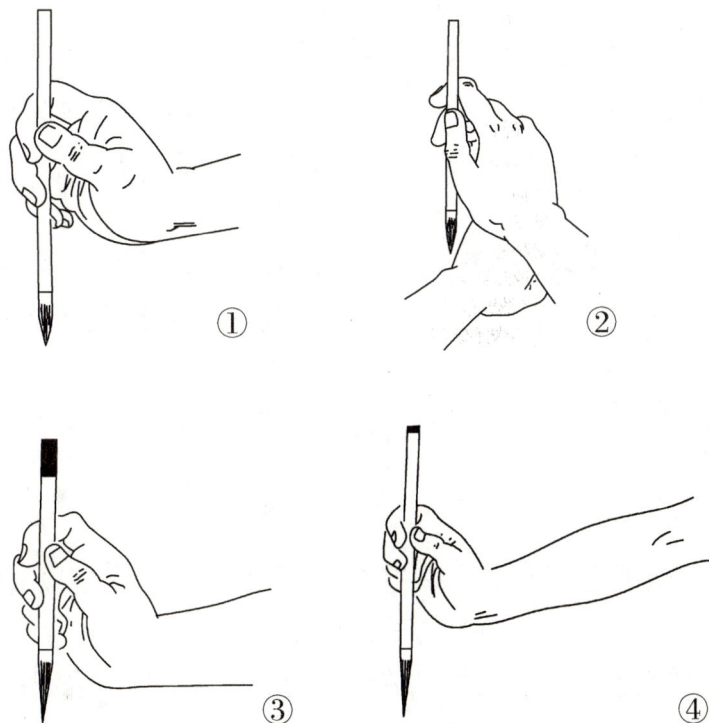

图 4-19　运腕方法

（4）运笔方法:也称为用笔,就是笔尖从落纸起书写各种点画起止运行的规律,每写一笔画,都包括笔、行笔、收笔三步。毛笔书法基本要求是笔锋"欲左先右、欲右先左、欲上先下、欲下先上"。笔的运行要"收藏笔锋,逆入平出""横画竖下,竖画横下""有往必收,无垂不缩",不能呆板地平来直去。各种书法的运笔方法不尽相同,但归根到底都是上述基本法则的发展和变化。钢笔书法线条变化不大,笔法也简单,不需逆锋时"藏头"及回锋时"护尾"。

3. 活动的调整

(1)工具的选择:手功能不佳不能抓握者可使用自助具固定笔于手上,双上肢功能障碍者可使用脚书写或通过自助具用头、口书写;不能很好固定纸的可使用镇尺固定。

(2)姿势和位置的调整:根据需要可在坐位、站立位下进行训练。

(3)活动本身的调整:根据患者的情况选择不同的方法进行训练,所选毛笔、钢笔、圆珠笔、铅笔、粉笔、水笔等笔的种类不同,训练要求和针对性也稍有不同,同一种笔写大字和小字对手和上肢的灵活性和 ROM 要求也不相同。

4. 注意事项

(1)注意所选取的姿势和持笔姿势正确,避免长时间不良姿势。

(2)毛笔书法训练时注意保持纸和治疗场所的清洁。

(3)毛笔书法训练前后均应对毛笔进行清洗,以保证书法质量。

三、体 育 活 动

体育活动主要包括健身类、娱乐类和竞技类体育。用体育活动进行治疗的方法称为体育运动疗法,又称为适应性体育或康复体育。常用于康复训练的体育活动有篮球、足球、排球、乒乓球、台球、飞镖、射击、游泳、太极拳、八段锦、五禽戏等。

(一)篮球

篮球是深受广大群众喜爱的体育运动项目,具有趣味性强、易学易练、运动量适中等特点,适合伤残人士进行训练,甚至在轮椅上都可以进行,轮椅篮球已成为残疾人体育正式比赛项目。

1. 常用工具及材料　无须特殊工具及材料,只要篮球、篮球架或特制篮筐就可开展训练。

2. 代表性活动

(1)传球:是作业治疗进行平衡训练和扩大关节活动范围训练最常用的方法,包括胸前传球、上手传球、侧身勾手传球、反弹传球、单手传球等。

(2)投篮:是上肢功能训练和耐力训练较常用的方法,训练可采用原地投篮、行进间投篮、跳起投篮、坐位下投篮、轮椅上投篮、自由投篮等。

(3)轮椅篮球:轮椅篮球是残疾人体育中最具观赏性的运动之一。轮椅篮球选手是由下肢截肢、脊髓灰质炎或脊柱损伤运动员组成。除了特殊规则外,轮椅篮球与一般篮球从场地到规则基本相同。轮椅篮球没有两次运球违例,但场上队员持球移动时,推动轮椅1~2次后就必须拍球一次或多次,或传球、投篮。比赛时,运动员的脚不能触及地面,臀部亦不能离开轮椅。

3. 活动的调整

（1）工具的选择：如患者存在功能水平或场地的限制，可采用降低高度的特制篮筐，为增强肌力和耐力，可在手臂上加沙袋进行训练。

（2）体位的调整：可在坐位、站立位、轮椅坐位上进行，以使活动更具针对性。

（3）活动本身的调整：可选投篮、传球、运球中的一个或多个活动进行训练，也可选择正式或非正式比赛进行。

4. 注意事项

（1）注意安全，尤其是比赛中的安全。

（2）训练和比赛时不可随身携带多余物品，如手机、钥匙等，以免造成伤害。

（3）进行平衡训练时应注意保护、以防摔倒。

（二）乒乓球

乒乓球是残疾人体育活动中最易开展的项目之一，也是最受中国观众喜爱的运动项目之一，技巧性强，尤其适合灵活性、手眼协调性和上肢关节活动范围的训练。

1. 常用工具及材料　所需工具简单，场地要求不高，只要有乒乓球、球拍、乒乓球台就可开展该训练。

2. 代表性活动

（1）基本技术：与普通练习和比赛一样，包括发球、接发球、步法、推挡球、搓球、削球、短球、反手攻球、正手攻球、放高球、滑板球、回击弧圈球、弧圈球等技术。

（2）轮椅乒乓球：轮椅乒乓球是作业治疗较容易开展的体育运动项目，其规则除特殊规定外与普通比赛相同。

3. 活动的调整

（1）工具的调整：抓握功能不良者可加粗球拍手柄。

（2）体位的调整：可根据患者的功能情况选择在站立位、轮椅坐位上进行训练。

4. 注意事项

（1）所用场地和球台符合残疾人使用要求。

（2）训练时注意监护和保护，以防摔倒、碰伤。

（三）飞镖

飞镖运动是一项风靡全球的室内体育运动，集趣味性、竞技性于一体，深受普通大众的欢迎，由于其技术简单易于掌握，不需专门的场地和设施，且运动量适宜，不受年龄、性别的限制，经济实惠，是作业治疗最为常用的训练项目之一。较适合用于进行肘部及手部关节活动度训练、平衡训练、协调训练、耐力训练等。

1. 常用工具及材料　飞镖器材十分简单，只要有镖盘和飞镖就可进行训练和比赛。

2. 代表性活动

（1）基本姿势和动作：①肩：在投掷过程中肩部保持不动，只有手臂是动的，身体的其他部分都应保持一定的姿势不动。②肘:在投掷动作的前期即手臂后甩时肘部应基本保持不动,在手臂前挥飞镖加速过程的某一点,肘部顺势上扬。③腕:腕固定不动或通过甩腕的动作来增加速度。

（2）投掷过程:①瞄准,使眼睛、镖、目标点成一线。②后移,后移程度依个人而定,一般说来越远越好,但不要移得太远。③加速,不要太快,也不要太用力,尽量自然圆滑地运动,沿着一定的抛物线方向。在此过程应适当地提肘,如果采用甩腕动作,也要遵循原来的曲线方向,直到飞镖脱手。④释放,只要用正确的方法投掷,此步骤只是前面几步的自然延伸。⑤随势动作,在投出镖之后,手应继续沿着原来瞄准目标的方向而不是立刻下垂手臂。

3. 活动的调整

（1）工具的选择:为保证安全和避免损坏治疗场所,可使用吸盘式飞镖进行训练,也可选用粘贴性飞镖或用吸盘式羽毛球取代飞镖。

（2）体位调整:可选择站立位、坐位和轮椅坐位进行训练。

4. 注意事项

（1）注意安全,有攻击行为者不适于参加本活动。

（2）使用适当的防护措施,避免飞镖损伤周围墙面或人群。

治疗性作业活动是作业治疗中常采用的一种特有的治疗方法,患者在反复实施和完成作业活动的过程中获得身、心两方面的康复。本章重点介绍了临床中几种常用的治疗性作业活动,它充分体现了作业治疗的实用性和灵活性,也是作业治疗师创造性和开拓性的具体体现。

本章小结 治疗性作业活动是作业治疗的重要组成部分,具有躯体、心理、职业、社会四方面的治疗作用。学习重点是治疗性作业活动的概念、治疗作用及应用原则;学习难点是如何帮助患者选择恰当的治疗性作业活动并指导患者进行作业训练。学习过程中要根据患者的功能障碍、年龄、爱好等情况,有目的、有针对性选择适宜的作业活动,进行活动的调整,在训练中体现出对患者的关爱之情。

（胡晓玲）

❓ **思考与练习**

一、名词解释

治疗性作业活动

二、简答题:

1. 简述治疗性作业活动的应用原则。

2. 简述治疗性作业活动的作用。

第五章 | 认知与知觉障碍的作业治疗

05章 数字内容

学习目标

1. 具有运用认知障碍的基础知识,对认知功能障碍患者进行评定及作业治疗的能力;对患者的关爱之情;一定的观察分析能力和创新思维。
2. 掌握认知功能障碍的分类及作业治疗。
3. 熟悉认知功能障碍的临床表现和评定方法。
4. 了解注意障碍、记忆障碍作业治疗的注意事项。
5. 学会对临床常见的认知功能障碍患者进行针对性的评定和作业训练。

工作情景与任务

导入情景

患者,男,59岁,因"进行性记忆力、定向力减退2年余"入院,患者1年前无明显诱因出现记忆力减退,开始时以近期记忆力减退为主,夜间起夜有时找不回自己的房间。近2个月患者常常叫错身边熟悉者的名字,到市场买菜时常忘记带零钱。

工作任务:

1. 患者的认知评定内容有哪些?
2. 如何为该患者制订一个提高记忆力的治疗方案?

第一节 概 述

认知功能属于大脑皮质的高级活动范畴,指人在对客观事物的认识过程中对感觉输入信息的获取、编码、操作、提取和使用的过程,是输入和输出之间发生的内部心理过程。广义的认知包括认知觉和感知觉。常见认知障碍包括注意力、记忆力、思维、解决问题能力及推理能力障碍等;常见知觉障碍包括失认症、失用症、躯体构图障碍、视觉辨别障碍等。

一、认知与认知障碍

（一）定义

1. 认知　认知是认识和知晓事物过程的总称。其包括感知、识别、记忆、概念形成、思维、推理及表象过程。实际上认知是大脑为解决问题而摄取、储存、重整和处理信息的基本功能。

2. 认知障碍　当认知功能因大脑及中枢神经系统障碍而出现异常,称为认知障碍。有多方面的表现,如注意、记忆、推理、判断、抽象思维、排列顺序的障碍等,临床上以注意障碍、记忆障碍多见。

（二）常见认知障碍

1. 注意障碍　注意力指人们集中精神于某种特殊内、外环境刺激而不被其他刺激分散的能力。这是一个主动过程,包括警觉、选择和持续等多个成分。警觉是一个人对周围环境反应的一种状态,选择是人们将刺激对应于做的事,持续是将注意力维持一段时间的能力。按其水平,注意可分为以下五种类型:

（1）重点注意:对特殊感觉(视觉、听觉、触觉)信息的反应能力,如上课时专心听讲,认真读书等。

（2）连续注意:一段时间注意某项活动或刺激的能力。它与警觉有关,取决于紧张性觉醒的维持水平。如在公路上开车、看电视、在功能训练中观察患者等,都需要此类注意。

（3）选择性注意:选择有关活动、任务,而忽略无关刺激(如外界的噪声,内在的担心等)的能力。如在客厅里别人看电视,你却在看报纸或做作业。这与有意向选择某项活动有关。

（4）交替注意:两项活动之间灵活转移注意重点的能力。如正在做某项工作时,电话铃响了,你会暂停工作去接电话,然后再恢复工作。

（5）分别注意:对多项活动同时反应的能力,也称为精神追踪、同时注意。如驾车时,边开车边听广播等。

注意形成方式包括自动注意和有意注意。上述五种注意类型能够在意识支配下或自动发挥作用,大多数活动都需要两种以上的注意。有意注意一般是缓慢而又费力,需要精力集中并涉及一系列处理过程,如学习新技能、解决某个问题等;而自动注意则较快,涉及平行的处理过程,如展现已知的技能等。

注意的过程可以帮助人忽略无关刺激,从而保证注意的清晰、完善和深刻。当进行一项工作时,不能持续注意,常是脑损伤的表现。轻者不能充分注意,但对简单刺激有反应;严重者可出现无法进行注意力转移,表现为重度痴呆的现象。注意力代表了基本的思维水平,注意过程的破坏对其他认知领域有负面影响。注意障碍的康复是认知康复的中心问题,只有纠正了注意障碍,记忆、学习、交流、解决问题等认知障碍的康复才能有效进行。

2. 记忆障碍 记忆是既往经验在脑内的储存和再现的心理过程,包括信息的识记、保持和再现三个环节。根据记忆时间的长短可分为瞬时记忆、短时记忆、长时记忆,其中长时记忆又可分为近期记忆和远期记忆。

(1)瞬时记忆:又称为感觉性记忆,包括视觉、听觉、触觉信息的输入及短暂的加工处理。信息保留时间以毫秒计,最长1~2秒。

(2)短时记忆:又称为工作性记忆,信息保留时间在1分钟以内。

(3)长时记忆:信息保留时间在1分钟以上,包括数日、数年、直至终生。不同的长时记忆又可以分为近期记忆和远期记忆,其中近期记忆指信息保留时间在数小时、数日、数月以内;远期记忆保留时间以年计,包括幼年时期发生的事件。

根据信息提取(回忆)过程有无意识的参与,分为程序性记忆和陈述性记忆。其中陈述性记忆又分为情节记忆和语义记忆。

(1)程序性记忆:又称为内隐记忆,自动地、不需要有意识提取信息的记忆,即对于信息的回忆不依赖于意识或认知过程,如条件反射和运动技巧。

(2)陈述性记忆:又称为外显记忆,需要有意识提取信息的记忆,即对于信息的回忆依赖于意识或认知过程。陈述性记忆又分为情节性记忆和语义性记忆。

1)情节性记忆:是记忆与事件整个过程相关信息的记忆,包括发生时间、地点及相关条件背景,如个人亲身经历及重大公众事件。

2)语义性记忆:则是有关一般知识、事实、概念及语言信息的记忆。

各种记忆互有区别又相互联系(图5-1)。此外,根据记忆内容记忆可分为形象记忆、逻辑记忆、情绪记忆和运动记忆。有些记忆障碍可仅涉及一段时期和部分内容。

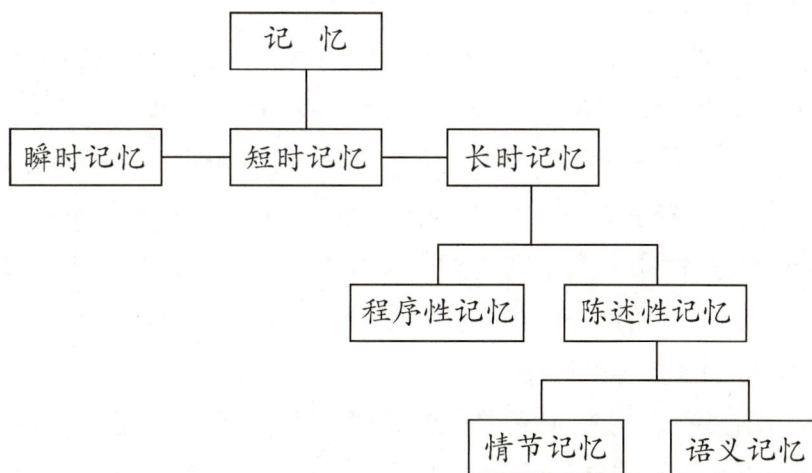

图5-1 记忆的分类及其相互关系

记忆障碍表现为不能回忆或记住伤后所发生的事件,但对久远的事情回忆影响不大。

虽然记忆力随时间推移可逐步改善,但大多数人仍有严重问题。某种程度记忆障碍可在脑损伤后 2 年才出现,对个人重返工作岗位和独立生活能力逐步产生影响。

二、知觉与知觉障碍

(一)定义

1. 知觉　知觉是人对客观事物各部分或属性的整体反映,是对事物的整体认识或综合属性的判别。知觉以感觉为基础,但不是感觉的简单相加,而是对各种感觉刺激分析与综合的结果,是大脑皮质的高级活动。

2. 知觉障碍　知觉障碍指在感觉传导系统完整的情况下,大脑皮质特定区域对感觉刺激的认识和整合障碍,可见于各种原因所致的局灶性或弥漫性脑损伤患者。根据损伤部位和损伤程度的不同,知觉障碍可有各种不同的表现形式。临床上以各种类型的失认症、失用症、躯体构图障碍以及视觉辨别障碍常见。

(二)常见知觉障碍

1. 失认症　失认症指并非感觉器官功能不全或智力低下、意识不清、注意力不集中、言语困难以及对该事物不熟悉等原因,而是由于大脑损伤,不能通过相应的感官感受和认识以往熟悉的事物,但仍可以利用其他感觉途径进行识别的一类症状。

(1)视觉失认:指在没有视觉障碍、语言障碍、智力障碍等情况下,不能通过视觉认识原来所熟悉物品的质、形和名称,包括视物体失认、面容失认、同时失认及颜色失认等。

(2)触觉失认:指触觉、温度觉、本体感觉以及注意力均正常,不能通过触摸识别原已熟悉的物品,不能说出物品的名称,也不能说明和演示物品的功能、用途等。

(3)听觉失认:指没有听力下降或丧失,能判断声音的存在,但不能识别和肯定原本熟悉的声音的意义。

(4)单侧忽略:指对来自损伤半球对侧的刺激无反应,主要以视觉形式表现,也可以表现在近体空间的触觉及空间表象上。表现为以体轴为中心,离体轴越远越容易忽略。多见于右脑顶叶以及颞-顶-枕叶结合部位的损伤,也见于枕叶、额叶以及丘脑、内囊等部位的损伤。左侧大脑半球的病变也可以出现忽略症状,但发生率低且很少迁延到慢性期。

单侧忽略与偏盲是性质完全不同的障碍。偏盲是由于视束和视中枢受损所致,患者通常了解障碍的存在并主动转头代偿;而单侧忽略患者不能意识到存在的障碍而无主动代偿动作,即使反复提醒也不能完成。

2. 失用症　指在意识清楚、无感觉和运动功能障碍,或其不足以影响相关活动的情况下,患者丧失完成有目的的复杂活动的能力。在无肌力下降、肌张力异常、运动协调性障碍、感觉缺失、视空间障碍、语言理解障碍、注意力差或不合作等情况下,不能正确地运用后天习得的运动技能进行目的性运动的运用障碍。根据症状的表现和发生机制的不同,临床上将失用症分为运动性失用、意念运动性失用、意念性失用、结构性失用、穿衣失用等。失用症可以表现为双侧或一侧的失用,多见于左侧脑损伤的患者,且常合并失语。现介绍几种临床常见的失用症。

(1)运动性失用:患者在无肢体瘫痪、共济失调、感觉障碍、异常反射等运动障碍情况下,不能按要求进行有目的的运动。常表现在一侧肢体的失用,并以上肢为主,甚至只见一部分肌肉群的运动功能障碍。动作笨拙,动作的困难与动作的简单或复杂程度无关,在进行精细动作时更易出现。如写字、穿针、扣衣扣、弹琴等。

(2)意念运动性失用:患者可以理解指令却不能把指令传达到动作执行器官,知道如何做,也可以讲出如何做,但自己不能完成。患者知道自己执行动作中的错误,但无从纠正;能做日常简单的动作,但不能按指令完成复杂的随意动作和模仿动作,如令其指鼻,却摸耳朵;嘱其伸舌却张口等。

(3)意念性失用:患者失去执行复杂精巧动作和完成整个动作的观念,表现为可以正确完成复杂动作中的每一个分解动作,但不能把分解动作按照一定顺序排列成为一套连贯、协调的功能活动,也不能描述一项复杂活动的实施步骤,患者可以模仿检查者动作。如开门时不知怎么用钥匙。

(4)结构性失用:涉及空间关系的结构性运用障碍,表现缺乏对空间结构的认识,丧失对空间的排列和组合能力。如患者在拼图、拼积木、绘画时往往出现排列错误,上下、左右倒置,比例不适,线条的粗细不等,长短不一,支离分散而不成形。

(5)穿衣失用:患者不能正确按顺序穿衣,穿衣时上下颠倒,正反及前后颠倒,纽扣扣错,将双下肢穿入同一条裤腿等。

3. 躯体构图障碍 躯体构图障碍指缺乏对自身的视觉和心理印象,包括对自身的感觉,特别是与疾病有关的感觉,不能辨别躯体结构和躯体各部位的关系。常见躯体构图障碍有左右分辨障碍、躯体失认、手指失认、疾病失认等。

(1)左右分辨障碍:指不能理解和应用左右的概念,不能辨别自身、他人及环境的左右侧(方)。

(2)躯体失认:指识别自己和他人身体部位的能力障碍,表现为不能执行需要区别身体部位的指令。

(3)手指失认:指在感觉存在的情况下不能识别自己和他人的手指,包括不能命名或指出被触及的手指。手指失认很少单独出现。

(4)疾病失认:是一种严重的躯体构图障碍,患者否认、忽视或不知道瘫痪的存在及其程度,表现为对瘫痪漠不关心或完全否认。严重者常伴有偏身感觉缺失、单侧忽略以及智力和记忆的损害,影响患者对障碍的理解和治疗效果。一般当疾病开始恢复时疾病失认会逐渐消失。

4. 视觉辨别功能障碍 视觉辨别功能障碍指观察两者之间或自己与两个或两个以上物体之间的空间位置关系和距离的障碍,包含图形 – 背景分辨困难、空间关系障碍、地形定向障碍、物体恒常性识别障碍、距离与深度知觉障碍等多种症状。

（1）图形-背景分辨困难：指不能忽略无关的视觉刺激和选择必要的对象，故不能从背景中区分出不同的形状，不能从视觉上将图形与背景分开。如不能从抽屉中找到要寻找的物品，不能找到轮椅的车闸等。

（2）空间关系障碍：指不能感知两物体之间以及物体与自身之间的位置关系，不能理解含有方位词的指令（如上、下、前、后、内、外等）。如不能正确摆放物品、不能正确读出钟表的时间、穿衣困难等。

（3）地形定向障碍：指不能理解和记住两地之间的关系，无论是否使用地图均无法从一地走到另一地，表现为不能从治疗室回到病房，找不到回家的路，在熟悉的环境中迷路；也不能描述所熟悉的路线或环境特征等。

（4）物体恒常性识别障碍：指不能观察或注意到物品形状上的细微变异，不能鉴别形状相似的物体，或者不能识别放置于非常规角度的物品。

（5）距离与深度辨别障碍：指患者在判断物体距离及深度上有困难。

第二节　注意障碍的作业治疗

一、注意障碍的评定

注意障碍的评定主要通过使用神经心理学测验对被试者注意的选择性、持续性、转移的灵活性方面进行评定，亦可通过测试其信息处理的速度和效率来进行评定。

（一）视跟踪和辨别

1. 视跟踪　让患者看着一光源，测试者将光源向患者左、右、上、下移动，观察患者随之移动的能力，每个方向评1分，正常4分。

2. 形状辨别　让患者复制一根垂线，一个圆，一个正方形和大写字母A，每项评1分，正常为4分。

3. 划消测验　常用于注意持久性的检测。有不同类型的划消测验，如数字、字母或符号的划消等。如字母划消：每行中有52个英文字母，共有6行，每行有18个要删除的字母，随机分散在每行字母中，要求被测试者以最快的速度准确地删除目标字母，100秒内删错多于一个为注意有缺陷（图5-2）。

4. 连线测验　检查注意和运动速度，因简单易行，故被广泛使用。它包括两种类型：A型（图5-3），一张纸上印有25个小圆圈，并标上数字1~25，要求患者尽快地将数字按顺序用直线连接25个圆圈，即1→2→3→4→5……24→25；B型（图5-4），一张纸上印有13个1~13的数字，另外还有12个标有A~L的字母，要求患者尽快地将1→A→2→B→3→C……12→L→13连接起来，以完成的时间评分。一般认为A型主要反映大脑右半球的功能，即反映较为原始的知觉运动速率；而B型则是反映大脑左半球的功能，除了包括知觉运动速率之外，还包括了概念和注意转换等能力。

```
EUHCKCVAUYFEJCECEHXSFENUCENBEKVCIUXVXKEHAEQTFEPOZXEC
JCYEUFESALCEKNELKACYEUYENCYCVBEAOIEVMEVKCUHECHUIEHAN
SEJCOKEHXSEUHNKCVACYFENUCENEHCEQTFEPOZXECBEKVCIUEVXK
KCVAEYBEJCBCEUHNEHXSFENUCENXKEHGEQTFEPOZXECBEKVCIUGE
UYGEJCECEHXSFENEUHNKCVACIUCVXKHGEQTFECPOZXECENBEKVC
JEUHCNKCVAUEYCMEHXESENUCENBEKVCIFUCXEHCVXKEHEQTFEPOZ
```

图 5-2　字母删除图

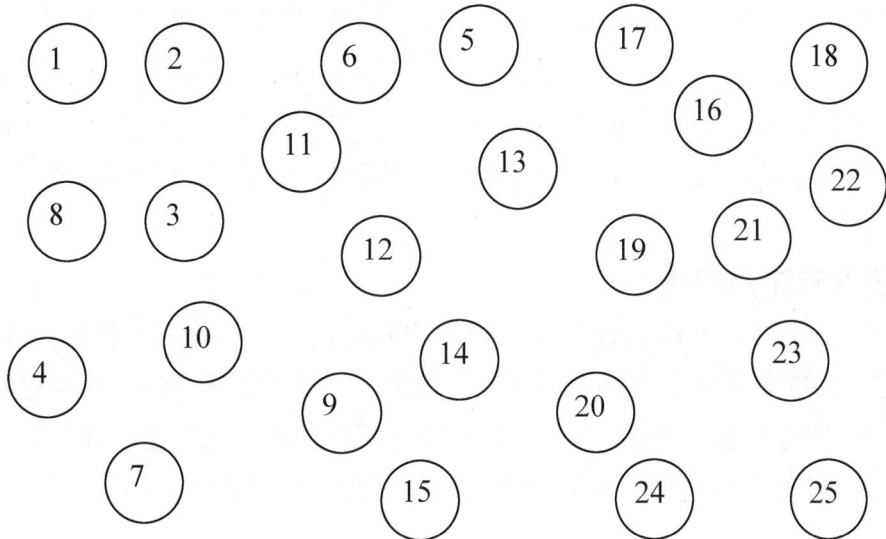

图 5-3　A 型连线图

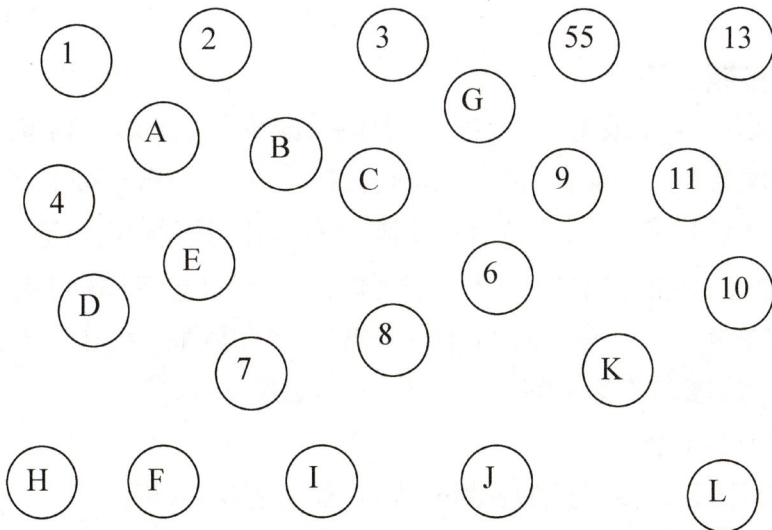

图 5-4　B 型连线图

（二）听跟踪和声辨别

1. 听跟踪　让患者闭目听铃声,将铃在患者左、右、前、后和头上方摇动,让患者指出铃所在的位置。每种位置评 1 分,少于 5 分为异常。

2. 字母、词或特定声音的辨认 向患者播放一段录音,其中有一定数量的指定字母或词或特定声音,让患者每听到此字母或词或特定声音时拍击一下桌子,敲击次数少于出现次数为有注意缺陷。

3. 数字顺背和倒背测验 采用韦氏智力量表中数字倒背和顺背分测验,亦可测试被试者的注意能力。如测试者以每秒一个的速度读出随机排列的数字,从 2 个开始,每念完一组让患者重复一次,一直进行到患者不能重复为止。复述不到 5 个数字为异常。

(三)斯特鲁普实验

斯特鲁普实验(Stroop test)有英文单词、文字两种形式,一般有 4 页,第一页是用黑体字书写的文字,第二页则是不同颜色的色块,第三页和第四页则是使用不同于字义颜色所书写的文字。第一页和第三页分别要求被试者尽快读出该页的文字,第二页要求被试者尽快读出色块的颜色,第四页的任务则是要求患者尽快读出书写文字所用的颜色,分别记录读字或命名颜色所用时间。这一测试中,第四页的测试被认为是测验被试者的选择性注意。

(四)日常专注力测验

日常专注力测验(test of everyday attention,TEA)是一个有正常参考值的专注力测验。TEA 只评定选择性及警觉性的专注系统,将日常活动作为测验项目,如通过不同的声音或指示灯,在无和有背景噪声中分辨双向电梯的位置,在电话簿中查阅指定的一组电话号码,边数数边查阅电话等内容。本项测试可以预测右脑偏瘫的康复结果。

二、作 业 治 疗

(一)基本技能训练

1. 反应时训练 通常采用简单的反应时作业,改善和提高对于刺激的反应速度。如给患者秒表,要求患者按训练者指令启动秒表,并于 10 秒内自动按下停止秒表,当误差小于 1 秒时改为不让患者看表,开启后心算到 10 秒停止;然后时间可延长至 2 分钟,当每 10 秒中误差不超过 1.5 秒时,改为一边与患者讲话,一边让患者进行上述训练,要求患者尽量不受讲话的影响分散注意。此外,有些竞赛性活动项目也可用于增强和加快对于刺激的反应能力,如投球、击鼓传花等。

2. 注意的稳定性训练

(1)视觉注意稳定:可以进行视跟踪、删除作业、猜测游戏等。

1)视跟踪:训练过程中,要求患者与治疗师保持目光接触,训练患者注视固定和追视移动的目标。

2)删除作业:训练注意和运动速度,因简单易行,故被广泛使用。可在白纸上写汉字、字母或图形,让患者用笔删除指定的汉字、字母或图形。

方法一:在 16 开白纸上写几个大写的汉语拼音字母如 LSNURKGBD(亦可依患者文

化程度选用数目字、图形),让患者用笔删去训练者指定的字母如"B"。改变字母的顺序和规定要删除的字母,反复进行数次,成功后改用两行印得小些的字母,以同样的方式进行数次。随着治疗的进展,可进一步增加训练的难度,如改为三行或更多的字母、纸上同时出现大写和小写字母、穿插加入以前没出现过的字母等。

方法二:线条删除。在图 5-5 中,让患者用铅笔将线条做交叉状删除。

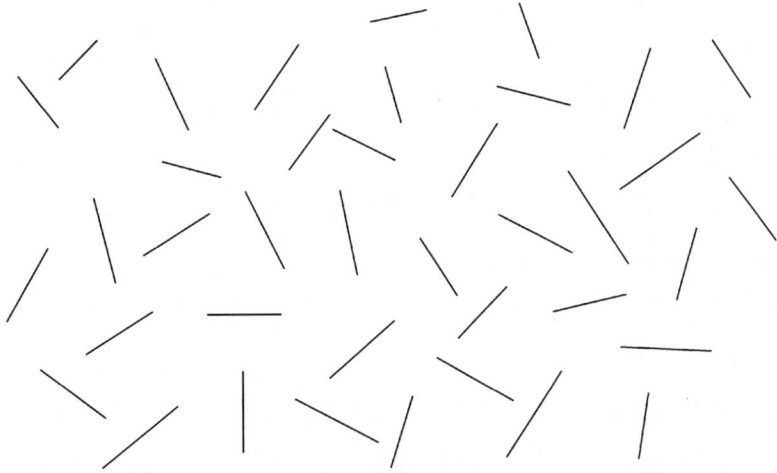

图 5-5 线条删除图

方法三:图形删除。在图 5-6 中,让患者用铅笔将五角星删除。

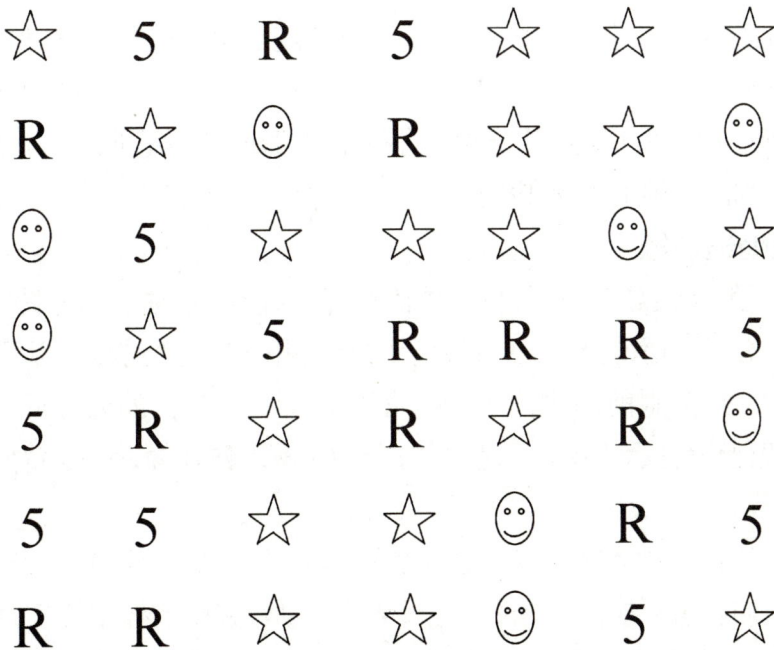

图 5-6 五角星删除图

3) 猜测游戏:取两个透明杯子和一个乒乓球,在患者的注视下由测试者将两个杯子依次反扣在桌上,其中一个杯子反扣在球上,让患者指出哪一个杯子中有球,反复数次;无误差后改用两个不透明的杯子,让患者指出球在哪一个杯子里,反复数次。如无错误,改成三个杯子和一个球,方法同前,依此类推,有进步后可以改为更多的杯子或更多颜色的球,让患者指出哪一种颜色的球在哪一只杯子里。

（2）听觉注意稳定:可以进行听认字母、复述数字、词辨认的作业活动。

（3）静坐放松训练:是提高注意稳定性不可忽视的重要手段,通过静坐使患者全身放松,情绪稳定。

3. 注意的选择性训练　提高注意的选择性主要是通过增加各种干扰来实现。

（1）视觉注意选择:将一张有错误选择的作业纸作为干扰放在划消作业纸上方,使患者寻找和发现指定数字或形状变得更加困难;也可通过阅读分类广告或菜单,找到指定项目或内容,从而提高功能水平。

（2）听觉注意选择:从有背景音乐的录音带上听及指定数字或字母;也可以一边听广播,一边进行一项活动如算术作业、木钉盘作业。

4. 注意的转移性训练　为患者准备两种不同的作业,当治疗人员发出指令"变"时,患者要停止当前的作业改做另一项作业。具体方法可以选择划消奇数或偶数的作业、B型连线测验、"大－小"作业等即将"大"字和"小"字分别用大号字体和小号字体写在纸上,要求患者根据所写的字音和字的大小将其分别念出,如小小大大。按字音读为小、小、大、大;按字号的大小读为小、大、小、大。

5. 注意的分配性训练　一个人的注意分配能力是否正常,与其是否熟练掌握其中一项技能以及是否形成相互的关联系统有关。因此,技能训练及多种技能的协调性训练是注意分配的主要内容。在进行技能性作业训练时,规定两种选择标准,如据花色、图案或颜色将扑克牌分类。

在治疗性训练中要对注意的各个成分进行从易到难的分级训练。许多训练方法是在一个基本训练原则的基础上发展和提出的。

（二）信息处理训练

1. 兴趣法　用患者感兴趣的东西和熟悉的活动刺激患者注意的保持。

2. 示范法　治疗师示范要求患者做的活动,并用语言进行提示,以多种感觉方式将要做的活动展现在患者眼前,有助于患者了解要注意的信息。如进行日常生活活动能力训练时,一边让患者看到示范者的示范动作,一边讲解动作要领,使患者视觉、听觉同步调动,加强注意。

3. 奖赏法　用词语称为赞或其他强化刺激,增加所希望的注意行为出现的频率和持续的时间。希望的注意反应出现之后,立即给予奖励。临床治疗中治疗师可准备一些小玩具、糖果、水果、卡通贴纸、明信片等作为小奖品,奖励给注意持续时间达到一定阶段的患者,激发患者的热情。

4. 交谈　在电话中交谈比面对面的谈话更容易让患者集中注意力。因电话提供的刺激更有限,治疗师可采用电话分机与患者分处两室进行交谈,也可鼓励患者与不同住的家人、朋友、亲友打电话聊天。指导患者打电话之前将要交谈的内容列简要提纲,方便查看提纲以免跑题。

（三）分类训练

分类训练可以提高患者不同程度的注意力。操作方式多以纸笔练习形式进行,要求患者按指示完成功课纸上的练习,或对录音带、电脑中的指示做出适当的反应。按照注意力的分类可分为连续性、选择性、交替性及分别性注意训练。

1. 连续性注意障碍的训练

方法一:删除作业、连线作业。

方法二:数秒数。可以在练习前先调整一下你数数的速度。一边数一边看着手表的秒针走动,1秒数1下,在1分钟结束的时候刚好数出"60",也可以1秒数2~3下。

方法三:数字顺背、倒背训练(图5-7)。治疗师以每秒一个的速度读出数字串,要求患者复述,逐渐增加数字串的长度,多次反复练习。熟练之后要求患者逆向复述数字串。

```
9—7
6—1
4—8—1
5—3—2
8—4—3—9
6—7—2—8
8—1—5—9—4
9—6—1—4—7
7—1—9—2—5—4
2—4—5—8—3—9
3—9—2—5—1—6—7
7—2—8—3—5—1—6
```

图 5-7　数字顺背、倒背表

方法四:连续减7训练。如提问患者100-7=? 再减7=? 再减7=? ……切记不可以问100-7=? 93-7=?

方法五:听音乐、朗读或竞赛性活动,如击鼓传花、下棋等。

2. 选择性注意障碍的训练

方法一:取10张纸片,每一张纸片上面都写上一个汉字或字母或一个图形,字迹应清晰、工整,也可用扑克牌,使其面朝上尽量分散放在桌面上。让患者用极短的时间仔细看它们10秒,然后转过身,凭着记忆把所看到的字写下来;紧接着,用另10张纸片重复这一练习。

方法二:治疗师在60秒内以每秒一个的速度念无规则排列的字母,其中有10个为指定的同一字母,让患者每听到此字母时拍击一下桌子。

方法三:播放一段背景嘈杂的录音,找出要听的内容,如门铃声、鸟鸣声或鼓声,并数出指定声音出现的次数。

3. 交替性注意障碍的训练

方法一:删除作业。如给出一组随机排列的数字,要求患者依次删除偶数;在患者操作过程中突然改变命令,要求患者删除奇数,相隔数秒后再次改变命令,删除偶数,反复改变指令直至作业完成(图5-8)。

```
29348125894912743865672198784258949
12743865243625894981258949127438656
72181258949127438656721274385125854
81258949127438612589491274386568949
12743865672198784272198712589491274 3
```

图 5-8 奇数、偶数删除数字图

方法二:扑克牌分类。要求患者将20张扑克牌按颜色、图形或大小分类,操作过程中随时改变命令。

方法三:如看电视时要求患者间隔一定时间切换一次频道;朗读报纸时要求患者每读完一段在纸上记录所用的时间。

4. 分别性注意训练

方法一:听写字母或汉字、听写短文。

方法二:拼图或下棋作业时与患者谈论时事。

方法三:声光刺激。三种颜色的光源依次闪亮,治疗师同时随机说出红色、蓝色或黄色等,要求患者听到的颜色与灯光闪亮的颜色一致时,敲击桌面一次。

(四)电脑辅助法

电脑软件辅助,对注意的改善有极大的帮助。通过丰富多彩的画面,声音提示及主动参与(使用特制的键盘与鼠标),能够吸引患者的注意,根据注意障碍的不同类型,可设计不同程序,让患者操作完成。

三、注 意 事 项

1. 训练时要确定患者注意到治疗师的口令、建议、提供的信息或改变的命令,必要时可要求患者重复所听到的命令。

2. 治疗师在指导和训练患者时,应选用丰富多彩的功能性活动治疗,并采用简易的指令和暗示。

3. 训练时应选择安静、不会引起注意力分散的环境,避免干扰,注意障碍改善后逐渐转移到接近正常的环境中训练。

4. 当患者注意改善时,逐渐增加治疗时间和任务难度。

5. 鼓励患者家属参与训练,并能够在非训练时间应用所学到的技巧督促患者。

6. 在训练的同时,兼顾记忆力、定向力、判断力及执行功能等其他认知障碍的康复训练。

第三节　记忆障碍的作业治疗

记忆是过去的经验在人脑中的反应。当记忆部分或完全失去再现能力,称为遗忘。在记忆重建过程中,学习的基本原则是强化仍留在记忆中的东西,这是一个自然而渐进过程,试图促进建立新的脑功能系统,同时在学习的过程中要考虑特异性。

一、记忆障碍的评定

1. 韦氏记忆量表　历史悠久、全世界公认,在我国已标准化。需要专业人员进行测试,测试时间较长。

2. 记忆单项能力测定　较为实用,由康复专业人员进行测试,也可由患者自评。缺点是不够简便,而且低于 60 分的记忆障碍很难评定准确。

3. 里弗米德行为(Rivermead)记忆测验　是最常用的专门化评估量表,主要用于评定日常记忆能力,检测患者对具体行为的记忆能力,如回忆人名、自发地记住某样物品被藏的地方、问一个对某线索反应的特殊问题、即时和延迟忆述一个故事、即时和延迟忆述一条线路、识别 10 幅刚看过的图片、识别 5 张不熟悉面貌的照片、记住一项任务、对时间地点及人物定向力的提问。测验有较高可信度与效度,测试方法与评分都不难,患者比较容易完成。

二、作　业　治　疗

记忆障碍的作业治疗包括内部法和外部法。内部法是在患者某方面已有明显缺陷的情况下,在其本身内部以另一种较好的或损害较轻的功能去记住新信息的方法。外部法实质上是一类代偿技术,即指借助于他人或他物来帮助记忆缺陷者的方法,适用于功能性记忆障碍者。

(一)内部法

1. 无错性学习　大多数人可能从错误中学习或吸取教训,因为我们可以记住并在以后的努力学习中避免再犯错误。但是片段性记忆障碍者不能记住他们的错误,也难以纠正错误。如果行为是错误的,患者在从事这种行为活动中有可能会强化它。因此,应保证严重记忆障碍者要强化的行为是正确的。

2. 助记术　助记术是有助于学习和回忆已学过知识的技术,它也是一个使人们更有效地组织、储存和提取信息的系统。

(1)言语记忆法:适用于右大脑半球损伤或形象记忆较差者。

1)首词记忆法:也称为关键词法,常用于罗列事物的记忆。将所罗列的各项事物的第一个字、词摘出,编成自己容易记忆的顺口溜。为了发挥联想记忆的作用,某些"头词"还可以用谐音字或"形象描述字词"替代。

2)组块:将要记忆的信息组成与患者记忆广度相适应的节段。如患者的记忆广度只能达到两项,就以两项为一节,称为组块,如数字分段是一种有效记忆数字的基本方法。组块时,对于言语记忆要将语义相近的组在一起。

3)语义细加工(也称为故事法):患者通过编一个简单的故事或句子来帮助巩固需要记住的信息。中国的成语一般都有典故,在开发儿童的学习与记忆力时,就是采用故事法,在此方面有大量素材可以利用。

4)精细加工:让患者对要记住的信息进行详细的分析,找出各种细节,并将之与已知的信息联系起来。

5)自身参照:让患者仔细探讨要记住的信息与他本身有何关系,并尽量将之和自身联系起来。

6)兼容:要患者形成一种信息总有可能和他已知道的事实相并存的概念,并将两者联系起来。

(2)视形象技术:适用于大脑左半球损伤或言语记忆差的患者。

1)图像法:也称为视觉意向,将要学习的字词或概念幻想成图像,主要用于学习和记住人名。将一个人的形象、独特的面容特征和他的名字结合起来,有助于记住他的名字。对遗忘症患者而言,这种方法优于其他方法。

2)联想法:当试图回忆一件事或一个事物时,想到有关的信息,或将新学的信息联系到已存在和熟悉的记忆中,在大脑里产生一个印象有助于记住它们,也称为关联法,通过联想可加强记忆。

(二)外部法

1. 信息存储

(1)日历本:如将来某日需做一件事,可在该日期的日历页上折起一角,到达当日时将会提醒患者。大的每天格内可记事的月历也有类似的作用;小月历上用彩色笔作标记亦可,但效果较差。

(2)日记本:可帮助患者记住过去的事。若每天所占的版面较大还可以写上有关的细节,要教会患者给日记本编上页码,并在最后一页上作索引以便查找。日记本放置的地点要恒定。

（3）备忘录：选用每星期一小本的最好，要训练患者养成每天必翻备忘录的习惯，以查找需做的事。

（4）时间日程表：将有规律的每天活动，制成大而醒目的时间表贴在患者常在的场所，如床头边、卧房门上。用一个移动的标记沿着进展的方向移动，或用铅笔将已做完的事删去，可让患者配合戴一个能定时发出信号的电子表等工具，教患者每次表响时查时间表上相应时间还有什么事要做。

（5）学习并使用绘图：适用于伴有空间、时间定向障碍的患者。用大的地图、大的数目字、大的箭头和鲜明的标志指引常去的地点及路线。

（6）照片：使用较大的照片将人的姓名和有关事件记在照片背面并写上日期。由于同时具有形象和言语提示，信息较多而易于回忆。

（7）记忆提示工具：包括清单、标签、记号、录音机提示等。

2. 环境适应　环境适应适用于记忆系统失去了足够功能的患者。通过环境重建，满足他们日常生活的需求。若使用适当，也是严重智力障碍者常用的解决方案。

（1）减少环境的变化：环境尽量保持一致，恒定重复的常规和环境，常使患者易于记忆。

（2）避免过度的视觉刺激：减少能分散注意力的视觉刺激。

（3）家用电器的安全：为电水壶、电炊具、电灯等家用电器设计隔一段时间可自动关闭装置，避免健忘者使用时带来危险。

（4）避免常用物品遗失：把眼镜架系上绳子挂在脖子上，把手机、钥匙别在腰上，可有效防止遗忘。

（5）简化环境：在生活中养成物品摆放有序的习惯，将重要物品如钱包、雨伞等放在室内显眼固定的地方，每次用完后立即放回原处。

3. 创新性方法　像许多其他领域一样，新技术的发展正在给记忆康复带来益处。

（1）计算机辅助记忆训练：该方法的干预原理主要是即时反馈、多感官视听刺激以及人机互动。现有研究表明计算机辅助记忆训练对改善脑外伤和痴呆患者的记忆障碍都有显著效果，尤其是工作记忆，表现在对物体和路径的延时保留。比如霍夫曼（Hofmann）等将计算机辅助记忆训练应用于阿尔茨海默病患者，将患者的生活环境和场景拍成一系列照片用作实验材料，比如小区等，以患者的日常活动为实验任务，比如购物、去医院看病等，然后让患者用触屏的形式完成任务，所以每套训练程序都是独特的、为患者量身定做的。

（2）专家系统：专家系统（expert system，ES）是人工智能的分支，已被广泛应用于多领域，包括医疗咨询领域。香港理工大学开发了一种记忆康复的专家系统（ES-MR），治疗师在为脑外伤、脑卒中和痴呆患者提供干预治疗时，ES-MR 能通过一个网络平台给予专家意见以便做出更好的决策。

（3）虚拟现实训练：虚拟现实（virtual reality，VR）训练是通过电脑产生的一个多感知觉相互作用的类似现实环境的 3D 界面,让患者有"身临其境"的感觉。

(4)远程康复训练:远程康复指应用计算机技术,互联网及多媒体信息技术,为患者提供康复服务。接受远程认知康复的患者可不受时间、场所限制,并可一天内多次进行强化训练。

三、注意事项

在临床实际训练中,让患者学会并应用这些方法并非易事,为了提高记忆障碍患者的治疗效果,临床应用时应注意以下几点:

1. 助记术是教会患者新信息,患者家人、朋友、照顾者以及治疗师采用这种方法鼓励患者去学习。

2. 内部法和外部法在运用时,治疗师需要了解患者的兴趣、动机、情绪及情感、意志与决心等非智能因素,可以根据患者功能障碍情况综合应用。

3. 训练要考虑患者的个人爱好、体能及文化程度等因素。

第四节　知觉障碍的作业治疗

一、失认症

失认症是由于大脑功能损伤而引起的,非因感觉功能缺陷、智力衰退、意识不清、言语困难、以往不熟悉等原因而引起的面对某事物不能以感官感受而加以识别的症状。临床常见有触觉失认、视觉失认、听觉失认、身体失认、空间关系辨认障碍等。

(一)视觉失认

视觉失认指视觉感受存在,但不明白所见物的意义。

1. 物品失认　物品失认指有视觉感受,但不知其为何物。

(1)评定

1)相同物品配对:如别针、钥匙、钢笔等各两枚,混在一起,让患者把相同物品分开。

2)按物品用途分组:如钥匙 - 锁、牙刷 - 牙膏。

3)指物呼名或按口令指物。

4)按指令使用物品,如"戴眼镜"等。

(2)作业治疗

1)对常用的、必需的、功能特定的物品通过反复实践进行辨认。

2)提供非语言的感觉 - 运动指导,如通过梳头来辨认梳子。

3)教患者注意抓住物品的某些特征。

4)鼓励患者在活动中多运用感觉如触觉、听觉等。

5）必要时可在物品上贴标签,提示患者。

2. 颜色失认　颜色失认指有视觉体验,能分辨各种颜色不同,但不能辨认颜色种类。

（1）评定

1）颜色匹配:可正确完成。

2）按指令指出不同颜色:不能完成。

3）呼出颜色名称:不能完成。

4）轮廓着色:不能完成。如给画面上的香蕉涂色错误。

（2）训练方法:可用检查中的各项对患者进行训练。

3. 面容失认　面容失认指能认识面孔,也能鉴别个别特征,但不认识以往熟悉的人是谁。

（1）评定:给出熟悉人的照片,令患者指出相应的称谓名字。

（2）作业治疗

1）按年龄顺序将某人的照片进行排列比较,帮助辨认。

2）让患者从不同场景、不同角度、与不同人合影的照片中寻找他熟悉的人。

3）教患者根据人的特征如发型、声音、身高、服饰等辨认。

（二）触觉失认

触觉失认指不借助其他感官,仅凭触摸不能认识原来熟悉物品的质、形和名称为。其包括质地觉失认、形态觉失认、实体觉失认。

1. 评定

（1）质地觉评定:用不同原材料制成形状、大小、薄厚相同的布料,令患者闭目触摸。

（2）形态觉评定:用木制的不同形状的模型块,让患者闭目触摸。

（3）实体觉评定:给出大小、形状、质地各不相同的几种物品,让患者闭目触摸后说出名称为,如钢笔、曲别针、卡片等。

2. 作业治疗

（1）先用粗糙物品沿患者手指向指尖移动,待患者有感觉后用同样的方法反复进行刺激,使他建立起稳定的感觉输入。

（2）反复触摸不同粗细的砂纸、棉、麻、丝、毛等布料,先睁眼后闭眼。

（3）利用其他感觉如视觉或健手的感觉,帮助患肢体会其感觉。

（4）让患者反复触摸需辨认的物体,然后将此物和其他几个物体放入不透明的箱子中,让患者从中取出先前辨认过的物体。反复练习几次成功后,改让患者看图片,按图在箱子中找出实物。

（三）听觉失认

听觉失认指不能识别或不能区别非语义性声音。其常与其他言语障碍相伴发生。

1. 分类

（1）知觉辨别性声音失认:不能准确地区别声音,在环境中不能选择相同的声音;不能在声源物的图中正确选择答案。如不能辨认鼓声和鸟鸣的不同。

（2）联合性声音失认：不能把声音与相应发声物相联系。在环境中可以选择相同的声音，但不能在声源物的图片中正确选择答案。

（3）语音认识不能：不能领悟口语，虽获音波刺激，但不明语意，似听外语。理解、复述、听－指、记录讲话均不能，但自发语、阅读、书写、抄写均可以。

2. 评定

（1）声音配对。

（2）在声源物的图片中找答案。

（3）听音乐跟唱。

3. 作业治疗

（1）分辨发声和不发声体。

（2）建立声与发声体之间的联系：治疗师吹一个口哨，患者吹另一个口哨，然后让他将口哨的图片与写有口哨字样的图片配对。

（3）声－词联系：治疗师用录音带提供猫叫、狗吠、鸟鸣等声音，让患者找出与叫声一致的动物的词卡。

（4）声辨认：治疗师从发"啊"音开始，令患者对着镜子模仿此音，数次后，出示一张写有"啊"字音的字卡，再令患者模仿此音；下一步加入元音"衣""噢""喔"，分别出示相应的字卡。一旦建立了声视联系，治疗师用录音带提供声音，让患者分辨上述字。

（四）单侧忽略

1. 评定　对脑损伤急性期患者应注意观察有无单侧忽略表现，如头、眼偏向健侧，忽略站在其患侧的人等。对单侧忽略的评定主要有书面评价和日常行为观察等。

（1）书面评价：通常采取坐位下进行评定。针对单侧忽略的书面评价方法很多，常用的有二等分线段试验（图5-9）、临摹试验、删除试验、字体试验、自由画检查（图5-10）等。

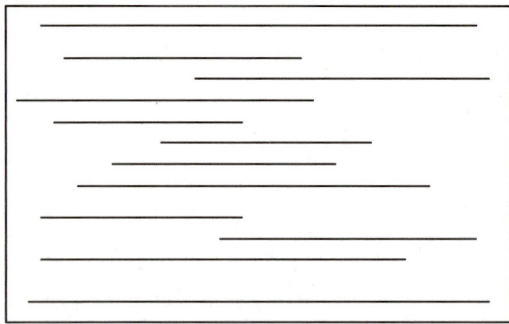

图5-9　二等分线试验

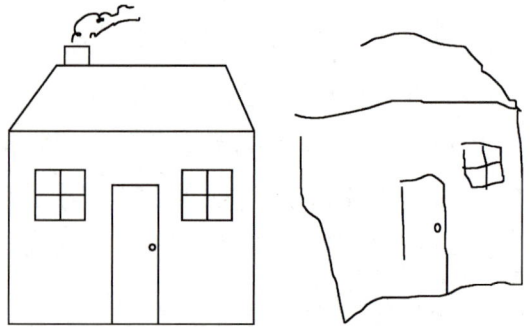

图5-10　单侧忽略画的房子

（2）日常行为观察：轻症的患者在临床上可无明显表现，不易察觉。但许多患者在ADL中会出现问题，如梳头仅梳半边；进餐时，仅吃盘中半边的菜等，单侧忽略明显影响日常生活能力（表5-1）。

表5-1　单侧忽略患者常见日常忽略行为

日常生活活动	忽略行为
坐姿	不能独立保持稳定的坐姿 坐位时躯干向健侧倾斜 脸偏向健侧,眼睛(视线)只注视健侧 不能注意到患侧肢体放置位置不正确 与人交谈时不目视对方,忽略站在其患侧的人
进食	忽略患侧的餐具以及餐具内患侧的食物
修饰	剃须、梳头、洗脸、刷牙、洗澡时忽略患侧部分 化妆和佩戴首饰时遗漏患侧
更衣	穿衣困难,漏穿患侧的衣袖,找不到患侧的袖口 漏穿患侧的鞋、袜等
如厕	忽略位于患侧的冲水把手、纸篓
轮椅与转移	转移时遗忘患侧肢体 忽略制动轮椅的患侧手闸;或忽略抬起或放下患侧的脚托 驾驶轮椅时撞到患侧的人或障碍物
行走	忽略患侧的行人及建筑物,走过位于其患侧的目标或迷路
阅读与书写	读横排的文字时漏读患侧的文字或漏写患侧偏旁
游戏活动	在象棋、围棋等游戏活动中不使用患侧的棋子或不把棋子放在患侧的棋盘,也忽略对手来自患侧的攻击。在插花时只插健侧
行为特征	乐观、不注意自己的障碍(忽略、偏瘫) 否认瘫痪,在病房中照顾其他患者

2. 作业治疗

(1)视觉搜索训练:单侧忽略患者向患侧的眼动减少,将导致对患侧环境的注意减少,临床常用视觉搜索训练来提高对忽略侧的注意。视觉搜索训练包括删除作业、计算机视扫描作业、跟踪控制面板上的系列发光体、木钉盘作业、绘图及拼图的训练、向失认侧移动木棒的训练、拿起并摆放纸牌的训练、推磨沙板的训练、抛接海绵球训练等。运用视扫描技能,患者可以进行多种练习,如从电话铺菜单、训练时间安排表或地图上寻找信息;也可以练习在杂乱的抽屉里找出一角钱硬币或曲别针等。进行视扫描训练时,扫描空间范围由大到小;扫描目标的数量由少到多;扫描目标由熟悉到不熟悉;扫描速度由慢到快;扫描间距或密度由大到小,由均匀到不均匀等。

(2)忽略侧肢体的感觉输入训练:为增强患侧肢体的存在意识,要对忽略侧肢体进行各种感觉输入刺激,如对忽略侧肢体进行冷、热、触觉刺激;主动或被动活动忽略侧肢体;

在患者注视下,治疗师可用手、粗糙的毛巾、毛刷、冰或震动按摩器等摩擦患者的忽略侧上肢,摩擦刺激时应避免出现或加重疼挛;患者自己在注视下,用健手摩擦患侧上肢;患者可借助于滑板在桌面上做跨中线的弧形运动,在运动中患者的目光要随上肢移动;被动关节活动训练,患侧肢体做负重训练,以促进本体感觉的出现。

(3)阅读训练:阅读是学习与交流的重要手段。左侧忽略患者,症状轻者稍加提醒可从头阅读,重者则只能念出一句话或一段文字的右半部分,因而使阅读理解变得困难。固定技术是阅读训练中常用的方法。即在忽略侧提供一个视觉提示以告诉患者应从何处开始,帮助患者找到阅读的起始点。提示量随着患者的情况改善逐渐减少。

(4)忽略侧的作业活动训练:拼图时拼图块放置在忽略侧;插木钉时所有木钉均放置在左侧;将数字卡片放置在患者前方,让患者由右至左读出数字,读正确后,将其顺序打乱并全部移到左侧,再让患者读;让患者删除几行字母中指定的字母,有漏删时让其大声地读出漏删的字母并再删去。

(5)右眼遮盖:遮盖左侧忽略者的右眼可以提高患者对左侧物体的注意水平。

(6)暗示:暗示形式与任务方式必须相一致才能获得最大效果。阅读文章时给予视觉暗示,在忽略侧用彩色线条标出或用手指指出并做标记。书写时给予运动暗示,在桌面上或膝上间歇移动左手(主动或被动)。

(7)激发警觉:可用蜂鸣器,5~20秒鸣响一次,以提醒将注意力放在左侧,可提高全身警觉。

(8)躯干旋转:为减轻左侧空间忽略,以往在患者进行基本动作训练及步行训练时考虑的方法是头转向左侧,但这种方法不如躯干向左侧旋转更有效。此法可用于基本动作和步行训练。

(9)功能代偿与环境适应:在日常生活中,将红色胶带贴在桌面左边或餐盘的左半边,用于提醒左侧忽略患者的注意;在镜子面前穿衣服也可起到提示作用。与患者讲话时站在忽略侧。日用品、电视机等放在忽略侧,使患者注意。在单侧忽略尚未完全改善时,为安全和方便,应减少注意左边的情况,如将食物放在健侧,将电话或呼叫铃放在健侧,站或坐在健侧与患者说话。

二、失　用　症

失用症是在运动、感觉、反射均无异常的情况下,患者由于脑部损伤而不能按指令完成以前所能完成的有目的的动作。临床常见的失用症包括意念性失用、意念运动性失用、运动性失用、结构性失用和穿衣失用。其可表现为双侧或一侧的失用。

(一)评定

失用症评定在临床常采用实际观察法、Goodglass 失用测验等评定法,后者尤其适用于意念性失用、意念运动性失用和运动性失用的鉴别诊断。应注意的是,用 Goodglass 失用测验评定运动性失用,因失用常为一侧上肢,患者执行动作有时并非完全不能,而是表现为动作笨拙、缓慢、低下等,特别是容易出现在进行精细动作时。此外,失用症可以是双侧也可是单侧,因此,应对身体两侧进行检查。

Goodglass 失用测验的方法:分 3 个功能水平进行(1)用手势执行动作口令(2)动作模仿(3)实物操作。该测验先让患者按指令做动作;如不能完成,再让他模仿治疗人员的动作;如也不能完成,再向他提供实际的物体去试验。

(二)作业治疗

1. 运动性失用的作业治疗

(1)改善功能的作业训练:活动前先给予肢体本体感觉、触觉、运动觉刺激,如在制动轮椅训练前给肢体进行活动,练习中给予暗示、提醒或亲手教,症状改善后逐渐减少提示并加入复杂动作。

(2)功能适应性训练:在 ADL 能力训练中,尽量减少口头指令。

2. 意念运动性失用的作业治疗

(1)改善功能的作业活动:在治疗前和治疗过程中给以触觉、本体感觉和运动刺激以加强正常运动模式和运动计划的输出;对于动作笨拙和动作异常尽量不用语言来纠正,而应握住患者的手帮助其完成动作,并随动作的改善逐渐减少辅助量。

(2)在进行某项作业活动时,首先要求患者在头脑中以流畅、精确和协调的运动模式进行"情景再现"。

(3)训练时尽量用实物而不用模仿,不宜将活动分解,应尽量使活动在无意识的水平上整体地出现;还可边训练边讲解,并同时对运动部分施加刺激。

(4)训练应在熟悉的环境中进行:ADL 能力训练应尽可能在相应的时间、地点和场景中进行。

(5)训练要先易后难,必要时给予鼓励。

3. 意念性失用的作业治疗

(1)改善功能的作业活动:在进行系列动作训练之前,可先进行故事图片排序训练;把某项 ADL 分解为若干步骤练习,逐步串连起来完成一整套系列动作,如泡茶后喝茶、洗菜后切菜、摆放餐具后吃饭等。

(2)根据患者具体情况采用视觉、触觉或口头的方法进行提示。

(3)功能适应性训练:选用动作简化或步骤少的代偿方法,如使用松紧腰带裤、松紧口鞋、弹力鞋带等简化或减少动作,慎重选择需较高水平运动计划能力的自助工具。

4. 穿衣失用的作业治疗　治疗前要先对穿衣失用的原因进行分析并告知家属和患者穿衣困难的原因,应针对性地进行相应治疗与训练。

(1)教给患者一套固定的穿衣方法,鼓励患者自己穿衣,提供声音和视觉暗示,在穿衣的全过程中治疗师始终要给予触觉和运动觉的指导,当有进步后可减少或不用指导。如某个步骤出现停顿或困难,可重新给予指导。

（2）穿衣前让患者用手去感受衣服的不同重量、质地、变换不同的穿衣技巧,目的是迫使患者使用受累侧肢体。

（3）找出穿衣动作的一些表面特征,怎样变换能够使患者完成动作。例如,是一次给一件还是给许多件,哪一种方法更容易使患者穿上衣服。

（4）使用功能代偿的方法。利用商标区分衣服的前后;用不同颜色做标记区分衣服的上下、左右;系扣有困难可采用由下而上的方法,先系最后一个,逐渐向上对扣。如仍然完不成,可找相同颜色的扣子和扣眼匹配;用手指触摸的方法系扣和检查是否正确。

（5）交给患者和家属一些实用技术;对伴有失认症、失用症的患者应向患者及家属讲解有关知识,让其了解该障碍对日常生活活动的影响;鼓励患者独立完成日常活动,但必须提醒患者及家属注意安全。可以让患者练习穿衣时,一边穿一边复述穿衣的步骤。

5. 结构性失用的作业治疗

（1）改善功能的作业活动,训练患者的构成能力:常采用复制几何图形,用积木复制结构,用火柴棍、木钉盘或几何拼图或图画拼图进行复制练习等训练方法。训练过程由易到难,训练中要给予暗示或提示。应根据实际需要有目的地进行实用功能活动训练,如做饭、摆餐具、裁剪衣服。

（2）在患者进行一项结构性作业前,让其用手触摸该物,进行触觉和运动觉的暗示。

（3）在患者操作时,治疗师可提供触觉和运动觉的指导,如组合螺钉、螺母,治疗师可手把手完成动作,根据患者情况减少帮助。

（4）分析动作成分,确定完成有哪些困难,在完成过程中,提供辅助技术,可用逆行链锁法,先完成部分,再完成全部。

（5）找出完成某项任务的关键环节。如完成组装任务时,要把配件按一定顺序摆放或将配件按顺序出标记。

三、躯体构图障碍

躯体构图障碍的治疗目标是加强患者对自身存在的意识和认知。

（一）左右分辨障碍的训练

1. 评定

（1）按指令完成动作如"请指你的左膝""请摸一下我的右手",不能正确完成。

（2）指出人体模型或图画的方位,出现错误。

2. 作业治疗

（1）在患者注视下,固定在一侧肢体以触觉和本体感觉的刺激。

（2）反复进行左右区别的活动训练,如"伸出你的右手""把你的左脚抬起来"等。

（3）如果患者不能重新获得"左"和"右"的概念,就需要采用一些提示方法。佩戴标志物如戒指、手镯、手表,或在衣袖和鞋子贴彩色胶带帮助区别左右。如果患者仅仅是不能理解"左"和"右",在治疗过程中要避免使用这两个字作为口令,而是采取指点或提示的方法,如"靠近床边的那条腿""戴手表的那只胳膊"等。

(二) 躯体失认的康复

1. 评定

(1) 按指令触摸躯体的某些部位,如"请指你的鼻子",不能正确地完成。

(2) 模仿检查者的动作,可能有错误。

(3) 拼接躯体/面部的图板拼图,不能完成。

(4) 画人像,不能完成。

(5) 回答问题,如"手在胳膊的下面吗?"可能回答错误。

2. 作业治疗

(1) 将特殊的感觉输入与特定的运动反应联系在一起,如用患者的手或粗糙的毛巾摩擦身体的某一部位,并同时说出部位名称;患者模仿治疗师的动作,如用右手触摸左耳,将左手放在右腿上。

(2) 通过手法和运动提供触觉及运动刺激,鼓励用双侧肢体或患肢进行活动,建立正常的姿势体位及运动模式,重建正常的身体模型。

(3) 为了加强患者对于身体各部位及其相互间关系的认识,可给予指令,如"指出或触摸你的大腿",或治疗师指向身体某部位而让患者呼出部位名称;也可以练习人体拼图。

(三) 手指失认的训练

1. 评定

(1) 按指令出示手指,常出现错误。

(2) 令说出检查者所触患者手指的名称,出现错误。

(3) 令说出检查者或图片上手指数目,出现错误。

(4) 说出某两指间的手指数目,出现错误。

(5) 令患者模仿治疗师所做手指动作,不能正确模仿。

以上检查均在睁眼、闭眼2种情况下进行。睁眼正确,闭眼错误,为轻型失认。

2. 作业治疗

(1) 增加手指皮肤触觉和压觉输入,如使用粗糙的毛巾用力摩擦患侧前臂的腹侧、手掌、手指指腹;让患者主动或被动地用手抓握木制的圆锥体或大钢球,以对手掌和手指的掌面进行压觉刺激等;也可通过按键盘、弹琴、写字等作业活动训练指尖、指腹的触觉和压觉。注意刺激不能引起明显的不适,以免引起保护性反应。

(2) 按指令辨认手指图案、患者本人或治疗师的手指。

四、视觉辨别功能障碍

视觉辨别功能障碍指观察两者之间或自己与两个或两个以上物体之间的空间位置关

系和距离的障碍,包含图形－背景分辨困难、空间定位障碍、空间关系障碍、地形定向障碍、物体恒常性识别障碍、距离与深度知觉障碍等多种症状。下面重点介绍图形－背景分辨困难、空间关系障碍两种。

（一）图形－背景分辨困难

图形－背景分辨困难指不能从视觉上将图形与背景分开。

1. 评定 检查时要排除视力差、同向偏盲、视觉失认对检查结果的影响。

（1）爱尔斯（Ayres）图形－背景测试（图5-11）。异常:不能在1分钟内从测试图中正确指出3个物品。

（2）功能性测试:从白布上取出毛巾,从盘中拿起勺子,指出衣服上的扣子等。

2. 作业治疗

（1）物品放置桌面,按指令指出,物品数目可逐渐增加。

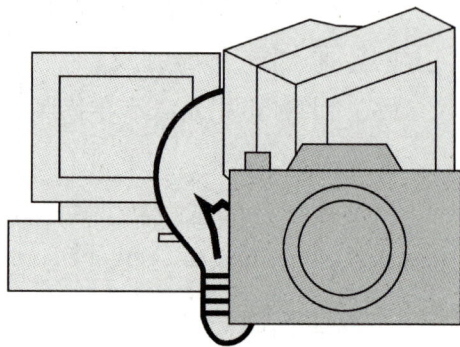

图 5-11　图形－背景测试

（2）用颜色与衣服底色完全不同的纽扣。

（3）楼梯的第一级与最末一级用不同颜色标出。

（4）抽屉内、床头柜上只放少数最常用的物品,对其中用得最多的用鲜明的颜色标出。

（5）打一行混有大写和小写的字母,让患者从中挑出大写的A。

（6）让患者根据短裤、短上衣、长袖或短袖衬衣等标志将一堆衣服分类。

（二）空间关系障碍

空间关系障碍指不能感知物与物、自己与物之间的空间位置关系,不能理解含有方位词的指令(如上、下、前、后、内、外等),不能处理物与物之间的方位关系。

1. 评定

（1）绘图:让患者根据治疗师含有方位词的指令,在一张已有图片的纸上面画一圆圈。异常:不能画出或位置差错。

（2）图片检查:取两个物品不同位置关系的图片,让患者辨认其中一个物体相对于另一物体的位置关系。异常:患者判断错误或延时。

（3）实物定位:取具体物品让患者根据指令摆放,如将勺子放到杯子里,将被子放在碟子上等。

（4）让患者用指针在钟面上表示时间,表示不正确。

（5）完成点阵作业:在设有36个孔的木板上按指定的位置插上小木棍。异常:位置差错。

2. 作业治疗

（1）让患者完成含有空间成分的活动,如"请把门后的椅子拿来""请站在桌子与床之间"。

（2）让患者把几种物品放置在房间的不同位置,离开房间,然后返回,再指出或说出它们的准确位置并逐一取回。

（3）积木摆放练习,取两块不同颜色或形状的积木,让患者把一块积木分别放在另一块积木的上方、前方、后方、左侧和右侧。治疗师用积木搭构一个立体模型,让患者仿制。

（4）练习组装物体和拼装玩具,以提高估计短距离和物体与点相对位置的能力。

（5）练习整理橱柜内容物等,掌握基本的空间定位概念。

（6）环境调整是最有效地补偿空间关系障碍的方法。如家庭和工作环境应简洁,物体位置固定,使用标签帮助定位;家里或经常使用的环境使用个性化的标记,并指导如何有效地寻求帮助。

本章小结

认知功能障碍是脑卒中、脑外伤及阿尔茨海默病患者的临床常见症状,是导致残疾的重要原因之一。认知功能障碍严重影响患者的日常生活活动、工作、休闲活动及社会参与能力。学习重点是注意障碍和记忆障碍的作业评定与治疗,学习难点是失认症和失用症的作业评定与作业治疗,学习过程中要了解患者认知功能障碍的主要表现特点、病变严重程度,有针对性地制订全面、有效的康复治疗计划,并进行正确的作业治疗,能够帮助患者最大限度回归社会,面对认知功能障碍的患者要有耐心、爱心、责任心。

（胡晓玲）

❓ 思考与练习

一、名词解释

1. 失认症

2. 失用症

3. 单侧忽略

二、简答题

1. 记忆障碍的作业治疗中助记术包括哪些内容?

2. 单侧忽略与偏盲有什么区别?

第六章 | 感觉统合失调的作业治疗

06章

06章 数字内容

学习目标

1. 具有帮助和指导患儿进行感觉统合训练的能力；有爱护患儿的职业操守；与家长、患儿的沟通能力及团队协作能力。
2. 掌握感觉统合与感觉统合失调的概念；感觉统合失调的异常行为表现及功能评定、治疗原则、治疗设施、治疗活动。
3. 熟悉感觉系统在感觉统合中的作用。
4. 了解感觉统合辅助治疗方法。
5. 学会感觉统合失调的评定方法及作业治疗技术，能在临床工作中对常见的感觉统合失调进行针对性感觉统合训练。

工作情景与任务

导入情景

患儿，男，6岁。上学后患儿出现了读书时串行、漏字；写字时左右不分，上下颠倒，甚至学过的字很快就忘；做计算题时，口算正确，但写下来时就会抄错题、写错数字。

工作任务：

1. 患儿出现了什么情况？
2. 分析造成以上情况的因素有哪些。
3. 患儿需要选择哪些感觉统合治疗活动？

第一节 概　　述

一、感 觉 统 合

感觉统合（sensory integration，SI）是大脑信息加工过程即大脑将从各种感觉器官传来的信息进行多次组织分析、综合处理，做出适当的反应，使机体和谐有效地生活、学习和工作。感觉统合是儿童发育的重要基础，感觉统合发育的关键期在 7 岁以前。

知识链接

感觉统合理论

感觉统合理论是建立在现代神经科学和脑科学的研究基础上的，早在 1906 年，英国心理学家谢灵顿和拉什利就提出了"感觉统合"这一术语，指出大脑处理信息的过程，提出了感觉统合的初步理念。1969 年，美国南加州大学心理学博士爱尔斯（Ayres）（1920—1988）在工作中发现，很多儿童虽然智力正常，但是在生活上却与正常发育儿童的表现有很多的不同，比如学习困难、动作笨拙、胆小怯懦、好动不安等。儿童的这些行为异常，是因为他们的大脑和身体的各个部分的协调出现了障碍，使得许多优秀的方面无法表现，因此，爱尔斯博士提出了感觉统合理论。根据研究，爱尔斯博士在 20 世纪 60 年代末开发了治疗儿童感统失调的方法与器材，运用对儿童前庭、本体感觉和触觉有刺激功能的游戏和运动，训练感觉统合失调的儿童，促进其视觉、听觉、触觉等多种功能正常发展，进而改善儿童的学习成绩、运动协调和语言方面的能力，并于 1972 年在美国加州成立了感觉统合失调研究中心。

二、感 觉 系 统

感觉系统包括触觉、本体感觉、前庭觉、视觉、听觉、嗅觉、味觉等各种感觉的统合。其中，触觉、本体感觉、前庭觉三大系统是生存所需要的最基本且最重要的三大主要感觉系统。

（一）触觉系统

触觉感受器位于皮肤内。

1. 基本功能　触觉系统是人类最基本、作用最广泛的感觉系统。触觉的两大基本功能是防御性反应和辨别性反应。防御性反应能保护自身免受伤害、逃避刺激。辨别性反应有助于判断肢体位置及外部环境中物体的各种物理性质等，对动作运用能力的发展起着重要作用。

2. 触觉活动效果　快速点状轻触皮肤可以提高人体警觉性,大面积缓慢深度用力刺激皮肤可以镇静安神、调节情绪。

3. 触觉失调　包括触觉反应过高(触觉防御)、过低(触觉迟钝)、触觉辨别障碍、动作运用障碍。

(二)本体感觉系统

本体感觉感受器位于肌肉、肌腱和关节内。

1. 基本功能　本体感觉系统能感知身体位置、动作和力量,觉察身体。感知和辨别肌肉伸展或收缩时的张力,调节四肢活动的力度,控制关节位置、关节活动的方向和速度。另外,本体感觉系统具有记忆功能,能增加运动反馈信息,以及调节大脑兴奋状态,平静情绪,增加安全感。

2. 本体感觉活动效果　缓慢、有节奏地挤压关节可以安抚情绪;轻快、变奏的关节活动可以提高警觉性;抗阻活动以及爬、跳、跨、绕、钻等越过障碍物活动所产生的本体感觉信息比被动活动的效果大比较多,有利于儿童在觉醒状态、发展动作计划能力、姿势控制和平衡能力。

3. 本体感觉失调　包括本体感觉反应低下、本体感觉寻求、本体感觉辨别障碍、本体感觉防御。

(三)前庭觉系统

前庭觉感受器位于内耳,包括三对互成直角的半规管,以及与之相通的球囊和椭圆囊,感受头部任何位置变化。

1. 基本功能　前庭觉系统提供头的方位信息,在潜意识中探测头部、身体与地心引力之间的关系,并在脑干部位统合各系统的感觉信息,发挥多种神经系统功能。

2. 前庭觉活动效果　任何牵涉到头部的活动都能产生前庭觉信息。快速、大幅度、短暂的活动,前庭觉刺激强烈,具有兴奋作用;慢速、小幅度、持续性的活动,前庭觉温和,具有镇静作用。

3. 前庭觉失调　包括前庭反应过高(前庭防御,即重力不安全感、对运动厌恶反应)、过低(前庭迟钝);前庭分辨障碍;运动运用障碍。前庭觉功能失调可以影响多种感觉系统,如声音定向(听觉系统),左右大脑功能的分化和发展(本体感觉系统)、视空间感(视觉系统)等。

(四)视觉系统

视觉感受器位于视网膜。

1. 基本功能　眼球基本运动技能(注意、注视、扫视、跟随、前庭－眼反射、调节与辐辏)、视觉动作整合(手眼协调、手部精细动作)、视觉分析技巧(图形分析、记忆、专注力等)、视觉空间能力、帮助建立人际关系和沟通(如目光接触、情感表达等)。

2. 视觉刺激效果　红色、橙色、黄色令人亢奋;绿色、蓝色、紫罗兰色、粉红色令人放松;鲜艳、发光、移动、突然出现、陌生的物体,比暗色、静止物体容易吸引人的注意。

3. 视觉障碍　包括视觉防御、视觉迟钝、视觉寻求、眼球运动基本技能障碍、视觉分辨障碍、大脑对视觉信息的解读障碍。

(五)听觉系统

听觉感受器位于内耳的耳蜗。

1. 基本功能　包括声音分辨、记忆、对声音和语言的理解、空间定向、判断声音距离感等功能。

2. 听觉刺激效果　节奏缓慢、旋律柔和、悠扬动听的音乐使人镇静;节奏鲜明的音乐使人振奋;突然出现的声音易吸引人的注意;重复、持续、熟悉的声音容易被人忽视。

3. 听觉障碍　听觉反应过度、听觉反应低下、听觉寻求、听觉辨别障碍、听觉过滤能力障碍、听觉记忆能力障碍。

三、感觉统合层次

(一)感觉调节

感觉调节指大脑根据身体和环境的需要对所接收的感觉信息进行正确调节和组织,从而能以恰当的行为方式做出适当的反应,即大脑将警觉状态调整在理想的水平以应对日常生活的挑战。

(二)感觉辨别

感觉辨别指大脑利用前馈和反馈信息对所接收的感觉刺激的质和量进行分辨,以改变和调整运动计划,正确对外做出反应。正常的感觉辨别功能是身体构图充分发展的基础。触觉、本体感觉、前庭觉系统的准确辨别在姿势控制、双侧协调性和顺序性动作的发展中具有重要意义。

(三)感觉基础性运动(动作运用)

感觉基础性运动包括姿势控制和动作运用,指大脑对环境做出反应前所进行的一系列行动计划、安排以及动作执行过程。动作运用需要三个步骤:动作概念的形成(知道要做什么),动作计划(知道如何去做),执行动作(将动作指令传达到身体相关部位,完成动作)。

知识拓展

感觉统合与儿童发育

感觉统合是一种与生俱来的神经功能,是儿童发育的重要基础。在感觉统合从低级到高级,从原始到成熟的逐步发展和演变的自然过程,儿童各方面的功能也随之同步发展。根据感觉统合与儿童发育过程、大脑学习的发展历程可以分为四个阶段。

第一阶段:感觉通路的建立。个体具有正确接受、筛选、调整及封闭感觉刺激的功能。

第二阶段:感觉动作的发展。触觉、本体感觉、前庭觉的整合,促进了感觉动作的发展。感觉动作是个体对外界刺激做出适应性反应的不可缺少的要素,是儿童发育的基石。

第三阶段:知觉动作技能的发展。三大主要感觉加上视觉或听觉信息的整合,对所见、所闻的事物赋予了意义,并将所获得的经验信息储存、累积于大脑,促进知觉技能的发展。

第四阶段:认知学习的产生。所有感觉系统的信息整合形成了脑的整体功能,产生了认知学习。

第二节　感觉统合失调

一、感觉统合失调的概念

(一)定义

感觉统合失调(sensory integration dysfunction,SID)指大脑不能有效地组织处理从身体各感觉器官传来的信息,导致机体不能和谐地运转,最终影响身心健康,出现一系列行为和功能障碍。

(二)病因

1. 生物学因素　发育中的大脑容易受多方面生物学因素的影响而导致不同程度的脑功能障碍,包括源于遗传、胎儿、孕妇、环境的因素,可发生在产前、产时、产后不同阶段。

2. 社会心理因素　独生子女被溺爱,过度保护;缺少同伴玩耍;缺乏主动探索环境的机会;特殊家庭的子女被忽视;与社会严重隔离、缺乏受教育和良性环境刺激的机会。

二、感觉统合失调的评定

所有感觉系统都可能发生感觉统合失调。感觉统合失调表现为行为障碍,但有行为障碍表现不一定就有感觉统合失调。感觉统合评定必须与神经运动功能评定、认知功能评定、心理行为评定、既往诊断等结果相结合,综合分析,并可从异常行为表现、器材评定以及量表评定多方面进行。

(一)异常行为表现

由父母在儿童穿脱衣、用餐、游戏以及学习等活动中进行行为观察并填写记录,交由医生、治疗师等专业人员进行分析,再重新观察,以初步判断是否存在问题。行为观察只是大体的判断,准确地评定需要标准化评定量表。

1. 日常生活活动中的表现

（1）ADL 动作笨拙：穿脱衣服、扣纽扣、戴手套、坐着穿脱鞋、系鞋带、站立或坐着穿脱裤子等动作过慢和／或笨拙；避免接触某些质地的衣服，不肯穿袜子、拒绝穿衣服，或坚持穿长袖衣裤以免暴露皮肤。

（2）进食困难：婴儿时喂养困难，辅食添加困难，拒绝含橡胶奶嘴甚至母亲乳头，容易诱发恶心、呕吐；儿童进食时容易掉饭粒、筷子用得不好，将水倒入杯中困难，整理餐具困难；严重偏食、挑食，不愿吃某些质地（如过于绵软、粘黏、坚硬等质地）的食物；经常口含食物而不吞咽，或喜欢刺激性强的食物等。

（3）接触困难：儿童不喜欢被人触摸、拥抱，尤其不喜欢被触摸脸、口周，特别是口腔内，不愿亲吻；不喜欢洗脸、洗头，害怕手部接触粘黏性的胶带、胶水、颜料等，不喜欢剪指甲、洗手；不易察觉别人的触摸，对于碰触分辨不清位置，需要用力拍打才能取得注意；或过分喜欢别人的触摸及用力地触摸别人；喜欢扭动嘴唇、扯头发、咬指甲、铅笔、橡皮擦、衣服等。

（4）抗拒乘坐交通工具：抗拒乘坐交通工具或电梯，上下车、移动坐位、上下斜坡及楼梯等；动作非常缓慢，上下楼梯困难，或用足击打台阶；方向感差，害怕双脚离开地面，不喜欢玩举高游戏，在高处时特别恐慌；不愿尝试移动性游戏，如秋千、旋转木马、摇篮，旋转时特别恐慌甚至呕吐；厌恶低头、倒立、翻跟头、打滚、旋转等动作或游戏。

（5）过度依赖家长：需要父母特别多的搂抱、抚摸，常打翻杯子、碗，乱扔撕扯玩具或衣物等；经常出现小意外，破坏物品，从高处或台阶上跌落等。

2. 游戏时的表现

（1）协调性活动能力差，动作僵硬，不能进行动作快速连续的活动，如不会抛接球，不会在跑动中踢球，不能跟同伴一起玩踢球等。

（2）不能与同龄儿童一起玩游戏，如跳绳、跳格子、踢球、拍球等。

3. 学习困难

（1）读写异常，数字排列异常等。

（2）身体动作幅度大，力度控制不良，执笔忽轻忽重，书写困难，容易折断铅笔，字迹浓淡不均，字体大小不等，字体混乱等。

（3）视物容易疲劳，抱怨字体模糊或有双重影响，厌恶阅读，经常跳读漏读。

（4）写字偏旁部首颠倒，数字容易写成反向，不能整齐地写在格子内，完成作业困难。

（二）器材评定

1. 小滑板　儿童对小滑板滑行方向的控制、操作滑板时手的灵活性以及在滑板上的情绪表现等都有助于判断是否存在问题。

2. 巴氏球　是测试儿童前庭平衡能力和重力安全感的重要器具。

（1）俯卧巴氏球：如患儿的头不能抬起，双手紧紧扶住球体或恐惧害怕，全身紧张僵硬，则表示身体和地心引力的协调不良。

（2）仰卧巴氏球：如患儿的头部不能稳定在正中位置，容易左倾或右倾，便会使身体向同一方向滑落，提示儿童的前庭平衡能力发展不足。

3. 跳袋或"袋鼠"跳　身体平衡能力差，手脚协调不良的儿童，往往出现身体前倾、双脚跟不上的情况，因此容易摔倒。

（三）标准化量表评定

1. 儿童感觉统合能力发展评估量表　是目前国内常用的标准化评估量表，由父母或其他照料者填写，按"从不、很少、有时候、常常、总是如此"5级评分。"从不"为最高分，"总是如此"为最低分。量表由 58 个问题组成，分为前庭失衡、触觉功能不良、本体感觉失调、学习能力发展不足，大年龄儿童的问题 5 项，适用年龄 3～12 岁。通过量表评定，可以准确判断儿童有无感觉统合失调及其失调程度和类型，并根据评定结果制订出个性化的感觉统合训练方案。

2. 婴幼儿感觉功能测试量表　婴幼儿感觉功能测试量表适用于 4～18 个月的婴幼儿，有较好的信度和效度，但个别项目与评定者经验关系较大。

3. 感觉问卷　适用于从出生到青少年、成年。不同年龄段有不同的量表，用于评定感觉调节功能。问卷由家长填写，结果可能与实际情况有出入，需进一步对儿童进行观察，并结合其他测试结果做出客观的评定。

第三节　感觉统合失调的治疗

一、感觉统合失调的治疗原则及流程

（一）治疗原则

1. 以儿童为中心的原则　治疗者掌握治疗目标，提供适当的感觉刺激并控制感觉输入的量，给儿童做出适当反应的时间和机会，对于正确的表现要及时表扬，随时根据儿童的反应对活动进行适当的调整；尊重儿童，妥善使用肢体语言、对话、暗示指导帮助儿童，而非指导儿童如何做出反应；协助儿童建立自信心，用耐心培养儿童的兴趣；注重培养儿童良好的生活、学习习惯；给儿童主动选择和参与设计活动的机会，因势利导。

2. 针对性原则　通过详细评定确切掌握儿童的感觉统合问题、各方面发育水平，日常生活能力和学习能力，按照感觉系统障碍逐项分析存在的问题，理顺感觉统合障碍与行为症状之间的关系；选择有针对性的治疗活动，提供合适的挑战；活动器材要能提供多样的刺激，能够搭配出不同的活动，以及在一个活动中能够提供视、听、活动的多样刺激。

3. 兴趣性原则　所选择的治疗活动要能够激发儿童的兴趣，使儿童主动尝试各种活动，并且活动的难度必须适合儿童的发育水平，让儿童觉得"有点难又不太难"，享受挑战的乐趣并得到适当的刺激，感觉每一次活动都能够在快乐中结束。

4. 全面性原则　利用活动让儿童尝试错误、失败和成功的机会,活动设计以动态与静态、粗大与精细活动互相搭配为原则,既保存适当体力,又能接受全面的刺激,使儿童的大脑整合感觉信息的功能,从而做出适合环境的反应。

（二）治疗目的与适应证

1. 治疗目的　目的是促进大脑发育成熟,使大脑能有效地处理来自环境与身体的感觉信息,继而做出与环境需要相适应的反应,最终帮助儿童提高兴趣及专注力、组织能力、学习能力。

2. 适应证　适用于所有感觉统合失调人群,包括脑瘫、唐氏综合征、注意力缺陷、多动障碍、智能障碍、语言障碍、发育迟缓、孤独症等发育障碍者。此外感觉统合治疗不仅适用于儿童,也适用于伴有感觉统合失调成人。

（三）感觉统合训练实施流程

1. 全面感觉评定　逐项描述所存在的感觉统合问题,确定感觉统合失调类型,理顺感觉统合障碍与行为症状之间的关系。

2. 根据评定结果制订治疗策略　明确感觉统合问题层面(包括感觉调节层面、感觉分辨层面和动作运用层面),制订解决策略,如运用哪些感觉刺激、设计哪些治疗性活动等,必须在实施治疗前做出决策。

3. 明确治疗目标,制订治疗计划　如减轻感觉防御、减少自我刺激、改善姿势和身体认知等,最终改善自理、学习、社交、游戏等功能。治疗计划是感觉统合治疗实施的核心部分,直接关系到治疗结果,根据治疗情况,动态调整治疗计划。

4. 制订治疗方案　根据治疗目标确定具体治疗方案,包括治疗目的、活动内容、治疗时间、治疗频度、注意事项等。

5. 感觉统合治疗实施　严格按照计划实施治疗,适当配合儿童心理辅导,进行家长咨询,取得家长配合。

6. 治疗效果评估　一般在进行 3 个月治疗后,需要进行再次评定,了解治疗效果,修改治疗方案。

二、感觉统合治疗设施

感觉统合治疗活动多数可以同时提供多种感觉刺激,而感觉统合训练设施(表 6-1)是感觉统合治疗的载体,在治疗中起着非常关键的作用。此外感觉统合治疗是随时随地都可以进行的,生活中有许多唾手可得的器具和活动,如跳绳、踢键子、跳方格、跳皮筋、打沙包、玩沙子、抓石子等等,都可以作为感觉统合治疗的活动项目。

表 6-1　常用感觉统合治疗设施及器材

项目	名称为	使用方法	感觉输入	作用
滑行类	滑板、滑梯、斜坡滑板	以坐、卧、站、跪等姿势在秋千上进行各种活动,如静态"飞机"式、"青蛙"蹬、"乌龟"爬行(仰卧)、俯卧旋转、牵引滑行、滑板过河、在滑板上水平推球等	前庭觉 本体感觉 触觉 视觉	强化前庭系统功能 促进双侧统合,促进身体保护性伸展反应成熟 强化身体形象,有利于注意力集中
悬吊类	秋千; 圆筒吊缆、圈状吊缆、网状吊缆	以各种不同的姿势如俯卧、坐、站等在器材上摇晃,并结合手眼协调活动	前庭觉 本体感觉 触觉 视觉	提高平衡、姿势控制及动作运用能力 强化身体形象、促进身体协调 提高前庭系统功能 纠正触觉防御 提高手眼协调和注意力
平衡类	平衡台、独脚椅、旋转浴盆、平衡木	静坐或跪立于晃动的平衡台上,双人扶持并摇晃平衡台;仰卧或俯卧并平衡台,在摇晃的平衡台上匍匐前进;平衡台上蹲起;坐独脚椅、在独脚椅上踢腿运动;坐、蹲、站、俯卧旋转浴盆	前庭觉 本体感觉 触觉 视觉	提高前庭感觉功能,控制重力感 发展平衡能力 强化身体形象,建立身体协调及双侧统合 增强腰腹肌及下肢肌力 提高视觉空间、眼动控制及视觉运动协调能力
触觉类	触觉球、触觉板	表面有特殊设计软质颗粒和香味,多种形状和质地的装饰,鼓励儿童赤足在触觉板上行走;触摸及感受触觉球;熟练后可以配合取物、扔物活动,或与其他器具配合使用	触觉 嗅觉	提供丰富的触觉和嗅觉刺激 减轻触觉防御; 提供触觉分辨能力,稳定情绪

项目	名称为	使用方法	感觉输入	作用
滚动类	彩虹筒	俯卧彩虹筒、筒内滚动	前庭感觉 触觉 本体感觉	提高姿势控制及平衡能力 强化运动计划能力 促进身体协调,强化身体形象概念
弹跳类	蹦床、"羊角"球、"袋鼠"跳	在蹦床上双脚并拢跳起,并使小腿后屈,足跟踢至臀部;双手抱球跳跃;两人一组进行抛接球游戏;投球入篮;坐在"羊角"球上,双手紧握手把,双脚蹬地向前跳;站在跳袋中,双手提起袋边,双脚同时向前跳	前庭觉 本体感觉	抑制感觉防御 矫治重力不安全感和运动计划不足 发展下肢力量及上下肢协调 锻炼跳跃能力、强化姿势控制和身体双侧统合 有助于情绪稳定
球类	巴氏球、皮球	俯(仰)卧巴氏球;坐上巴氏球,巴氏球滚压;俯卧巴氏球抓物;趴地推球;对墙壁打球	前庭觉 本体感觉 触觉	增强身体与地心引力之间的协调 提高运动计划能力; 提高注视能力、手眼协调能力,强化身体形象 提高对移动物体控制和运用的能力
重力类	重力背心、弹力背心、重力被	走路摇晃、注意力不集中、自我刺激的儿童穿上重力背心或盖上重力被,每次20min左右,间隔2h可重复使用	本体感觉 触觉	强化本体感觉及触觉; 稳定情绪 提高注意力

三、感觉统合治疗活动

(一)被动多感觉输入

1. 适应证　严重运动功能障碍及感觉调节障碍的儿童,小婴儿。
2. 器材　软刷、手套、小毛巾、小振动棒、巴氏球、浴巾、秋千等。

3. 感觉统合刺激　用不同材质的小毛巾等刷擦皮肤,小振动棒振动肌肤,关节挤压,巴氏球上蹦跳,用浴巾或床单摇晃儿童,同时进行视听觉刺激。注意按照本体感觉—触觉—前庭觉或触觉—本体感觉—前庭觉的顺序操作。对于触觉防御或其他感觉防御者采取强压和本体感觉输入;重力不安全感者以提供增加本体感觉和直线前庭觉的活动为主;对移动厌恶反应者以提供直线运动(平衡觉)和主动抗阻力运动(本体感觉)的活动为主。2h/次,6次/周。

（二）触觉活动

1. 球池(海洋球)活动　见图6-1。

（1）适应证:触觉防御或迟钝、孤独症、身体协调不良、多动症。

（2）器材:球池(海洋球)。

（3）感觉统合刺激:将儿童放入海洋球池中进行各种站立、行走、爬行、翻滚、跳跃等动作。需注意儿童对各种感觉的喜爱、固执和排斥。30min/次,2~3次/周。

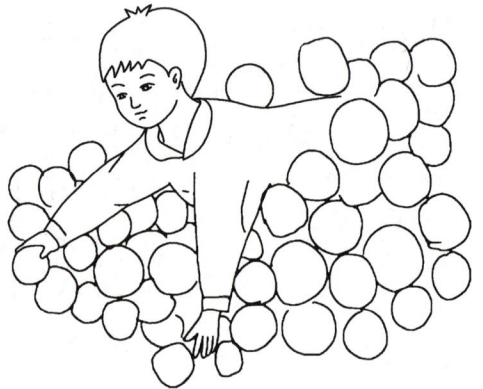

图 6-1　球池(海洋球)活动

2. 巴氏球活动

（1）适应证:触觉防御或迟钝、身体协调不良,多动症、孤独症。

（2）器材:巴氏球。

（3）感觉统合刺激:俯卧于巴氏球上,伸展双臂支撑于地面,治疗师抓其小腿前后推拉或左右移动,双手着地可产生手部触觉及本体感觉,促进手腕控制及动作计划能力;或由人辅助坐在巴氏球上,左右倾斜、上下跳跃可以刺激前庭平衡觉及本体感觉,训练保护性伸展反应;巴氏球滚压背部有利于改善触觉防御或迟钝;俯卧巴氏球用手抓物有助于保持身体平衡,强化手眼协调、运动计划,有助于语言及自我控制能力的提高。20~30min/次,3~4次/周。

3. 倾斜垫上滚动

（1）适应证:触觉防御或迟钝、身体协调不良。

（2）器材:倾斜垫或三角垫。

（3）感觉统合刺激:将倾斜垫铺成约20°斜面,让儿童沿斜面自己滚下。提醒其滚下时手脚与头的配合;注意观察滚下时的姿势以及身体各部位协调情况。20min/次,3~4次/周。

延伸活动:滚下时也可以抱着枕头或填充玩具,体会头、手、脚同时收缩时的感觉。

4. 手脚印活动

（1）适应证:触觉防御或迟钝、身体协调不良。

（2）器材:水彩颜料、面粉、彩色纸、塑胶垫或地板等。

（3）感觉统合刺激:让儿童光着手脚,沾上面粉或彩色颜料,手脚着地印在不同质地的彩纸或塑胶垫、地板上等。增加触觉刺激,减低触觉防御;位置移动能刺激本体感觉,动作计划及手眼协调或手脚的协调。

5. 突出重围活动

(1) 适应证:触觉防御或迟钝、本体感觉迟钝、身体协调不良。

(2) 器材:弹力绷带、弹性塑胶袋、橡皮筋等。

(3) 感觉统合刺激:在儿童身上均匀缠上橡皮筋、弹力绷带或弹性塑胶袋等,鼓励儿童行走、滚动数分钟,引导儿童如何松绑。提供触觉及感觉调节的机会,并提供本体感觉刺激强化儿童身体位置及控制能力。

6. 寻"宝"活动　见图 6-2。

(1) 适应证:触觉防御或迟钝、感觉调节障碍。

(2) 器材:小玩具、豆子、沙子或米粒等。

(3) 感觉统合刺激:将儿童喜欢的小玩具埋藏在装有沙子或米粒、豆子的桶中,鼓励儿童伸手将埋藏的玩具找出来,能够提供触觉刺激及锻炼动作计划能力等。

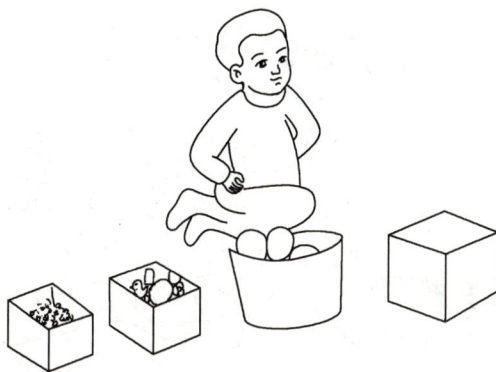

图 6-2　寻"宝"活动

(三) 前庭平衡觉活动

1. 平衡台活动

(1) 适应证:多动症、身体协调不良,本体感觉及前庭觉控制不良者。

(2) 器材:平衡台、平衡板、球、篮筐、旋转浴盆等。

(3) 感觉统合刺激:跪在或坐在平衡台上,双人扶持并摇晃平衡台;仰卧或俯卧平衡台上,在摇晃的平衡台上匍匐前进;在平衡台上做蹲起。能够有效提高前庭感觉功能,控制重力感,发展儿童平衡能力,并起到强化身体形象,增强腰腹肌及下肢肌力,建立身体协调及双侧统合的作用。

2. "飞机飞"活动　见图 6-3。

(1) 适应证:多动症、孤独症、身体协调不良者。

(2) 器材:无。

(3) 感觉统合刺激:治疗师抱住儿童胸腹部使其呈俯卧姿势,伸直双臂,做前-后-左-右各向摆动,也可以将儿童慢慢举起做上下降落摆动活动;或治疗师仰卧位,屈髋屈膝,双臂上举,将儿童托举于手上和屈起的小腿上,慢慢上下及前后摆动。能够有效提供大量本体感觉和前庭觉刺激,提高身体形象认识、稳定情绪及社交能力等。

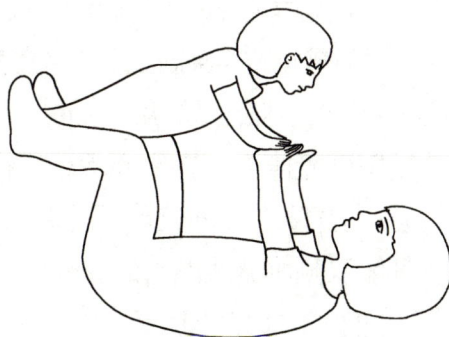

图 6-3　"飞机飞"活动

3. 摇小船和跷跷板　见图 6-4。

（1）适应证：多动症、孤独症、身体协调不良者。

（2）器材：无。

（3）感觉统合刺激：治疗师与儿童相对屈膝而坐，脚掌相对，拉住其双手，前－后－左－右摇晃，边唱边玩摇小船游戏。或让儿童双脚踏至治疗师膝部，轮流进行坐起与仰卧间转换的跷跷板游戏。能够促使儿童控制重力感，提高前庭觉刺激，发展儿童平衡能力，并起到强化身体形象，增强腰腹肌及下肢肌力作用。

4. 球上爬行　见图6-5。

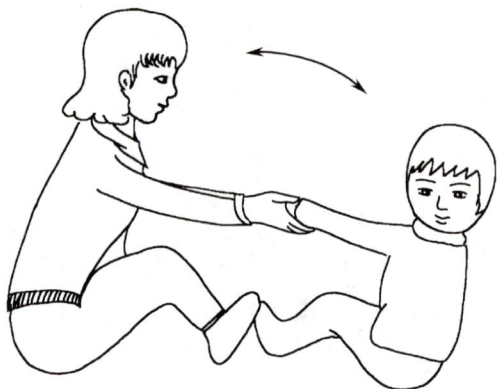

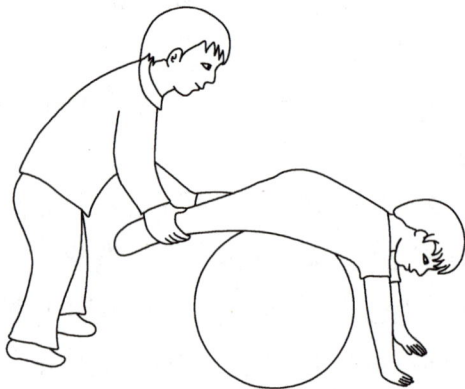

图6-4　摇小船活动　　　　　　　　图6-5　球上爬行活动

（1）适应证：手眼协调不佳、身体协调不良者。

（2）器材：巴氏球。

（3）感觉统合刺激：儿童俯卧巴氏球上，伸展双臂，治疗师抓住其小腿前后推拉或左右移动，可以刺激前庭平衡觉及本体感觉，训练保护性伸展反应；进行双手着地行走可产生大量手部触觉及本体感觉，促进手腕控制及动作计划能力。爬行可锻炼手眼协调性及身体的线性关系；不同姿势下的球上运动有利于改善姿势控制及肌张力。

5. 投球

（1）适应证：触觉防御、手眼协调不佳、身体平衡差、身体协调不良者。

（2）器材：巴氏球、"羊角"球、平衡板、平衡台、蹦床、小皮球、篮筐等。

（3）感觉统合刺激：儿童坐在晃动的平衡台上或巴氏球上，将手中的小皮球投掷到篮筐中；或双手抓住"羊角"球的把手，在原地上下跳动、前后左右移动或旋转，并将手中的球投掷到篮筐中。在平衡板或平衡台上移动、球上弹跳能够提供大量前庭觉及本体感觉刺激；向篮筐中投掷皮球可以训练儿童手眼协调性及空间概念；跳动练习有利于动作计划及身体双侧协调性能力的提高。

（四）本体感觉活动

1. 翻越障碍　见图6-6。

（1）适应证：本体感觉、深触觉障碍者，身体不协调、平衡差者。

（2）器材：地垫、楔形垫、枕头、豆袋、被子、抱枕或海洋球池。

（3）感觉统合刺激：将枕头、被子、垫子或楔形垫等堆积成小山，鼓励儿童在上面翻滚或从小山中爬出；或帮助儿童正着或倒着爬入海洋球池中，在球池中翻滚、爬行、跳跃、爬进爬出等。此类活动能够提供大量本体感觉、深触觉刺激，同时能够训练双侧协调及动作计划能力等。

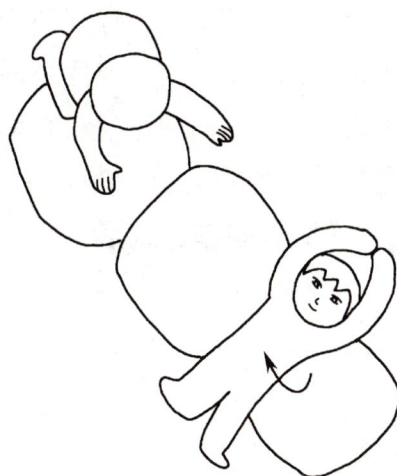

图 6-6 翻越障碍

2. 大力士摔跤

（1）适应证：本体感觉、深触觉障碍者，身体不协调、平衡差者。

（2）器材：无。

（3）感觉统合刺激：儿童与治疗师或爸爸、妈妈在跪位或站立位等姿势下玩摔跤游戏。在不同姿势下进行摔跤，需要努力控制姿势的同时还需要用力扭动身体，能提供强烈的本体感觉，有利于身体形象的认知，动作计划等。

3. 不倒翁

（1）适应证：本体感觉、深触觉障碍者，身体不协调、平衡差者。

（2）器材：无。

（3）感觉统合刺激：治疗师与儿童面对面，可尝试不同姿势，包括双膝跪位、单膝跪位、四点跪位或前后脚站立；治疗师与儿童双掌对合，十指紧扣，双方慢慢地用力互推，引导儿童保持不倒，取得胜利，或故意将儿童慢慢推倒在地。不同的姿势能让儿童感受不同身体位置、本体感觉及姿势控制，并能训练肌力；推倒的过程能训练平衡反应，强化上身肌力和下半身的耐力。

（五）视觉及听觉活动

1. 保龄球

（1）适应证：注意力不集中、手眼协调性差、身体不协调、平衡差者。

（2）器材：保龄球。

（3）感觉统合刺激：儿童盘膝而坐，将小型球门对面放置，距离儿童 1.5m 左右，鼓励儿童将各种颜色的塑料水果、积木、玩具皮球等滚向或投向球门内，并计算他成功瞄准的次数；逐渐增加难度：如增加距离和改变角度，或采用半跪或手肘支撑姿势，甚至是边跑边用脚踢球入门的方式。滚球入门能够训练视觉能力及眼 - 球追踪能力，并促进手眼协调及视觉空间位置的发展。采用不同姿势完成任务能增加本体感觉及姿势控制能力等。

2. 光影追踪　见图 6-7。

（1）适应证：注意力不集中、手眼协调性差者。

（2）器材：激光笔或手电筒。

（3）感觉统合刺激：在光线较暗的室内，治疗师手持激光笔或手电筒照在天花板或墙壁上，慢慢移动，引导儿童用眼睛追踪光线，并保持头部不动，重复 4~5 个来回；让儿童手持激光笔或手电筒,一起照着追踪光线;改变照光路线,从一点突然跳到另一点、三角形、8字形、口字形、之字形路线等增加难度。光感追踪能够促进眼球随意活动能力及追踪能力的发展;用手指追踪光线,有利于综合本体感觉及视知觉;由一点跳往另一点的视觉追踪,是抄写能力的主要基础;双手持激光笔过中线活动,能促进双侧协调,惯用手的建立。

(六) 动作计划活动

1. 花样滑行　见图6-8。

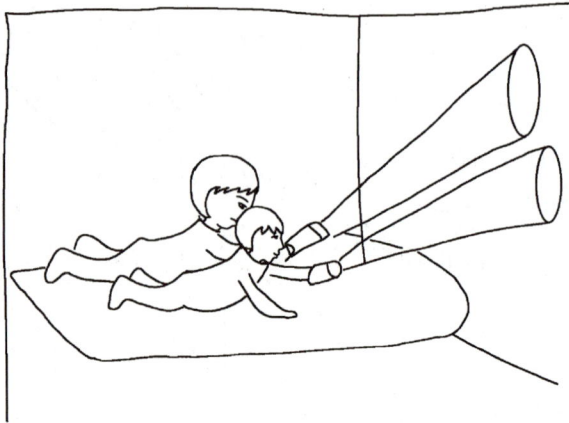

图6-7　光影追踪　　　　　　　　图6-8　花样滑行

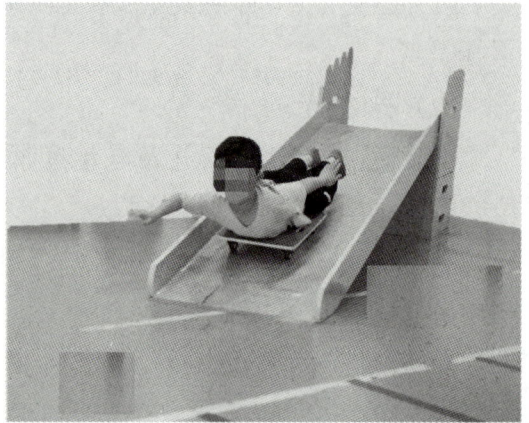

(1) 适应证:姿势控制能力差、本体感觉、深触觉、平衡协调性控制不良者。

(2) 器材:滑板、斜坡滑梯、豆袋等。

(3) 感觉统合刺激:儿童俯卧在滑板上,双臂伸展姿势,按指令向指定方向旋转滑行,按指令停止运动;从斜坡上滑下,边滑边向指定方位投掷豆袋等物;按照儿童需要以坐、跪等不同姿势滑行;俯卧伸展姿势可增加头颈背部肌肉张力,提高姿势控制能力;旋转及在滑板上运动能增加前庭觉刺激;游戏活动中有利于手动作计划及视觉-动作整合的提高。

2. 跨越障碍

(1) 适应证:姿势控制能力差、本体感觉、深触觉、平衡协调性控制不良者。

(2) 器材:鞋盒、棉花、豆粒、橡胶粒、发泡塑料、海绵等。

(3) 感觉统合刺激:将不同质感的东西如棉花、豆粒、橡胶粒、发泡塑料、硬体海绵等分别放入不同的大鞋盒内,将盒子(8~10个)排列成一条路线(呈直线或S形等),盒与盒之间距离10cm左右(相隔距离不必完全相同)。儿童脱掉鞋袜,沿着盒子一步一个的行走。本游戏能够有效促进动作计划能力的发展;能锻炼视觉空间概念,改善平衡觉及眼-脚协调,并能为双足提供丰富触觉刺激。

(七) 两侧协调及手眼协调活动

1. 拍球

(1) 适应证:姿势控制能力差、本体感觉、手眼协调性及平衡协调性控制不良者。

(2) 器材:皮球、触觉治疗球。

（3）感觉统合刺激：坐着或站着用双手拍球；用惯用手拍；左右手轮流交替拍；双手交叉拍；边拍边走路或转圈。注意：儿童身体左右摆动时，治疗师扶其骨盆减低身体摆动；可选触觉治疗球（即凹凸面）代替增加触觉刺激。拍球能提供本体感觉及触觉刺激，提高手眼协调性及双侧协调能力，边拍球边走路能训练动作计划能力，视-动整合功能。

2. 飞人玩球　见图6-9。

（1）适应证：姿势控制能力差、本体感觉、手眼协调性及平衡协调性控制不良者。

（2）器材：蹦床、皮球、触觉治疗球。

（3）感觉统合刺激：儿童站在蹦床上边跳边玩抛接球游戏。可以有效提供本体感觉、前庭觉，以及更高要求的身体协调性能力、手眼协调能力。

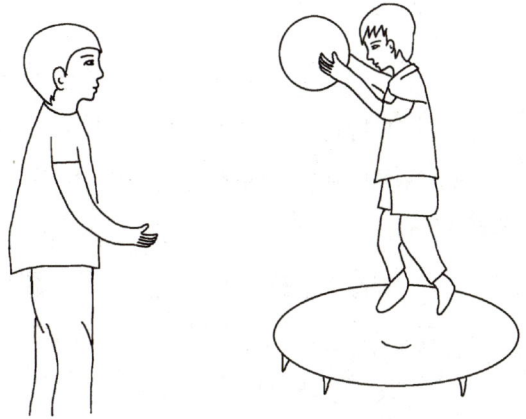

（八）精细协调性活动

（1）适应证：手部小肌肉活动不灵活、手指力量不足、手部触觉不敏感、手眼协调性差者。

图6-9　飞人玩球

（2）器材：包装用泡泡塑料袋、胶泥、橡皮泥、面粉、各种珠子、不同大小的球、拼接棒、泡沫剃须膏等。

（3）感觉统合刺激：让儿童将包装用的泡泡塑料纸上的泡泡捏破；用胶泥、橡皮泥、面粉团等捏出各种不同形状的小玩偶；用彩绳将不同孔径的大小珠子穿成串；用泡沫剃须膏在镜子上涂抹画自己。挤泡泡、泥塑等活动可以训练手指力量、手眼协调、双手协调等，并能提供触觉刺激，减轻触觉防御及提高触觉分辨能力；镜子上画自己可以锻炼手眼协调，并能认识自己身体等。

四、感觉统合辅助治疗方法

（一）感觉餐单

感觉餐单是一种治疗策略，是根据儿童的感觉需求而精心设计的一天活动量和流程，包括一天、一周甚至一个月的餐单。如同关注儿童的饮食营养要均衡一样，认真对待儿童的感觉的"营养"需求，为儿童设计出实用的、治疗量适中的、精心安排的个人家庭活动方案。将以感觉为基础的活动与日常生活科学艺术地结合在一起。

1. 目的　调节感觉失调，使儿童能正确接收感觉信息；促进感觉统合，使儿童建立理想的兴奋状态适应环境；减少自我刺激或自伤的行为；最大程度减少注意力分散，使儿童能集中精力学习、社交，达到促进发育的目标。

2. 方法　制作感觉餐单需要考虑多种要素，包括时间、空间、活动的可调整性、儿童的兴趣、治疗团队的接受能力。如每项活动的持续时间、活动与活动之间的时间间隔，训练环境的安排,训练器材的选择、活动流程的调整、活动与活动之间的合理搭配等。

(二)威尔巴格(Wilbarger)治疗法

1. 治疗机制和目的　治疗性深触压皮肤和挤压关节,短时间内向大脑输入大量触觉和本体感觉信息,调节大脑觉醒状态,镇静安神,改善感觉防御。

2. 适应证　年龄在2个月以上、生命体征平稳的感觉防御障碍儿童。

3. 方法

(1)工具:选用柔软的高质量手术刷。

(2)治疗部位:手臂、手掌、背部、腿部、足底以及躯干和四肢关节。

(3)操作顺序:先擦刷皮肤,再挤压关节;先从感觉防御相对较轻的部位开始,通常从下肢开始,最后处理症状最严重的部位。

(4)刷擦方法:治疗师手拿手术刷,直接刷在儿童皮肤上,将刷毛压下去,先顺着汗毛生长方向,缓慢地、连续地、均匀地移动刷子,每个部位只刷一次,不断更换擦刷部位。

(5)关节挤压法:每个部位擦刷后立即进行稳稳地、重重地、有节奏地挤压关节8~10次,挤压四肢大关节和脊柱关节,包括小关节。也可以鼓励儿童做跳跃、翻滚、俯卧撑等动作。

(6)治疗频率:每90分钟至2小时治疗一次。

(三)水疗

水疗是以水为媒介,利用不同温度、压力、成分的水,以不同的形式作用于人体,以预防和治疗疾病、提高康复效果的方法。水是一种具有强大动力的治疗性介质,儿童在水中进行全然不同的活动和学习,一边娱乐一边治疗。既能促进心肺功能、肌力提高、体能、姿势控制、人际关系、情绪、日常生活能力全面发展,而且能够使儿童在寓教于乐中获得全面丰富的感觉经验。

1. 治疗机制　水疗能够为儿童提供多种感觉信息,使水疗获得具有类似于感觉统合治疗的效果。由于水的流动性和水流方向的不断变化,使皮肤感受器始终处于敏感状态,不断向中枢系统传输触觉信息及温度觉信息。儿童在重力和浮力的作用下,所进行的任何平面、角度、任意姿势的运动都能够产生丰富的前庭觉信息。而前庭觉失调的儿童在水中进行姿势的控制更有利于提高前庭觉统合加工能力。水疗对水的流动性、压力的抗阻运动以及水对皮肤的触觉感受器的挤压,都可以产生与陆地截然不同的本体感觉。在水中组织球类活动、小游戏等有利于儿童组织计划、专注力、认知学习、沟通和社交能力。

2. 水疗法

(1)水中运动池:治疗浴池可采用水泥瓷砖建成,或橡胶气垫式简易泳池。多采用圆形治疗浴池,深度为 0.6～1.05m。

(2)水中运动疗法:让儿童进入水中,站在平行杠内,水面达到儿童能够站稳即可,双手抓杠练习行走。或治疗师从不同方向推水浪或用水流冲击儿童身体,使其身体能够保持平衡。而在水中做好的协调性运动就是游泳,开始可以让儿童在一个固定的位置进行原地游泳动作,以后逐渐过渡到儿童能完全独立进行游泳运动。

(四)眼动控制

1. 治疗机制　视觉运动技能包括视觉注意、固视、扫视、追视、旋转运动、辐辏等技能,在中枢神经系统正确支配下,视觉系统与前庭系统、本体感觉密切配合,促使视觉快速、连续地从环境中获取信息。前庭觉－眼球－颈之间相互联系互为影响的三角关系,使个体在凝视静态目标时能做到稳定头颈、双眼固视在目标物;而个体在追视移动目标时,双眼随头颈平稳地移动跟踪目标物。前庭系统向视觉系统提供空间定位和空间定向信息,产生"空间视知觉"。前庭觉、本体感觉与视觉系统的整合,协调头、眼和身体的运动。在前庭－视觉－颈部本体感觉的三角关系中,任何一方功能受损都会影响到三角关系的稳定性。增加前庭觉、本体感觉输入,提高前庭觉、本体感觉和视觉的整合能力,可以促进眼动控制的发展。

2. 眼动控制训练

(1)持续注视和追视训练:儿童坐在或卧在旋转训练器或旋转木马等上,治疗师顺时针或逆时针旋转训练器,引导儿童在旋转器上保持平衡,旋转结束后,引导儿童进行水平、垂直、前后、对角线等轨迹注视;或由治疗师持一玩具在儿童面前无规律变换位置,引导儿童跟踪注视玩具;在儿童面前不同的距离放置两个玩具,一个距眼 30cm,另一个距眼50～90cm,引导儿童进行交替注视。

(2)立体视觉和动态视觉训练:使儿童坐在秋千上、滑板上、旋转木马上等,儿童能够接受的情况下较大幅度地摇晃或旋转秋千、滑板,并引导儿童持续注视治疗师持有的玩具。

(3)手眼协调性训练:让儿童在蹦床上弹跳,治疗师与儿童在弹跳中玩抛接球的游戏;引导儿童练习一边跨越障碍物一边拿取目标玩具;或是引导儿童在黑板上跟随治疗师的轨迹进行线条跟踪绘画。

(五)口面部感觉运动治疗

1. 治疗机制　口腔内包括触觉、本体感觉、嗅觉、味觉等丰富的神经支配,所以口腔可以发生反应低下、反应过高、感觉寻求等导致的各种感觉调节障碍、运动障碍和心理行为问题等,如吸吮、吞咽、呼吸失协调等口腔各器官的运动功能障碍,而口腔的感觉和运动障碍也会并发一系列与口部相关的心理行为问题。口面部的感觉运动治疗有助于增强大脑对口腔结构的意识,促进口腔感知正常化,并进一步提高全身感觉统合功能。

2. 口面部感觉运动训练

(1)体位及姿势:标准的治疗体位是端正的坐姿,有利于儿童正确接收前庭觉和本体感觉反馈,促进儿童与治疗师之间的沟通和学习。

(2)训练方法:使用棉签棒、振动棒、压舌板、硅胶奶嘴、硅胶磨牙器以及戴上橡皮手套的手指或各类质感的食物等为工具,以合适的力度按摩口腔各个部位,提高口部感觉调节能力和辨别功能等。此外,使用各种硅胶磨牙器、口哨、不同型号的吸管、各种食物等工具进行游戏和进食,能够让儿童接受口腔内器官和发声器官的活动练习,从而提高唇颊、舌、软腭等器官的活动度,以及发声器官的协调活动能力。

本章小结

  感觉统合是个体生存与发展的基础能力之一,对个体生活和学习的各个方面产生重要影响。感觉统合失调治疗是基于感觉统合理论,由治疗人员为感觉统合失调儿童组织、实施有意义的治疗性活动,使其在获得所需要的感觉信息后做出适当的反应,用于改善儿童大脑感觉加工能力的治疗方法。学习重点是感觉统合与感觉统合失调的概念、理论,感觉统合异常行为表现及功能评定及治疗性活动应用;学习难点是对感觉统合失调患儿选择、开展有针对性的作业治疗。在学习的过程中注意要根据患儿的行为表现及功能评定结果,有针对性地选择治疗器材,为患儿提供个性化的作业治疗训练方案,开展系统的治疗活动,并在活动中帮助患儿培养自信乐观的性格。

(胡晓玲)

? 思考与练习

一、名词解释

1. 感觉统合
2. 感觉统合失调

二、简答题

1. 简述感觉统合失调的治疗原则。
2. 列举三种在感觉统合治疗中常用的器材,并说明它们的作用。

第七章 | 辅助技术

07章

07 章 数字内容

学习目标

1. 具有"以患者为中心"的理念,强烈的安全意识,良好的职业素养;爱心、耐心、责任心及良好的团队协作和沟通能力。
2. 掌握自助具的选用原则;助行器的选用原则;轮椅的使用注意事项。
3. 熟悉辅助技术的基本概念及分类;自助具的种类及作用;助行器的种类及功能。
4. 了解常用辅助器及分类;常用自助具类型。
5. 学会针对具体的功能障碍患者选择和正确使用辅助器具。

工作情景与任务

导入情景

患儿,男,10 岁,患有先天性白内障,视力残疾分级为 2 级低视力,长期使用放大镜协助阅读,由于需低头弯腰眼睛贴近放大镜看书写字,脊柱出现侧弯。配备电子助视器后,不仅使患儿的阅读能力得到很大提升,脊柱侧弯问题也得到明显改善。

工作任务:

1. 患儿使用的自助具有哪些?
2. 应该如何为患者选配最合适的辅助器具?

133

第一节 概 述

一、辅助技术概念

辅助技术（assistive technology，AT）指用来帮助残疾人、老年人等功能障碍者进行功能代偿以促进其独立生活并充分发挥他们潜力的多种技术、服务和系统的总称。辅助技术可以改善功能障碍对功能障碍者的影响，使功能障碍者能够执行他们以前无法完成或难以完成的任务，增强他们适应生活的能力，让功能障碍者拥有更积极、更和谐的生活方式，使其回归日常生活，最大程度地融入社会。例如，轮椅为行动不便者提供独立行动能力，助听器帮助听力障碍者恢复听力等。

辅助技术可概括为辅助器具（assistive device，AD）和辅助技术服务（assistive technology service，ATS）两个方面。

二、辅助器具分类

（一）辅助器具的概念

辅助器具指供功能障碍者使用的，特殊制作或一般可得到的，具有改善、补偿、替代人体功能和实施辅助性治疗以及预防残疾为目的的任何产品（包括器械、仪器、设备和软件）。

使用辅助器具的主要目的：①有助于参与性；②对身体功能（结构）和活动起保护、支撑、训练、测量或替代作用；③防止损伤、活动受限或参与限制。

（二）辅助器具的分类

1. 按使用功能分类 1996年6月我国首次颁布了《残疾人辅助器具 分类》的国家标准。由于使用"残疾人辅助器具"这一名称为会使服务对象的群体缩小，而使用"辅助器具"概念又太宽泛，不明确，容易引起歧义。为了使表述更加精准，逐步统一使用"康复辅具"这一名称为。《康复辅助器具 分类和术语》（GB/T 16432-2016）按辅助器具的功能，将其分为12个主类、135个次类和980个分类。以下括号内为该类辅助器具的国际编码。

（1）个人医疗辅助器具（04）。

（2）技能训练辅助器具（05）。

（3）矫形器和假肢（06）。

（4）个人生活自理和防护辅助器具（09）。

（5）个人移动辅助器具（12）。

（6）家务辅助器具（15）。

（7）家庭和其他场所的家具和适配件（18）。

（8）沟通和信息辅助器具（22）。

（9）操作物品和器具的辅助器具（24）。

（10）环境改善和评估辅助器具（27）。

（11）就业和职业培训辅助器具（28）。

（12）休闲娱乐辅助器具（30）。

此分类方法的优点是每一类辅助器具都有自己的 6 位数字代码，是唯一的，主类仅用一对数字表示（省掉 00 的两对数字）。此类分类通过代码就能反映出各类辅助器具在功能上的联系和区别，有利于统计和管理。

2. 按使用人群分类　不同类型的功能障碍者需要不同的辅助器具。根据《中华人民共和国残疾人保障法》，我国的残疾人包括视力残疾、听力残疾、言语残疾、肢体残疾、智力残疾、精神残疾、多重残疾和其他残疾的人，加上有需要的老年人，分别需要不同的辅助器具。

（1）视力残疾辅助器具：助视器和导盲器等。

（2）听力残疾辅助器具：助听器等。

（3）言语残疾辅助器具：语训器、沟通板等。

（4）智力残疾辅助器具：智力开放的器具和教材等。

（5）精神残疾辅助器具：手工作业辅助器具或感觉统合辅助器具等。

（6）肢体残疾辅助器具：假肢、矫形器、轮椅等。

（7）老年人辅助器具：老花镜、手杖、轮椅等。

此分类方法的优点是使用方便，有利于不同功能障碍类型的使用者根据需要选用辅助器具，缺点是该分类不能反映出这些辅助器具的本质区别。特别是许多康复训练器材并不局限于上述某类人群使用，而是属于通用辅助器具。

3. 按使用环境分类　不同的辅助器具用于不同的环境，国际功能、残疾和健康分类（ICF）中，根据辅助器具的使用环境主要分为以下几类：

（1）生活用辅助器具。

（2）移乘用辅助器具。

（3）通信用辅助器具。

（4）教育用辅助器具。

（5）就业用辅助器具。

（6）文体用辅助器具。

（7）公共建筑用辅助器具。

（8）私人建筑用辅助器具。

此分类方法的优点是使用方便，针对性强，能够根据个体需要给出最合理的建议。缺点是无法反映辅助器具间的根本区别，不同种类之间存在交叉重合。

第二节 自 助 具

一、自助具的概念和作用

自助具指为了提高功能障碍者的自身能力,使其能较省力、省时地完成一些原来无法完成的日常生活活动,以增加其生活独立性的辅助器具,主要与上肢功能和日常生活活动有关,自助具的使用是一种积极的治疗手段,有助于树立功能障碍者重返社会的信心。

自助具在一定程度上消除或抵消了功能障碍者的功能缺陷,克服了他们自身的功能障碍,因而在某种意义上消除了残疾人等功能障碍者重返社会的物理障碍,实现残疾人的平等、参与和共享。自助具的作用包括:

1. 代替和补偿 如助视器、助听器可以补偿视听功能。

2. 提高生活自理能力 如日常生活自助具能够提高衣、食、住、行、个人卫生等方面生活自理能力。

3. 提高学习和交流能力 如助听器、书写、阅读、电脑、打电话自助具可以提高学习和交流能力。

4. 节省体能 如带弹簧的筷子可以节省体能,方便夹取食物。

5. 增加就业机会,减轻社会负担 如残疾人借助自助具完全可以胜任一定的工作。

6. 改善心理状况 如功能障碍者借助自助具完成生活自理,可平等地与人交流,大大地提高患者生活的勇气和信心,改善心理状态。

7. 提高生活质量 自助具可使功能障碍者自主地参与家庭与社会生活、娱乐及工作,从而提高生活质量。

二、自助具的选配原则

自助具根据功能障碍者的障碍程度、残存功能和实际需要进行选配,合适的自助具能够充分发挥功能障碍者的残存功能,达到改善日常生活自理的目的。自助具的选配和使用应该遵循以下原则:

1. 安全可靠 选配自助具必须做到既能达到改善患者的生活自理能力,又对使用者不存在任何潜在的不安全因素。

2. 经济耐用 选配的自助具应具有价格便宜、坚固耐用、易于清洁和维修等特点。

3. 方便实用 选配的自助具应具有轻便、易掌握、可调节、方便随身携带等特点。

4. 有可调节性 选配的自助具应该适合使用者的需求。市场上有成品的尽量采用成品,并根据使用者实际需要进行个性化调节;没有成品的则需要在普通用具的基础上加以改造或自制。

三、自助具的选配流程

自助具必须由专业人员按照严格的评定、使用前后的训练、必要的环境改建、安全指导等程序选配。不适当的器具不仅会造成资金的浪费，还有可能带来安全问题。

（一）功能评定

功能障碍不同，所需使用的自助具也不同，因此选配前必须进行系统的评定，了解使用者的目前功能及预后情况，选择最适合的辅助器具。评定内容应包括：

1. 运动功能评定　肌力、耐力、ROM、平衡、转移能力等。
2. 感觉功能评定　深浅感觉、复合感觉、视觉、听觉等。
3. 认知功能评定　注意力、记忆力、学习能力、理解力、沟通能力、应变力等。
4. 心理功能评定　抑郁、焦虑等。
5. 情绪行为评定　攻击行为、自伤行为、过激行为等。
6. 环境评定　家居环境、学习环境、工作环境、社区环境等。

（二）开自助具处方

开自助具处方主要考虑自助具的类型、尺寸、材料、使用范围、承重、其他配件、特殊要求等，还要考虑使用者的意愿、操作能力、安全性、重量、外观、价格等问题。一般不同功能障碍者和障碍程度不同者往往需要不同的自助具。

（三）选配前的训练

选配前应对患者进行有针对性的系统训练，以利于日后更好地应用辅助器具。训练内容根据功能评定结果选择，一般包括肌力、耐力训练、ROM 训练、平衡训练、转移训练、感觉训练、认知训练、心理治疗等。

（四）自助具的制作或选购

自助具制作或选购时需考虑制作的时间、体位、使用者的耐受程度、装配过程、安全性、是否符合人体功效学和生物力学原理、维修保养等；最好能够试用，以便使用者选择最喜欢并且合适的产品。

（五）自助具的使用训练

自助具的使用训练应包括穿戴或组装、保持平衡、转移、进行日常生活活动等内容。

（六）自助具使用后评定

装配自助具后通过适当地训练后一定要进行再次评定，以了解是否达到了预期的功能，使用者能否正常使用，是否需要进行改良，有无安全方面的考虑等。经过评定，如果使用者可以安全独立地使用自助具，就可以交付使用并给予详细的使用保养指导；如果达不到功能需要，则需要对自助具进行改装；如果存在环境方面的限制而影响使用，应进行环境的改造并进行环境适应训练；如果使用者不能独立使用而需要他人照护，则应教会照护者正确使用及保养方法。

四、常用自助具

常用的自助具主要有进食类、穿衣类、梳洗修饰类、如厕洗浴类等。

（一）进食类自助具

1. 叉、匙、筷子类自助具

（1）手柄加长的叉、匙：适用于肩、肘关节活动受限，无法自主进食者。

（2）手柄加粗的叉、匙：适用于手指屈曲受限或者握力较弱者。

（3）带 C 形手柄的叉、匙：适用于手指抓握功能差，不能握住叉、匙柄者。

（4）上端加装弹簧的筷子：适用于手指屈肌肌力存在而伸肌功能障碍者。

2. 碟盘、碗、杯子类自助具

（1）分割凹陷式碟子：可将盘中的菜分开，边缘深陷接近垂直，食物不易被弄出碟外。适用于上肢动作不协调者。

（2）带负压吸盘的碗：碗底装有负压吸盘，可防止碗被推动，适用于只能单手进食者以及上肢动作不协调者。

（3）带 C 形手柄的杯子：适用于手指抓握功能差，不能握住杯子者。

（二）穿衣类自助具

1. 穿衣棒　棒端有 L 形钩，适用于肩、肘关节活动受限，无法自主穿脱衣者。

2. 拉锁环　为穿入拉锁孔内的环，适用于手指抓捏功能差者。

3. 穿鞋自助具　如加长的鞋拔，适用于不能弯腰和手指无力者。

（三）梳洗修饰类自助具

1. 有延长手柄并弯曲成一定角度的梳子，适用于肩、肘关节活动受限者。

2. 带底座的指甲剪适用于不能完成手指对掌或对掌力量弱者。

3. 带 C 形手柄的电动剃须刀适用于手指抓握功能差，不能握住电动剃须刀者。

（四）如厕洗浴类自助具

1. 马桶加高的坐垫适用于髋关节和膝关节屈曲功能障碍，下蹲和站起有困难者。

2. 加长手柄的洗浴刷子，适用于上肢关节活动受限或弯腰困难者。

3. 防滑垫防止摔倒，适用于平衡功能较差者。

五、自助具的临床应用

（一）脑卒中患者常用的自助具

脑卒中患者常用的自助具，详见表 7-1。

表7-1　脑卒中患者常用的自助具

功能活动	自助具
进食	带弹簧片筷子、加粗手柄器具、防滑垫、防洒碟、防洒碗、万能袖套等
修饰	特制指甲钳、电动剃须刀、长粗炳梳、带吸盘的刷子等
穿衣	穿衣器、纽扣器、穿袜器、特制外衣纽扣等
大小便	便椅、加高座厕、座厕及扶手、便后清洁器、厕纸夹等
洗澡	长柄刷、带扣环毛巾、防滑沐浴垫、洗澡板、洗澡椅、洗澡凳、扶手装置等
转移	转移车、转移带、滑板等
交流	沟通板、带大按钮电话、书写器、扬声器、电脑输入辅助器具等
做饭	特制砧板、切割器、特制开瓶器、钳式削皮器、开罐器(供单手使用)等
其他	特制手柄钥匙、开瓶器等

(二)脊髓损伤患者常用的自助具

脊髓损伤患者常用的自助具,详见表7-2。

表7-2　脊髓损伤患者常用的自助具

功能活动	自助具
进食	带C形夹的勺子、带腕固定带的勺子、防滑垫、防洒碟、防洒碗、万能袖套、自动喂食器等
修饰	带C形夹的梳子和电动剃须刀、带固定带的牙刷等
穿衣	穿衣器、纽扣器、穿袜器、鞋拔、带指环的拉链等
大小便	自动清洁马桶盖、便椅、加高座厕、座厕及扶手、床边便椅、厕纸夹等
洗澡	长柄刷、带扣环毛巾、防滑沐浴垫、洗澡板、洗澡椅、洗澡凳、扶手装置等
转移	转移车、转移带、滑板等
交流	电话托、书写器、翻书器、语音输入辅助器具、折射眼镜等
其他	特制手柄钥匙、开瓶器、拾物器、智慧环境控制系统等

(三)脑瘫患儿常用的自助具

脑瘫患儿常用的自助具,详见表7-3。

表7-3　脑瘫患儿常用的自助具

功能活动	自助具
进食	特制筷子、加粗手柄器具、带C形夹的勺子、带腕固定带的勺子、防滑垫、防洒碟、特制碗、特制碟等

功能活动	自助具
修饰	特制指甲钳、长柄梳子、加粗手柄梳子、万能袖套等
穿衣	穿衣器、纽扣器、穿袜器、鞋拔、特制外衣纽扣等
大小便	自动清洁马桶盖、便椅、座厕、扶手、便后清洁器、厕纸夹等
洗澡	长柄刷、带扣环毛巾、防滑沐浴垫、洗澡板、洗澡椅、洗澡凳、扶手装置等
转移	转移车、转移带、滑板等
交流	电话托、书写器、翻书器、语音输入辅助器具等
其他	加大码钥匙、钥匙旋转器、马形钥匙柄、易松钳等

第三节 助 行 器

一、助行器概念

助行器是用来帮助下肢功能障碍患者减轻下肢负荷,辅助人体支撑体重,保持平衡和辅助人体稳定站立及行走的器具,又称为步行辅助器。其主要用于步态不稳、下肢缩短或一侧下肢不能支撑或平衡障碍者。

二、助行器种类

根据分类方式的不同,助行器可分为以下几类:

1. 根据结构和功能分类　根据助行器的结构和功能的不同,可分为无动力式助行器、功能性电刺激助行器和动力式助行器。最常用的助行器是无动力式助行器,包括各种杖和步行器。无动力式助行器具有结构简单,价格低廉,使用方便等特点。

2. 根据操作方式进行分类　分为单臂操作助行器和双臂操作助行器。

(1) 单臂操作助行器:指用单臂操作的单个或成对使用的助行器,常称为拐杖,包括手杖、肘(拐)杖、前臂支撑拐、腋(拐)杖、多脚拐杖和带座拐杖。此类助行器使用特点为小巧、轻便,但支撑面积小、稳定性差。

(2) 双臂操作助行器:包括助行架、轮式助行架、助行椅以及助行台。此类助行器使用特点为支撑面积大、稳定性好,但比较笨重。

三、助行器功能

1. 减轻下肢负荷　偏瘫、截肢后,患侧下肢肌力减弱或双下肢无力不能支撑体重或因关节疼痛不能负重时,使用助行器可以减轻下肢负荷,支持体重,起到代偿作用。

2. 保持身体平衡　对老年人、下肢无力、下肢痉挛、平衡障碍者,助行器能增加支撑面,辅助保持其身体平衡。

3. 改善步态异常　助行器能减轻下肢负荷,对下肢疼痛不能行走或步态异常者,可缓解疼痛,改善或纠正步态异常。

4. 辅助行走　扩大患者行走时的支撑面,增加步行时的稳定性。

四、助行器使用原则

1. 适应个性化需求　全面了解患者情况,如身高、体重、年龄和全身情况,以及生活环境、生活方式及个人对助行器的要求,如助行器款式、重量、颜色等。

2. 进行功能评定　重点评定功能障碍者平衡能力、下肢承重能力、下肢肌力、步态和步行功能、上肢肌力及手的握力与抓握方式等;此外,还需评定使用者的认知功能,防止因认知障碍对使用者造成的危险。

3. 确保安全　使用前,应检查助行器有无损坏,有无部件缺失,折叠关节、调节钮等是否安装牢固,以保证安全。

五、常用助行器

(一)手杖

手杖是最常见的助行器。在使用手杖时,要求使用者上肢要有一定的支撑力,手部要有一定的握力。

1. 种类与结构

(1)单足手杖:用木材、钢材或铝合金材料制成,只有1个支撑点。分为长度不可调杖和长度可调杖。按其把手形状可分为钩形杖、丁形杖、斜形杖、铲形杖、球头杖、鹅颈形杖等。单足手杖轻巧方便,平地行走与上下楼梯均适用。

(2)多足手杖:支撑面积较大,可以稳定直立。三足手杖有3个支撑点,又称为三脚拐,三足呈品形,四足手杖有4个支撑点,可以提供较好的稳定性。但由于基底宽,行走在不平的路面时,易摇晃不稳。多足手杖不适用于上下楼梯(图7-1)。

2. 适应证　手杖适用于偏瘫、下肢肌力减退(脊髓灰质炎或下肢神经损伤)、平衡障碍(颅脑外伤或多发性硬化)、下肢骨与关节病变(骨性关节炎、下肢骨折、骨质疏松或半月板切除)、老年人、单侧下肢截肢或佩戴假肢、偏盲或全盲等功能障碍者。

(1)单足手杖:用于握力好、上肢支撑力强的患者,如偏瘫患者、老年人等。

(2)三足手杖:用于平衡能力稍欠佳、使用单足手杖不安全者。

(3)四足手杖:用于平衡能力差、臂力较弱或上肢患有帕金森病、使用三足手杖不够

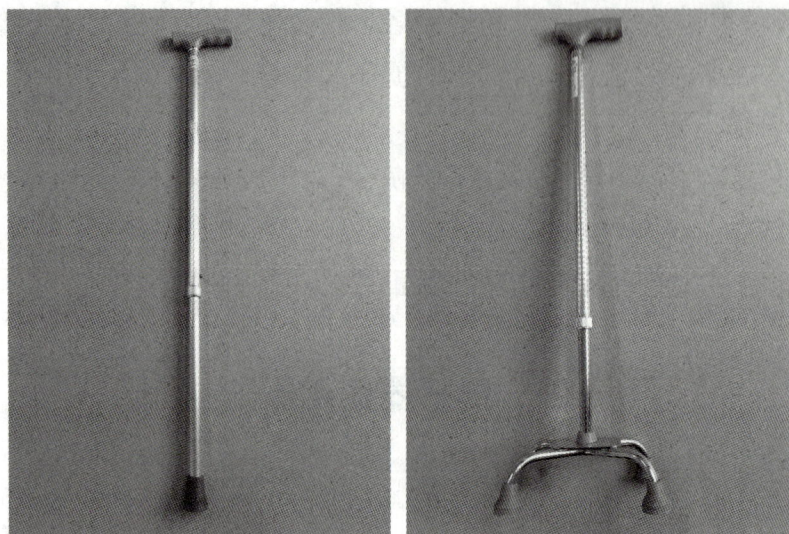

单足手杖　　　　　　　　多足手杖

图 7-1　手杖

安全者。

3. 测量

（1）无站立困难患者：使用者穿普通高度的鞋站立位，股骨大转子的高度即为手杖的长度及把手的位置。具体方法：使用者直立，体重平均分布于双下肢，双眼平视前方，肩臂自然放松，肘关节略屈曲 30° 左右，确认身体无倾斜以及所穿的鞋亦是普通高度的情况下，去除不可调的手杖的套头，将把手置于地面，使手杖足朝上，把手着地垂直靠于身侧，在平使用者尺骨茎突水平处手杖上做一标记，将多余部分锯去，再把套头套回，手杖即调好适用。如为可调节手杖，按上述标准进行调节。

（2）站立困难患者：仰卧位，双手置于身侧，测量自尺骨茎突到足跟的距离再加上 2.5cm 即为手杖高度。加 2.5cm 是留出穿鞋时鞋后跟的高度。测量正确，患者持杖站立时肘应略屈 30° 左右，腕关节背伸，小指前外侧 15cm 至腕背伸时手掌面的距离即为手杖长度。

4. 使用注意事项

（1）使用手杖时，应用健侧手拿手杖，肘关节最好能弯曲 20°～30°，两肩保持水平。上下楼梯时应遵循健侧先上，患侧先下的原则。

（2）患者的腕和手必须能支持体重，否则应选用前臂支撑拐。

（3）行走时应目视前方而不是看地面或拐杖，鼓励患者用正常的足跟先着地和足趾支撑离地的步态。

（4）四足手杖使用时把手的开口侧应向后，四足离患者身旁距离应适当，太近易让患者过分靠在杖上，不利于其身体平衡；太远则易在手杖着地负重时向内倾倒。

（二）肘杖

肘杖是一种带有一个立柱、一个手柄和一个向后倾斜的前臂支架的助行器，也称为前臂杖、洛氏拐。支架上部的肘托托在肘部的后下方,以手支撑为主,前臂支撑为辅,功能与腋杖类似。其常成对使用,也可以单用(图7-2)。

1. 种类与结构 肘杖由铝管制成,有包绕前臂的前臂套、前臂支架、把手、直立杆、可调节的槽口、锁钉及橡皮拐头等几部分组成。前臂臂套的开口方式有前开口和侧开口两种,前臂支架与直立杆的夹角约为150°。

2. 适应证 肘杖可以支持和加强腕部力量,为下肢提供较大支持,当步行不稳定的患者力量和平衡严重受累时,手杖无法提供足够稳定,这时应选用肘杖辅助行走。常用于以下几种情况:

(1)双侧下肢无力或不协调,如脊髓损伤、小儿麻痹、某些脊柱裂。

(2)单侧下肢无力且不允许该侧肢体负重时,如踝骨折或半月板切除的早期。

(3)累及全身的双侧严重无力或不协调,或双上肢无使用手杖的足够力量的情况,如进行性肌营养不良或颅外伤后。

3. 测量 手柄到地面长度的测量同手杖把手位置的确定方法;手柄至前臂托长度的测量方法:腕背伸,测量手掌面至尺骨鹰嘴的距离。

4. 使用注意事项

(1)肘杖使用时相对较笨拙,患者需要反复练习。

(2)患者上肢应有良好的力量,能较好地应用肘杖支持体重。

(3)前臂套应松紧适宜,过紧穿脱不便且肘杖难于移动,过松则易脱落,失去支撑力。

(4)前臂套应保持在肘与腕之间中点稍上方,太低会导致支撑力不足,太高则影响肘关节活动甚至损伤尺神经。

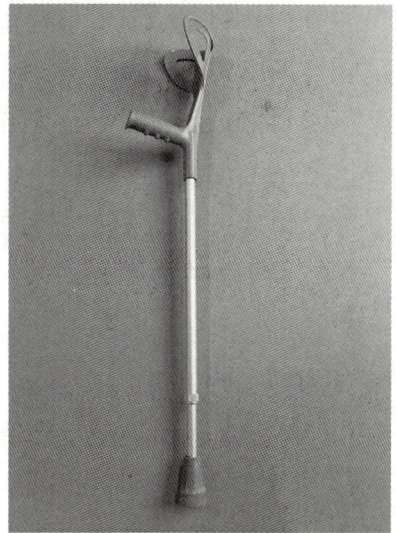

图7-2 肘杖

(三)腋杖

腋杖是一种利用腋窝和手共同支撑的单臂操作助行器具。其主要靠手握把手来支撑体重,而腋托则用来帮助肩部稳定、把握方向,具有较好地减轻下肢承重和保持身体平衡的作用(图7-3)。

1. 种类与结构 腋杖分为长度固定式与长度可调式两种。固定式长度不可调节,一般为木制;可调式可调长度,常由轻金属制成。可调式腋杖由腋垫、拐托、把手、侧弓、伸展杆、橡皮拐头、调节螺丝及螺栓等部分构成。

2. 适应证 任何原因导致步行不稳定,且手杖或肘杖无法提供足够稳定者均可选用腋杖。

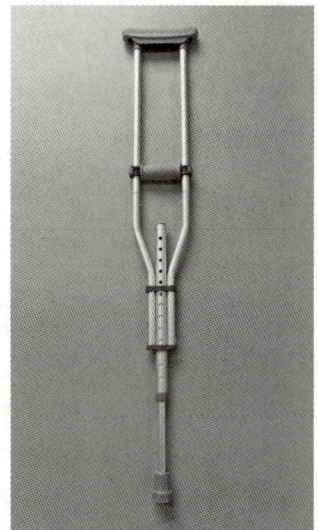

图7-3 腋杖

（1）单侧下肢无力而不能部分或完全负重的情况，如小儿麻痹后遗症、胫腓骨骨折，或骨折后因骨不连而植骨后。

（2）双下肢功能不全，不能用左、右腿交替迈步的情况，如截瘫、双髋用石膏固定或用其他方法制动时。

3. 测量　确定腋杖长度的方法很多，常用的方法有：

（1）身长减去 41cm。

（2）患者穿常穿的普通高度的鞋站立，从腋下 5cm 处量至小趾外 15cm 处，大转子的高度为把手的位置。

（3）如患者下肢或上肢有短缩畸形，可让患者穿上鞋或佩戴下肢矫形器仰卧，上肢放松置于身体两侧，将腋杖轻轻贴近腋窝，在小趾前外 15cm 与足底平齐处为腋杖最适当的长度。

4. 使用注意事项

（1）使用腋杖要求上肢和躯干必须要有一定的肌力，如背阔肌、斜方肌、胸大肌、肱三头肌等用力固定上肢来支撑体重；前臂屈肌和伸肌及手部屈肌用力以牢固握住把手。

（2）使用腋拐时要控制好身体的重心，以避免身体向外倾倒。

（3）使用腋拐要求肘关节弯曲 20°～30°，以利于手臂的施力。

（4）腋垫应抵在侧胸壁上，以加强肩和上肢的稳定性，正常腋杖与躯干侧面成 15° 角，腋垫顶部与腋窝之间应有 5cm 或三横指的距离。

（5）着力点应在手柄处，以避免伤及臂丛神经。

（四）助行架

助行架是一种由双臂操作的框架式助行器。助行架按结构分类为标准式、轮式、平台式及助行椅等。与拐杖类助行器相比，其支撑点多，稳定性好，但较为笨重。

1. 标准型助行架　是双臂操作助行器中最简单的形式，一般由钢管或铝合金制成，重量很轻，又称为轻型助行架，是一种三边形（前面或后面和左右两侧）的金属框架，没有轮子，依赖手柄和支脚提供支撑。

（1）轻型助行架：框架结构，具有很高的稳定性能，扶手为阶梯式的框架结构，除具有普通框式助行架的功能外，还可以辅助下肢肌力低下患者利用阶梯扶手从坐位到站位。

（2）交互式助行架：助行架两边装有铰链，可以左右侧交替推向前移动。

（3）适应证：主要用于上肢功能较好、下肢平衡能力差的步行困难者。如老年性骨关节炎或股骨骨折愈合后等需要比杖类助行器更大支持的单侧下肢无力或截肢者；多发性硬化症或帕金森病等全身或双下肢肌力降低差、不协调，但又需要独立稳定站立者；长期卧床需要广泛支持，以帮助活动和建立自信心者。

（4）测量：与测量手杖高度的方法相同。

（5）使用注意事项：使用时助行架应置于患者前方合适位置，如助行架离患者太远，会使助行架的四足不能牢固地放在地面上承重，助行架易倾倒，影响患者平衡。

2. 轮式助行架　是一类带有轮子的双臂操作助行器,又称为滚动助行架。

（1）两轮助行架:前面装有固定脚轮,后面的支脚垫具有一定的摩擦力和防滑性能,具有很好的方向性,但转弯不够方便;使用者可以靠推动助行架前移(图7-4)。

（2）四轮助行架:分为前轮为活动脚轮或四轮均为活动脚轮两种类型,具有转弯半径小、移动灵活的特点;手闸可分别用于行进中遇有坡道或障碍物时的短暂制动和停止行进时的后轮锁定;设计较为人性化,有坐垫、储物筐等,特别适用于老年人出行时使用。

图7-4　两轮助行器

（3）适应证:适用于下肢功能障碍,且不能抬起助行架步行的患者。

（4）测量:高度测量同手杖。

（5）使用注意事项:应用时应选较大的空间,教患者学会使用手闸并具有控制手闸的能力,以免下斜坡时发生危险。

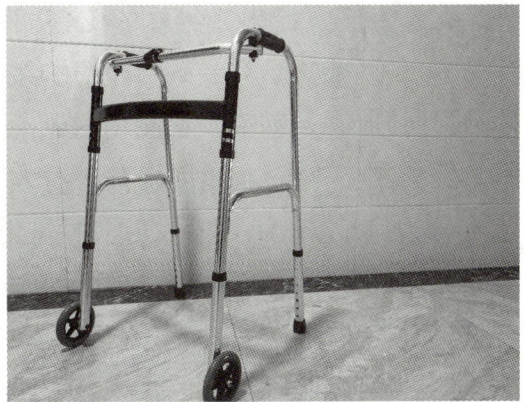

第四节　轮　　椅

一、轮椅的结构

轮椅是由多个部分组成,普通轮椅有轮椅架、车轮、车闸、椅座、靠背、扶手、腿托和脚托等组成部分(图7-5)。

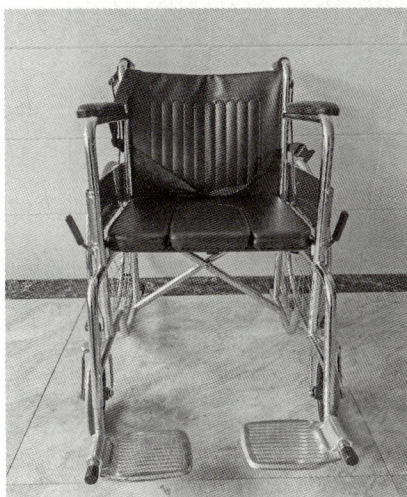

普通轮椅(正面)　　　　普通轮椅(侧面)

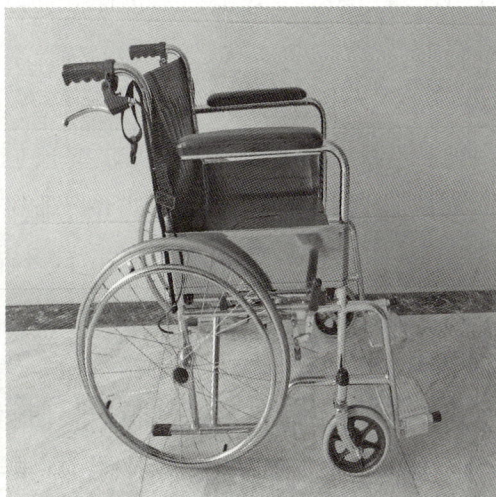

图7-5　普通轮椅

1. 轮椅架　是轮椅结构的核心部分,分为固定式和折叠式两种。固定式强度和刚度均较好,比折叠式更容易维持轮椅的线性关系,结构简单,易于自制;折叠式折叠后体积较小,便于携带。目前临床上使用的轮椅多为折叠式。

2. 车轮　轮椅上通常装有一对大车轮和一对小车轮与地面接触。大车轮是轮椅承重部分,多数轮椅为大车轮在后,特殊情况下需要大车轮在前;大车轮外侧都装有手轮,通过推动手轮来带动大车轮驱动轮椅,手轮的直径一般比大车轮小 5cm,为方便驱动时手的操作,有时在手轮外加橡皮以增加摩擦力,或增加带有突起的把手。小车轮为脚轮,直径较大时容易越过障碍物,但直径太大使轮椅所占的空间变大而不便于移动。

轮胎有实心轮胎和充气轮胎两种。实心轮胎易于在地毯及平地上推动,不易爆破,保养方便,但减震性差,在不平路上振动大,若卡入与轮胎同宽的沟内时不易拔出,多用于进出温度变化较大的浴室或铺有地毯的房间等使用环境。充气轮胎有减震作用,在室外不平的路面行驶也较平稳,乘坐舒适,故较为常用,其不足之处为轮胎需经常充气且易破损,推动时摩擦力比实心的大。为改进常用轮胎的不足,目前已生产有轮胎无内胎充气型和低压宽胎轮椅。

3. 车闸　是用于刹住驱动轮以减慢或停止或把轮椅保持在固定位置。普通轮椅的车闸有两种,凹口式车闸和肘节式车闸,前者使用安全可靠,但使用时较为费力;后者刹车力量强,但容易失效。为方便使用,常给车闸安装延长杆让操作省力。

4. 椅座　为乘坐者提供直接的坐位支持,椅座的高、深、宽要适合使用者的体型。

5. 靠背　承托乘坐者背部,为乘坐者提供间接的坐位支持。按可否调节其角度分可倾斜靠背和不可倾斜靠背;按其高度分为低靠背、中靠背、高靠背、高靠背加头托。低靠背的上缘一般在使用者肩胛骨下 2~3cm 处,允许患者躯干有较大活动度,但需要有一定的躯干平衡和控制能力;高靠背的上缘高度超过肩部,常附加头托,一般为可倾斜式,通过调节后仰角度可使臀部受压部位发生变化来预防压疮,对躯干控制不好及有直立性低血压的患者较为实用。

6. 扶手　可分为长扶手和短扶手,短扶手呈台阶状,前方比后方矮 15cm,方便轮椅接近桌面。扶手还有固定式和可拆卸式之分,后者可以取下,方便使用者进出轮椅。

7. 腿托和脚托　腿托的作用是防止小腿向后滑落,有横跨两侧式和两侧分开式两种。脚托支架的长度一般可以调节,以适应不同使用者小腿的长度。脚托有固定式、开合可卸式、膝部角度可调式等类型。开合可卸式脚托可以向两侧分开或卸下,便于进行轮椅转移;膝部角度可调式脚托常配套于高靠背轮椅,便于乘坐者取半卧位。此外,脚托有几种不同的变形结构,如前后挡、脚踝带、脚跟环、脚缓冲器等,满足一些患者特殊的需求。这些变形结构大部分起固定作用,如脚踝带可将脚踝固定在脚托上防止足部滑落;脚缓冲器为一个沿脚托外侧向前伸出的短杆,一般为 30cm,可以防止脚尖受到前方物品冲撞。

8. 倾倒杆　为轮椅支架的下方支杆向后的延伸部分,有两方面作用:一为推动轮椅需要抬起脚轮时可踏下倾倒杆;二是当轮椅过度后倾时此杆先着地,防止轮椅向后倾倒。

9. 附件　包括座位、座位系统和外展阻块;座垫、靠背垫、扶手垫和衬垫;轮椅桌等。

二、轮椅的种类

依据不同的标准,轮椅有不同的分类方法。按驱动方式分为手动轮椅和电动轮椅;按构造分为折叠式轮椅和固定式轮椅;按使用的对象分为成人轮椅、儿童轮椅、幼儿轮椅;按用途分为普通轮椅、偏瘫用轮椅、下肢截肢用轮椅、竞技用轮椅等。

目前常用的轮椅包括以下几种:

1. 普通手动四轮轮椅　较为常用,装有一对大车轮和小车轮,用手驱动,可调节脚踏板高度,适合大多数体弱病残者。

2. 单手驱动式轮椅　一传动轴安装在两驱动轮间;手圈驱动装置安装在其中一后轮上,因此可用单手操纵轮椅;适合偏瘫患者使用。

3. 多功能手动轮椅　扶手高度可调可拆卸,脚踏板可翻转或拆卸,靠背角度及高度可调,主要适合高位截瘫或双下肢残疾者使用。

4. 电动助力轮椅　一对电动助力装置安装在驱动轮轴心,患者只需稍加用力就可使轮椅获得较大驱动力,适合上肢肌力较弱或运动功能较差的患者。

5. 电动轮椅　装有蓄电池,可以反复充电。用手控盒通过电控系统控制两个直流电机,分别驱动两个大车轮,能自如地前进、后退和转弯。适合体弱、病残者在室内或在庭院近距离内使用。

6. 可躺式轮椅　可躺式轮椅的靠背高度至乘坐者头部,可以放至水平位,同时脚踏也可自行抬起,使靠背、坐垫和脚踏板架三者在同一水平面,如形成一张床。靠背枕部备有软垫,适宜枕靠,乘坐者可以随时躺下休息。此种轮椅对老年人和体弱多病者非常适宜。

7. 坐便轮椅　座位上有开孔,下面置有便盆,可随时取放。它适合高位截瘫和由各种疾病导致大小便失禁患者使用。

8. 体育运动轮椅　这是专为残疾人运动员设计研制的轮椅,适合下肢残疾者从事体育竞赛活动。它主要有竞速轮椅、排球轮椅、篮球轮椅等。

三、轮椅的选用

轮椅的选用应考虑使用者是否有发生压疮的风险以及驱动轮椅的方式,做到既满足使用者需求,又适合使用者环境,能够与使用者正确匹配。

(一)轮椅的适应证

1. 步行功能减退或丧失者,如截瘫、下肢骨折未愈合、截肢、其他神经肌肉系统疾病引起的双下肢麻痹,严重的下肢关节炎症或疾病等。

2. 非运动系统本身疾病,但步行对全身状态不利时,如心力衰竭、其他疾病引起的全身衰竭。

3. 中枢神经疾病使独立步行有危险者,如智力和认知功能障碍者,严重的帕金森病或脑性瘫痪难以步行者。

4. 高龄老人。

(二)轮椅的选配

不同疾病与损伤对轮椅的使用有特殊的要求。

1. 截瘫　除高位胸髓损伤者需要考虑躯干的平衡控制问题外,截瘫患者对轮椅的要求基本相同。椅座的规格通过测量身高决定,一般选用短扶手,安装脚轮锁,若需要从后方转移者在靠背上安放拉链,或选择可倾倒式靠背;如需从侧方转移者应选用可拆卸式扶手;踝部有痉挛或阵挛者需要增加脚踝带、脚跟环。当生活环境的路况较好时可选用实心轮胎,配合较厚的坐垫防震。

2. 四肢瘫　C_4 及以上损伤者可选择气控或颏控电动轮椅或他人推动轮椅。C_5 以下损伤者可通过上肢的屈曲操作水平把手,选择前臂控制高靠背电动轮椅;功能较好者可选用轻便的手动轮椅;有直立性低血压者应选择可倾斜式高靠背轮椅,安装头托;并配合膝部角度可调的开合可卸式脚托。车轴要尽可能靠后,安装倾倒杆,选择较厚的座垫。

3. 偏瘫　偏瘫患者如果无认知障碍、有较好的理解能力和协调性,可选单侧驱动轮椅;病情严重者选用他人推动轮椅。平衡功能好者可选用椅座较低的标准轮椅,安装可拆卸式脚托和腿托,以便脚能充分着地,用健侧上下肢操作轮椅。若需帮助转移时最好选用可拆卸式扶手。

4. 截肢　双下肢截肢者由于身体重心发生很大的变化,一般要把车轴后移防止向后方倾倒,可选用前轮驱动轮椅。若有假肢时要安装腿托和脚托。

5. 下肢伤残及其他　下肢伤残者一般选用标准轮椅;年老、体弱、病情严重者一般选用他人推动轮椅;其他障碍要根据疾病或损伤的程度、关节活动情况、肌力以及体重、躯干平衡、生活环境等综合考虑。

四、轮椅使用的注意事项

轮椅在医院、养老院和家庭中应用广泛,是一种结构简单、使用方便的助行器,但使用不当也可能会对使用者造成意外伤害,因此在轮椅使用时应注意以下事项:

1. 正确选用合适的轮椅　应根据患者的不同年龄、不同体型、不同疾病来正确选择适合患者使用的轮椅。

2. 确保使用安全　使用前全面检查轮椅各个部件的性能,保障使用安全和顺利。

3. 保证患者乘坐轮椅的姿势正确,使身体坐于轮椅的椅座中间,两侧有一定的活动空间,身体尽量向后靠,保持稳定性。对身体不能保持平衡者,应系安全带。

4. 为避免发生压疮,应保持轮椅座面的清洁、柔软、干燥、舒适。定时进行臀部的减压,每30分钟抬臀一次,每次3~5秒。

5. 掌握正确使用轮椅的技巧及轮椅转移的技能。

本章小结

　　辅助技术是康复医学中改善功能障碍对患者影响的多种技术、服务和系统的总称。学习重点是助行器和自助具的选用原则,以及轮椅使用的方法和注意事项;学习难点是根据功能障碍者的障碍程度、残存功能和实际需要进行助行器、自助具的选配;学习过程中注意要根据患者的不同年龄、不同体型、不同疾病来正确选择合适的助行器和自助具,掌握和遵循作业治疗的临床适应证、禁忌证和注意事项,开展系统的作业治疗与训练,重视培养学生"以患者为中心"的理念,养成强烈的安全意识,良好的职业素养,增强爱心、耐心、责任心及良好的团队协作和沟通能力。

（刘　飞）

❓ 思考与练习

一、名词解释

1. 辅助技术

2. 自助具

二、简答题

1. 简述自助具选配的基本原则。

2. 简述常用助行器种类及适应证。

第八章 | 矫形器

08章 数字内容

学习目标

1. 具有与患者及家属进行良好沟通的能力,开展健康教育的能力;与相关医务人员进行专业交流与团结协作开展康复治疗工作的能力。
2. 掌握矫形器的定义、作用、使用原则。
3. 熟悉矫形器的常见分类;矫形器的使用及注意事项、佩戴矫形器后不良反应及防治。
4. 了解常见上肢吊带的临床运用。
5. 学会指导患者正确选择及使用各种不同的矫形器,达到矫形器预防和治疗功能障碍患者,促进伤病恢复、充分发挥肢体功能的目的。

工作情景与任务

导入情景

患者,女,30岁,煤气爆炸导致全身95%面积烧伤,伤后外院急救并进行多次植皮手术,2个月后入住康复中心。入院情况:全身存在约10%散在未愈合创面,余处创面已愈合,瘢痕颜色红、质软、微高出皮面。患者目前一直卧床,不能坐起,四肢关节活动范围明显受限,以肩关节、肘关节、腕关节、掌指关节、膝关节、踝关节活动受限明显。

工作任务:

1. 患者需要选配哪种矫形器?
2. 矫形器对患者有何作用?
3. 如何选配合适的矫形器?

第一节 概 述

一、概 念

(一)定义

矫形器(orthosis)指装配于人体四肢、躯干等部位的体外器具的总称为,用以预防或矫正四肢、躯干的畸形或治疗骨关节及神经肌肉疾病并补偿其功能,也是骨科与矫形外科常用的治疗手段,其中,用于躯干和下肢的也曾称为支具,用于上肢的也称为夹板。

随着现代材料学与生物力学的发展进步,矫形器开发、制造、装配都有了空前发展,对康复医学的发展有着巨大的推动作用,对于神经、肌肉骨骼运动系统疾病的治疗,肢体残疾人的康复医疗,提高残疾人的生活质量等方面,矫形器的使用成为康复治疗技术中不可或缺的重要组成部分。

(二)矫形器的发展史

早期,人们用木材、皮革、金属制造矫形器,而早期制造夹板和支具的人也正是木匠、皮匠、铁匠等工匠。我国早在明代就已出现简易的夹板、支具应用,中医骨伤治疗中夹板的应用历史久远,且沿用至今。

随着高分子材料学、生物力学、电子智能等高科技技术的应用,矫形器技术有了快速的发展。

知识拓展

3D 打印矫形器

3D 打印技术作为国内外快速成型技术,近年来飞速发展,已经开始深刻地影响医疗行业。矫形器的个性化制造需求恰好为 3D 打印技术在这一领域的广泛应用提供了机会。3D 打印矫形器是根据医生开具的处方专门设计制作的,部分或全部 3D 打印成型,用于改变神经肌肉和骨骼系统结构及功能特性的体外使用装置,仅供特定患者使用。

二、种 类

1. 按治疗目的分类 分为固定性矫形器、保持用矫形器、矫正矫形器、免负荷矫形器、功能用矫形器、牵引式矫形器等。

2. 按装配部位分类 分为上肢矫形器、下肢矫形器、脊柱矫形器。常用矫形器名称及英文缩写,见表 8-1。

表8-1　常用矫形器名称及英文缩写

中文名称为	英文名称为	缩写
骶髂矫形器	sacro-iliac orthoses	SIO
腰骶矫形器	lumbo-sacral orthoses	LSO
胸腰骶矫形器	thoraco-lumbo-sacral orthoses	TLSO
颈部矫形器	cervical orthoses	CO
颈胸矫形器	cervical-thoracic orthoses	CTO
手矫形器	hand orthoses	HO
腕矫形器	wrist orthoses	WO
肘矫形器	elbow orthoses	EO
肘腕矫形器	elbow-wrist orthoses	EWO
肩矫形器	shoulder orthoses	SO
肩肘矫形器	shoulder-elbow orthoses	SEO
肩肘腕手矫形器	shoulder-elbow-wrist-hand orthoses	SEWHO
足矫形器	foot orthoses	FO
踝足矫形器	ankle-foot orthoses	AFO
膝矫形器	knee orthoses	KO
膝踝足矫形器	knee-ankle-foot orthoses	KAFO
髋矫形器	hip orthoses	HO
髋膝踝足矫形器	hip-knee-ankle-foot orthoses	HKAFO

3. 按治疗阶段分类　分为临时用矫形器、治疗用矫形器、功能代偿矫形器。

4. 按制作主要材料分类　分为塑料矫形器、纤维制品矫形器、金属框架式矫形器、石膏矫形器、皮革矫形器等。

5. 按所治疗疾病分类　分为儿麻矫形器、脊柱侧弯矫形器、先天性髋关节脱位矫形器、骨折矫形器、马蹄内翻足矫形器等。

三、作　用

1. 限制与稳定　通过限制异常运动、稳定关节,减轻疼痛或恢复其承重功能。

2. 固定与保护　通过对病变肢体或关节的固定和保护,促进病变的愈合、缓解或预防软组织的损伤。

3. 预防与矫正畸形　对柔性畸形(发育期的儿童)利用矫形器矫正治疗,如脊柱侧凸矫形器;对僵硬性畸形或手术矫治前的患者,以及其他因神经、肌肉损伤可能造成的畸形,可利用矫形器限制畸形的发展,如足外翻矫形器。

4. 牵引　通过对脊柱的牵引,缓解神经压迫症状、减轻疼痛,如颈椎矫形器、腰椎牵引带。

5. 免荷　利用免荷式矫形器避免病变或伤残部位轴向承重,如髌韧带承重矫形器、坐骨承重矫形器。

6. 代偿功能　利用功能性矫形器改进伤残肢体的关节运动功能,辅助完成日常生活动作,如指伸展辅助矫形器、夹持式矫形器。

7. 减轻疼痛,解除局部痉挛　外伤或术后,由于局部软组织损伤,易出现痉挛性疼痛或局部无菌性炎症,在矫形器的保护作用下,可以舒缓肌肉和筋膜的痉挛和疼痛,避免炎症进一步加重。

四、矫形器的使用

(一)使用程序

1. 检查及诊断　包括患者的一般情况、病史、体格检查,拟制作或穿戴矫形器部位的关节活动范围和肌力情况,是否使用过矫形器及使用情况。

2. 开具矫形器处方　注明目的、要求、品种、材料、固定范围、体位、作用力的分布、使用时间等。

3. 装配前治疗　主要是增强肌力,改善关节活动范围,提高协调能力,为使用矫形器创造条件。

4. 矫形器制作　包括设计、测量、绘图、取模、制造、装配程序。

5. 训练和使用　矫形器正式使用前,要进行试穿(初检),了解矫形器是否达到处方要求,舒适性及对线是否正确,动力装置是否可靠,并进行相应的调整;然后,教会患者如何穿脱矫形器,如何穿上矫形器进行一些功能活动;训练后,再检查矫形器的装配是否符合生物力学原理,是否达到预期的目的和效果,了解患者使用矫形器后的感觉和反应,这一过程称为终检,终检合格后方可交付患者正式使用。

6. 修改和调整　对需长期使用矫形器的患者,应每3个月或半年随访一次,以了解矫形器的使用效果及病情变化,必要时进行修改和调整。

(二)使用要点

1. 正确的穿脱方法　患者及家属应在治疗师指导下掌握正确的穿脱方法,操作时严格按穿脱程序进行。

2. 规范使用矫形器训练　患者装佩矫形器后,应在治疗师指导下,严格按照训练方案进行训练。

3. 佩戴时间合理　根据患者病情、一般状态和身体的情况,佩戴的时间一般采用尽量缩短使用时间为原则,如偏瘫弛缓期患者肩关节容易发生半脱位,患者处于抗重体位下可穿戴上肢肩带有效预防肩关节半脱位,而处于休息位时则无须佩戴矫形器。

4. 注意观察佩戴肢体有无肿胀、破损、水泡及皮肤颜色有无异常　矫形器佩戴后若太紧可影响肢体血液循环,太松会增加皮肤摩擦出现水泡或皮肤破损,若穿戴皮肤处有感染或伤口等异常情况,应暂停佩戴矫形器。

5. 注意矫形器状态　观察矫形器有无变形、破损、松脱等。

6. 正确维护与保养　矫形器维护与保养应做到以下几点:①正确穿戴矫形器,避免矫形器因穿脱不当损伤;②矫形器应保持干燥、清洁,防止潮湿及生锈;③金属关节部位经常涂抹润滑油以保持关节润滑;④矫形器闲时应放在安全的地方,避免重物挤压损坏;⑤避免锐器损坏矫形器;⑥避免接触高温环境,尤其是低温热塑材料;⑦不能使用高浓度洗涤剂清洗,避免接触化学物品;⑧若发现松动、破损等问题,应及时送交制作部门处理。

(三)佩戴矫形器后不良反应及防治

矫形器长期佩戴后易出现以下不良作用:①长期制动引发失用性肌萎缩及肌力下降;②关节固定制动造成挛缩,活动度下降;③制动诱发全身性或局部骨质疏松;④频繁穿脱导致肌挛缩加重;⑤长时间、持续性的机械压力作用可造成压疮;⑥心理依赖性。

为了避免不良作用的发生,应严格按照佩戴程序及要求进行使用,并积极配合训练,具体措施有以下几点:

1. 穿戴矫形器期间,适时脱下矫形器做一些体育活动。

2. 在病情允许下,每天行 2～3 次关节被动运动。

3. 增强患者患肢肌力训练。

4. 训练时应牵伸患肢肌肉防止痉挛,对痉挛肢体佩戴前应采用轻柔、缓慢的牵伸手法降低肌肉高张力,然后持续穿戴矫形器 2 小时以上。

5. 做好皮肤管理,定期松懈矫形器,对骨突处应加以保护以避免压疮发生。

6. 功能症状改善后应尽可能早地逐步减少使用矫形器时间直至放弃矫形器。

7. 可配合物理治疗方法,如经皮神经电刺激(TENS)、超声、干扰电、高频电等。

第二节　矫形器的制作

一、制作的基本材料

制作矫形器最常用的材料有热塑板材和石膏绷带。热塑材料具有易成形、易修整、轻便耐用、安全可靠等优点,制成的矫形器易符合生物力学原理。临床上热塑材料已广泛应用于制作矫形器。

1. 低温热塑板材　加温到 60～70℃变软,易塑形和修改,工作时间(软化后重新硬化的时间)较短,为数分钟;其品种、型号和规格有很多,应尽量选强度高、厚度薄、颜色与皮肤接近的。手指矫形器如制动夹板、指间关节伸展支具,受力最小,可选用 1.6mm 厚的轻型板材;而腕关节、前臂和上臂的矫形器,应选 3.2mm 厚的;下肢矫形器必须用 4.8～6.4mm 厚的高强度板材;夏季使用可选通气好的有孔板材做支具、夹板原料。

知识拓展

低温热塑板的厚度选择

通常情况下,2.4mm 厚的固定板适用于固定成人的手、腕部及儿童躯干,3.2mm 厚的固定板适用于固定成人躯干及四肢,不能将较薄的固定板用于大面积的固定。

2. 高温热塑板材　在 149～177℃软化,因为温度太高,一般不能直接在患者身上塑形,需先做石膏模型,所以制作较复杂。材料软化后厚度增加,冷却后很坚硬,用作石膏夹板原料,适合于制作下肢和脊柱矫形器。

二、低温热塑矫形器的制作

低温热塑板是一种特殊合成的高分子聚酯,经一系列物理和化学方法处理而成的新型的医用材料,用于骨科外固定、矫形器、支具的制作材料。低温热塑板材具有良好的可塑性,其制作方便、简单快速,容易加工和修改,易于佩戴等特性使之在临床中得到广泛应用,逐渐代替了过去以皮革、金属为主的矫形器。对于上肢、下肢、脊椎骨折或软组织损伤等方面都有很大帮助。下面以低温热塑板材为例介绍矫形器的制作。

(一)低温热塑版的特性

1. 可塑性强　放入 60～70℃热水中即可完全透明软化,可随意适当拉伸、塑型,操作简便、快捷。

2. 具有记忆功能　在塑型不满意时,可重新放入 60～70℃热水中,再次软化,材料可恢复以前大小、形状,并可再次塑形,重复使用。

3. 透气性好、不怕水　低温热塑板上置有众多网眼,增加皮肤通气、散热、排汗功能,可防止皮肤红肿、瘙痒。同时,患者可随时洗浴洁身,有利于提高患者的生活质量。

4. 质量轻、厚度薄、强度高　低温热塑板厚为 1.6～4.0mm,仅为石膏重量的 1/4～1/3,并且有很高的韧性,不易破损或折断,使用安全、可靠,不会对患者皮肤产生过敏反应。

5. 具有粘接功能　在热塑成型操作中,低温热塑板表面或断面间可任意粘接,医生操作简单、方便、快捷。

6. X 射线通透性好　可带板透视、拍片,不会影响或减弱 X 射线的透视、拍片效果。

7. 易于拆除　低温热塑板使用完毕需要拆除时,可用普通剪刀剪开即可,操作十分简便。

8. 环保　材料废弃后埋入土中,8~16个月后可自行生物降解。

9. 生物兼容性　不会对人体产生任何的过敏现象。

(二)低温热塑矫形器制作所需工具

1. 恒温水箱　用于塑料板材的加温,多为电热式水箱(图 8-1),水温可在 0~100℃调节,配有恒温控制系统,一般维持在 60~80℃。

2. 热风枪　主要用于矫形器局部加热,便于局部加工和精细部位的修改(图 8-2)。其可控温度在 50~80℃,有多种风速供选择。

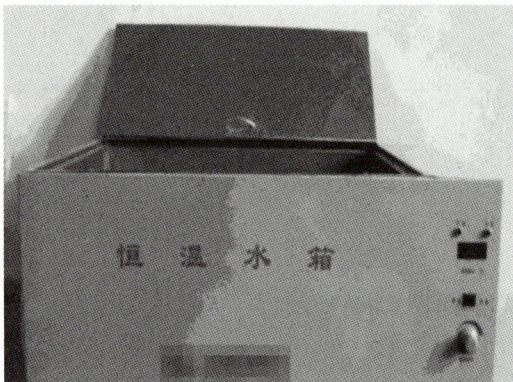

图 8-1　恒温水箱

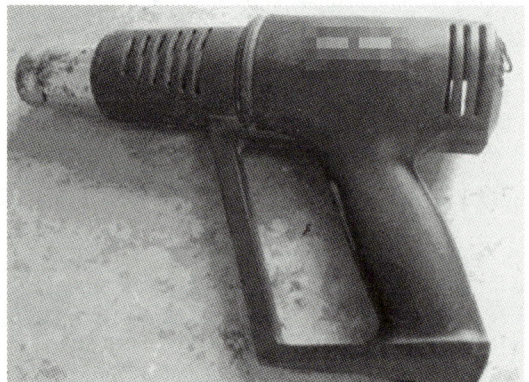

图 8-2　热风枪

3. 剪刀　是裁剪材料必备的工具。常用的有大力剪、手术剪、尖部钝形剪、弧形剪、缝纫剪等。

4. 绘图工具　包括普通铅笔、彩色铅笔、圆珠笔、记号笔、尺、绘图纸等。

5. 裁剪刀　用于材料的切割、裁纸等。

6. 缝纫机　用于缝制辅料,如固定带、尼龙搭扣等,也用于悬吊带、肢托的制作;转速不要过快,要求能缝制 1~6 层的布料。

(三)低温热塑矫形器的制作程序及步骤

1. 收集一般资料

(1) 检查及诊断:包括患者的一般情况、病史、体格检查,拟制作或穿戴矫形器部位的关节活动范围和肌力情况。

(2) 矫形器处方:注明目的、要求、品种、材料、固定范围、体位、作用力的分布、使用时间等。

2. 绘取肢体纸样　在取得矫形器板材样式之前,需要根据患者肢体形状绘制轮廓图,以轮廓图为依据,绘制出符合要求的矫形器纸样。具体步骤如下:

(1) 绘制轮廓图:患者取坐位或卧位,患肢呈中立位平放于白纸上,铅笔垂直于桌面,沿肢体边缘画出轮廓图(图 8-3);若患者肢体畸形或痉挛十分严重而不能描图时,应先描出患者的健侧,然后利用白纸背面阴影描出其图形,以替代患肢轮廓图。

（2）绘取纸样：测量肢体尺寸，以肢体轮廓线为基础，放大轮廓的尺寸，常在轮廓的两侧各放宽该肢体周径长度的1/4，掌部放宽其厚度的1/2尺寸（图8-4）。然后按所设计的矫形器画取相应图样。

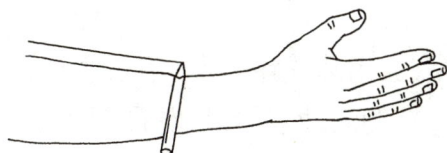

图8-3　取肢体轮廓线图

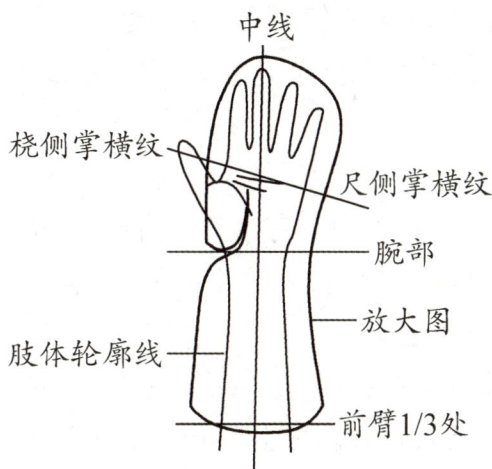

图8-4　绘纸样图

3. 取材、加热及塑形　沿纸样图剪下纸样，在患者肢体上试样并进行必要的调整，将调整好的纸样置于板材上，用记号笔画出其样式，然后用大力剪将板材裁剪好，将裁剪好的低温热塑板材料放于60～70℃热水中，待软化后取出，平整地放于桌面上，用干毛巾将板材擦拭干净，再将完全透明软化的材料放置固定位置，匀速拉伸并将边条固定在固定架上，放置于患者治疗部位上进行塑型，塑型操作时间为3～5分钟。

4. 修整、边缘打磨　塑型完成后，置5～10分钟即可完全硬化定型，硬化定型完成后，取下定型模，操作完成。

（1）观察初步塑形好的矫形器有无偏斜和旋转，关节角度是否达到要求，关节是否保持正常对线和其他治疗需要。如有差异，需在局部加温软化后进行调整，甚至重新塑形。

（2）当矫形器的基本形态完成后，应将多余的边缘剪去，矫形器两侧边缘高度通常为肢体周径的1/2。矫形器的长度不应影响邻近关节的运动，但若有骨折需要将邻近关节同时固定，以避免关节运动影响骨折愈合。

（3）矫形器边缘应充分软化后剪裁，通过塑料板材的自缩性能使边缘光滑，必要时用布轮机磨平，以避免矫形器边缘的毛刺、锐角等刺激皮肤引起疼痛，甚至伤及皮肤。

5. 配置免压垫　免压垫指放在免压部位，减少局部压力的一种软性材料。硅树脂橡胶、泡沫塑料及其他软性材料都可以用来制作免压垫。免压部位主要是骨突处、神经的表浅部位、伤口及疼痛部、受累关节等。免压垫应略大于免压部位，厚度一般为5mm，通常为椭圆形，如必须是长方形垫，应将四个边角剪成椭圆形。

6. 附件制作与安装

（1）支架：是牵引关节的支撑装置，也称为托架，由钢丝、铝合金条等制作。各式支架在静止性矫形器基础上进行安装，并通过橡皮筋或导线与被牵引的部位相连，即组成动态性矫形器,可辅助屈曲运动或伸展运动。屈曲方向牵引时,支架应安装在掌侧面。伸展方向牵引时,支架应安装在背侧面。受力不大的小支架在矫形器塑形后再安装,较大的支架常在矫形器成形前安装。

(2)铰链:铰链可支持关节运动或限制关节的活动范围。简单的铰链可以自制,结构比较复杂的需要购置。铰链作为动态结构能协助关节作各项运动以助于关节进行运动训练。当手术早期或治疗原因需要限定关节在一定范围内活动或禁止关节运动时,可通过调节铰链上的固定螺丝来达到要求。

(3)弹性材料:有橡皮筋、钢丝、弹簧等,其弹力可作为矫形器的外动力,以帮助肢体的被动运动或牵引。不同材料的质地或结构不同,产生的弹力有强有弱,根据治疗要求应先预制或选择。

(4)手指配件:是连接手指的辅助件,有指套、指钩、指帽及导线等。手指配件通常用于:手指关节挛缩后的牵伸;手指的被动运动;限制手指的活动范围;手指的抗阻训练等。

7. 安装固定带　固定带能使矫形器附着于肢体上。通常情况下,常选择尼龙搭扣固定带或帆布固定带。根据矫形器的长度和肢体部位确定固定带安装的位置,如功能位矫形器应分别安装在手部、腕部及前臂近端。帆布带固定肢体的稳定性比单纯尼龙搭扣固定好,尤其是大的关节或挛缩的关节更为适合。尼龙搭扣可用黏合胶固定在矫形器上,制作比较简单。帆布带需要用铆钉或加一层板材固定。

安装固定带注意事项有:①固定带直接接触皮肤,使患者感受到压力均匀、稳定;②固定带压力应适度,避免影响血液循环;③固定带不应影响关节所期待的运动;④固定带应避开关节和骨突起部位;⑤固定带穿脱应方便,颜色应尽可能与矫形器颜色近似。

(四)注意事项

1. 恒温水箱的水温应保持在 $60 \sim 70℃$,当材料完全透明时则表示完全软化,即可取出塑型。

2. 材料在加热软化中,不可未完全透明取出塑型,以免影响塑型效果。

3. 塑型时不过分用力或固定过紧,以免冷却硬化时材料自身微量的收缩,导致患者不适感。

4. 二次塑型时,应清洗表面污渍,再行加热软化,恢复平板状可再次塑型。重复塑型不宜过多,以免影响塑型效果。

第三节　常用的矫形器

一、矫　形　鞋

1. 定义　矫形鞋是治疗下肢和足部疾病的足垫、足托、皮鞋,皮靴的总称,又称为病理鞋。

2. 矫形鞋的基本作用

（1）减轻疼痛：如使用海绵鞋垫，特制的足跟刺垫或在鞋内后跟部位挖掉部分。可以减轻跟骨刺、跟骨骨膜炎患者步行中的足跟痛。

（2）预防和矫正畸形：矫正足部畸形，改善足部的承重力线，如超负荷、长期站立时使用平足垫、平足鞋可以预防足弓下陷。

（3）代偿丧失的关节运动功能：如在鞋跟上加用一根用橡皮海绵制成的楔形垫可以减少踝关节僵硬患者足跟触地时的冲击力。

（4）消除关节活动：如使用弹性钢板制成的加长的鞋底硬板可以消除跖趾关节的活动。

3. 矫形鞋的选用原则

（1）平足常用平足垫、平足鞋矫正。

（2）横弓下陷下跖痛常用横弓垫、跖骨头横条矫正。

（3）跟骨刺，跟下压痛，在皮垫的跟部与足跟压痛点对应处挖一小孔，下衬一层海绵，以减轻局部承重。

（4）跖趾关节炎症，跖趾关节僵直，常在鞋的膛底与大底间用长的钢片加硬鞋底，防止鞋前部背屈。

（5）内翻足用直形鞋楦制作，可在鞋底的前部外侧，后跟外侧加垫。

（6）足的部分缺损：①足趾缺损，海绵补缺垫或鞋大底与膛底间加用长的弹性钢片加硬鞋底，以保证鞋头不上翘；②跖骨远端截肢，除上述措施外，鞋跟应向前延长至残端之后方，以改善足底承重功能，防止鞋的变形。

（7）下肢短缩：①短 1cm 以下，在普通鞋加用补高鞋垫，增加后跟高度；②短 2~3cm，补高鞋，鞋帮加高，内放补高垫；③短 3~7cm，订制半高腰鞋，加高鞋邦，加高主跟，内放补高垫，称为内补高鞋；④短 7~14cm，除鞋内补高外，需在鞋底加用一船形的加高托，这种鞋重、外观较差；⑤短 14cm 以上，使用补高假脚，穿肥脚裤子，外观较好。

二、下肢矫形器

1. 概述　下肢矫形器较身体其他部位的矫形使用范围更为广泛，随着新材料和新工艺的应用，下肢矫形器增加了许多新品种。根据其结构和适用范围，下肢矫形器可分为用于神经肌肉疾病和用于骨关节功能障碍两大类。

2. 下肢矫形器的主要作用　支撑体重、辅助或替代肢体的功能、预防和矫正畸形。其主要目的是稳定关节，改善下肢的运动功能；保护下肢的骨与关节，减少疼痛，促进病变痊愈；防止和矫正畸形；改善步态，减免肢体承重，促进骨折愈合和早期功能恢复，巩固手术疗效。

3. 常见的下肢矫形器分类

（1）用于神经肌肉疾病的下肢矫形器

1）踝足矫形器：①金属条踝足矫形器，适合于偏瘫时的严重痉挛性足内翻下垂畸形和腓总神经麻痹的垂足；②塑料踝足矫形器，具有重量轻、易清洁，外观较好的特点（图8-5，图8-6）；③金属弹簧式踝足矫形器，这种踝足矫形器轻便、简单，但钢丝易断。

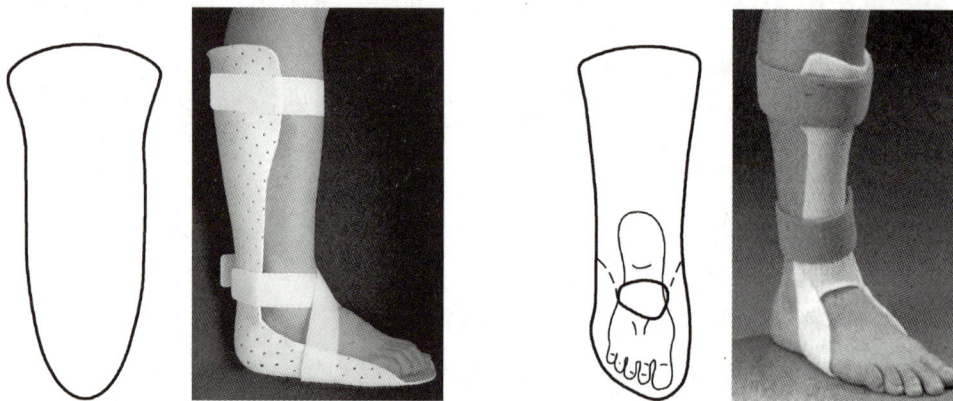

图 8-5　踝足矫形器

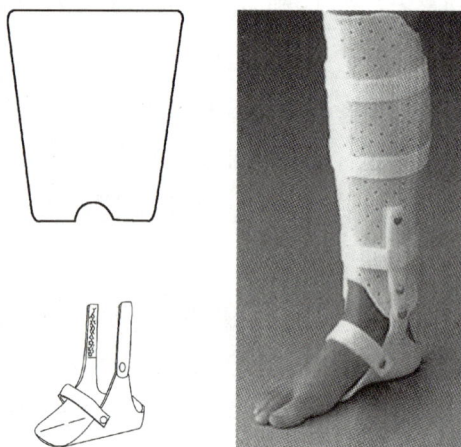

图 8-6　铰链式踝关节矫形器

2）膝矫形器：用于膝关节周围损伤出现的下肢运动障碍，尤其是膝关节不稳（图8-7，图8-8）。

3）髋矫形器：用于某些特殊的痉挛性麻痹患者，控制髋内收、内旋畸形，也适用于矫正儿童的下肢旋转畸形。

（2）用于治疗骨、关节疾病的下肢矫形器：可以减少下肢承重，维持或矫正骨与关节的对线。

1）髌韧带承重矫形器：属踝足矫形器类，分金属条型与全塑料型。

2）坐骨承重矫形器：此矫形器的主要作用是使步行中支撑期的体重通过坐骨传至矫形器，再传至地面，使髋关节，下肢减轻了承重。

3）骨折矫形器：具有良好的控制骨折部位对位、对线的能力。

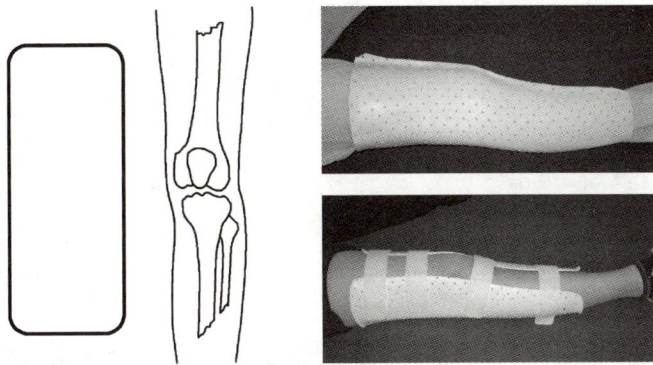

图 8-7　膝关节固定矫形器

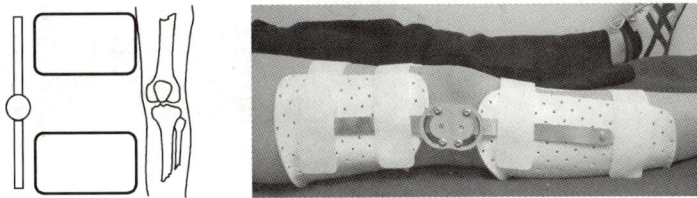

图 8-8　铰链式膝关节矫形器

4）维持、矫正膝关节对线的矫形器：用于控制膝过伸、膝内翻、膝外翻等异常活动。

5）髋矫形器：用于脑瘫患者控制痉挛性内收、屈髋畸形（图 8-9），也用于髋关节全关节置换术后恢复期控制关节位置（图 8-10）。

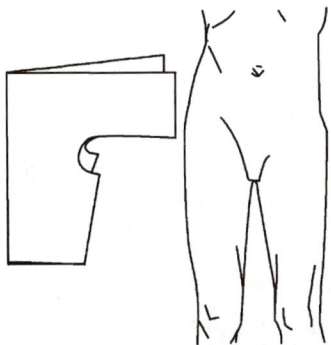

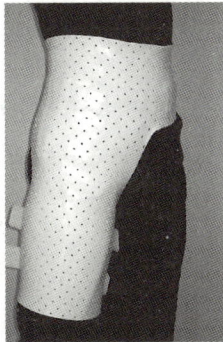

图 8-9　髋关节固定矫形器

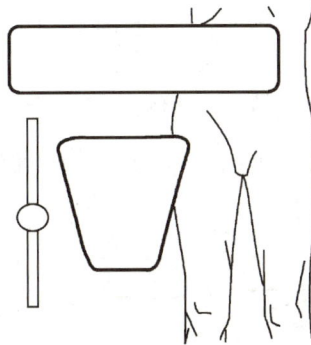

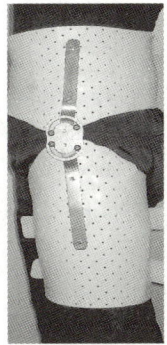

图 8-10　铰链式髋关节矫形器

三、上肢矫形器

1. 概述　根据其作用力的情况分为静态矫形器和动态矫形器两类。静态矫形器没有运动装置，用于固定、支持、制动。动态矫形器有运动装置，可允许肢体活动或控制、帮助肢体运动。多数上肢矫形器应保持肩、肘、腕、手、手指关节处于功能位并允许上肢有尽量大的活动范围，即应尽可能地减少对正常关节功能的妨碍作用。适应肌肉的弛缓性麻痹；痉挛性麻痹；预防或矫正由于皮肤瘢痕、关节囊、肌肉、肌腱等软组织挛缩引起的关节畸形；关节炎症、骨折、外伤引起的疼痛。

2. 作用　固定关节或骨折部位，促进病变或组织愈合；限制关节的异常活动、恢复上肢功能；保护无力的肌肉；代偿丧失的肌肉功能；预防和矫正关节畸形；训练肌力；扶持麻痹的肢体；保持或固定肢体与功能位；提供牵引力以防止挛缩。

3. 常用的几种上肢矫形器

（1）手矫形器：有弹簧钢丝伸指矫形器、橡筋弹力屈指矫形器、屈掌指关节矫形器、伸掌指关节矫形器、短对掌矫形器、抗痉挛矫形器（图8-11）、锥状握矫形器（图8-12）等。

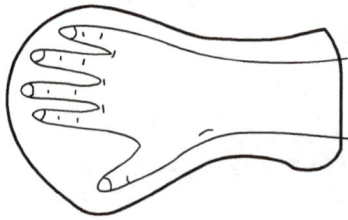

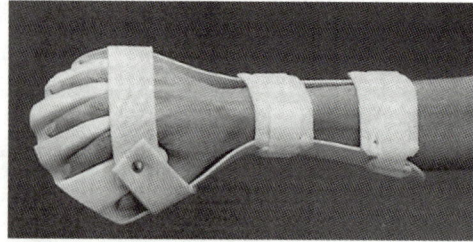

图 8-11　抗痉挛矫形器

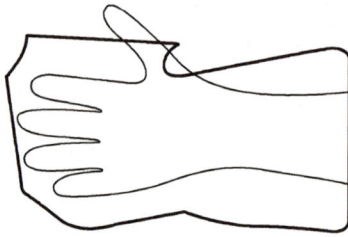

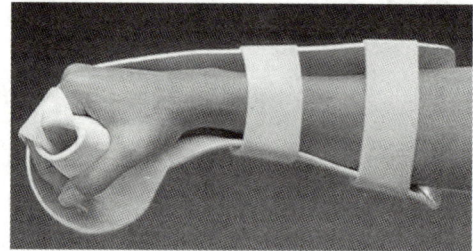

图 8-12　锥状握矫形器

（2）腕手矫形：有腕手功能位矫形器（图8-13）、皮护腕、背侧腕伸展矫形器（图8-14）及掌侧腕伸展矫形器（图8-15）、防尺侧偏矫形器、用于偏瘫的腕手矫形器、腕关节驱动握持矫形器等。

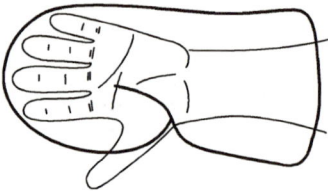

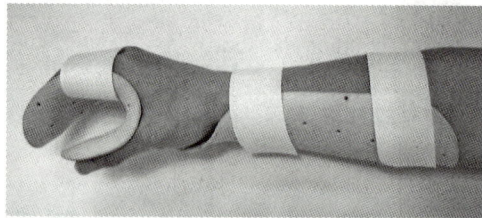

图 8-13　腕手功能位矫形器

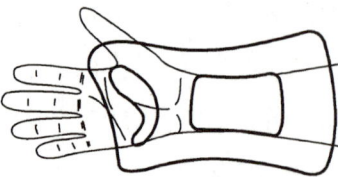

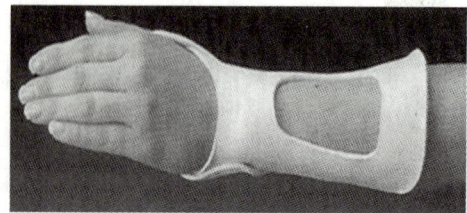

图 8-14　背侧腕伸展矫形器

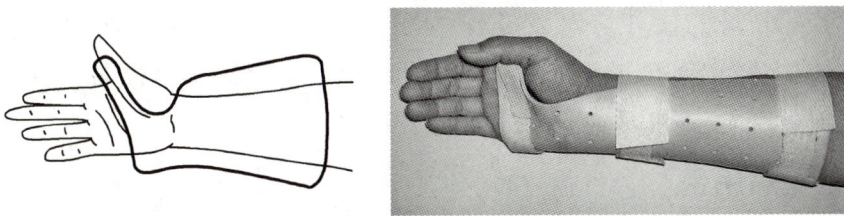

图 8-15　掌侧腕伸展矫形器

（3）肘腕手矫形器：带肘关节铰链的肘腕手矫形器多用于肘关节不稳定或上臂、前臂骨折不连接的患者；不带肘铰链的肘腕手矫形器，固定肘关节于90°功能位，主要适用于辅助治疗肘关节结核等慢性关节炎症，保持肘关节功能位的肘矫形器（图8-16）。

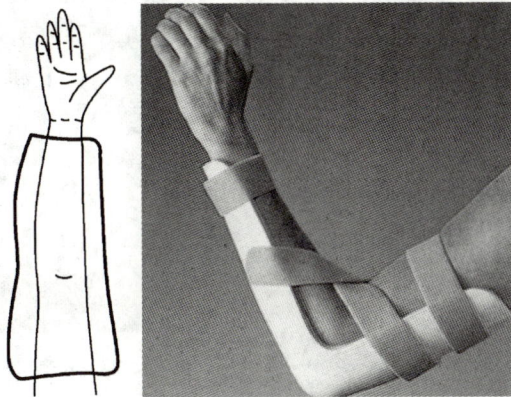

图 8-16　肘功能位固定矫形器

（4）翼状肩胛矫形器：可压住肩胛骨，防止其后移，辅助恢复肩关节外展功能，减轻患者肩部的疲劳。

（5）肩关节外展矫形器：用以减轻肩关节周围肌肉、韧带负荷。

（6）肩吊带：适用于肩部损伤的疼痛和肩周围肌肉麻痹时的保护。

（7）平衡式前臂矫形器（BFO）：用于肩、肘关节肌肉重度无力或麻痹同时使用轮椅的患者。

四、悬 吊 带

常用的上肢吊带多为肘伸位与肘屈位两大类。肘伸展式对肩关节的运动没有限制，具有在功能训练中不必脱下的特点，也可防止上肢屈曲挛缩；肘屈曲式使肩关节保持在内收、内旋位。上肢吊带主要是对上肢关节予以支持和保护，适用于肩关节脱位和半脱位、臂丛神经损伤、腕管损伤、肩部或上臂外伤、肩部术后、脑卒中偏瘫等患者。

（一）偏侧上肢悬吊带

偏瘫上肢悬吊带的前臂肢托由腕部肢托与肘部肢托组成，两者之间通过一条调节带进行连接，通过金属纽扣可调节悬吊的位置（图8-17），肘部肢托的尺寸常为

25cm×13cm,腕部肢托的尺寸常为 24cm×14cm。其可稳定支撑整个上肢,减缓上肢的重力对肩关节的牵拉。适用于肩袖肌群无力、肱骨骨折、臂丛神经损伤等患者。该吊带使用方便,患者可自行穿脱。

(二)服部型悬吊带

服部型悬吊带前臂肢托由腕部肢托和肘部肢托组成,其对手及前臂提供支撑。肢托的尺寸常为 38cm×15cm,吊带的长度常为 60~80cm 可调节,吊带绕过对侧肩分别连接腕部肢托和肘部肢托,肩部佩海绵垫以缓冲其压力(图 8-18)。

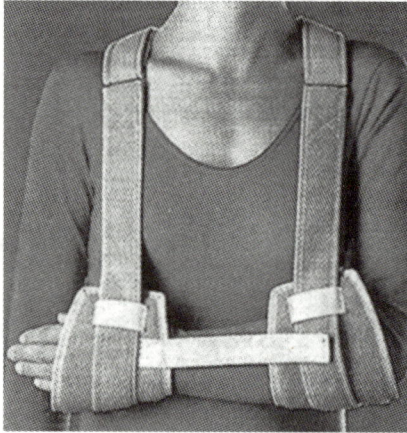

图 8-17　偏侧上肢悬吊带

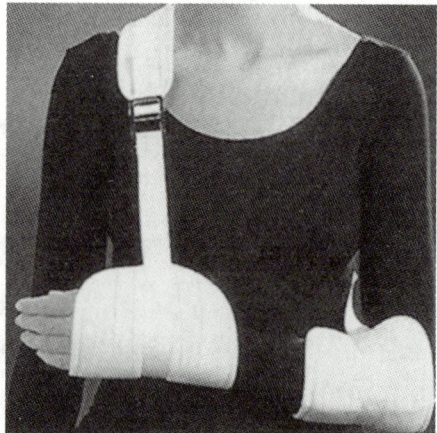

图 8-18　服部型悬吊带(CAV 悬吊带)

(三)单侧肩部悬吊带

单侧肩部悬吊带适用于偏瘫肩、肩部肌力下降、肌腱韧带损伤等患者。作用特点为通过动态支撑来支持肩关节运动、防治肩关节半脱位、限制肩关节旋转和外展、辅助肩胛骨后缩等(图 8-19)。

五、脊柱矫形器

1. 概述　脊柱矫形器主要用于限制脊柱运动,辅助稳定病变关节减轻局部疼痛,减少椎体承重、促进病变愈合、支持麻痹的肌肉,预防和矫正畸形。

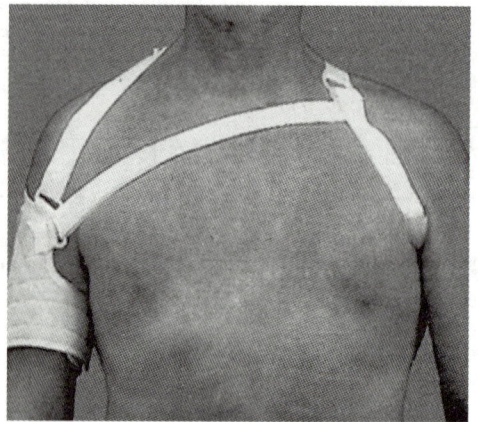

图 8-19　单侧肩部悬吊带

2. 常用脊柱矫形器

(1)软性脊柱矫形器:骶髂带,适用于外伤及产后引起的骶髂关节或耻骨联合分离;骶髂围腰,适用于外伤,产伤后稳定骨盆关节,有时也用于治疗下腰疼;带塑料板的弹力骶髂围腰,用于保持腰背部的正确姿势;腰骶围腰,用于减低腰椎与腰椎间盘的荷重以及限制脊柱的运动。

(2)硬性脊柱矫形器:躯干矫形器有屈伸控制式腰骶矫形器;屈伸、侧屈控制式腰骶矫形器;后伸、侧屈控制式腰骶矫形器(图8-20);屈、侧屈、旋转控制胸腰骶矫形器;模塑型限制屈伸、侧屈、旋转胸腰骶矫形器(图8-21)。

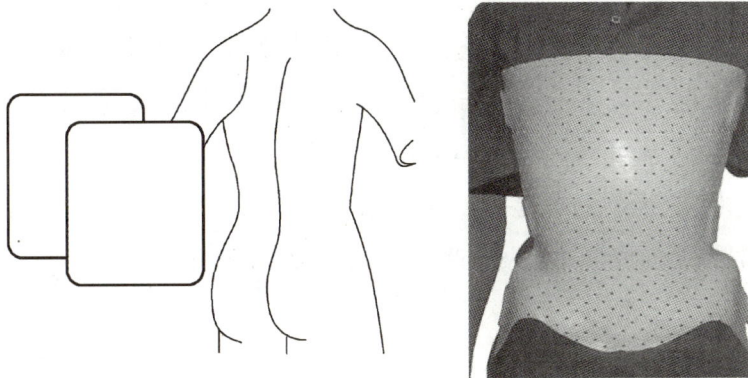

图 8-20　胸腰骶矫形器

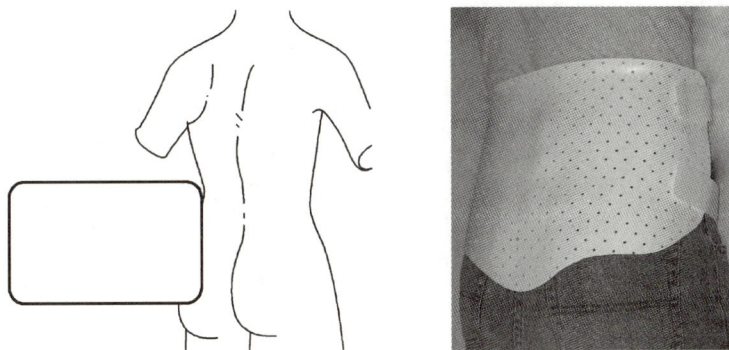

图 8-21　腰骶矫形器

（3）颈部矫形器:一类是预制品,其一是围颈、其二是支柱式颈矫形器。另一类是需订制的模塑制品。围颈具有限制颈椎屈曲作用;四杆式颈部矫形器具有较好的限制颈屈伸、侧屈、旋转功能,而且可以选择性地控制头的位置(图8-22);胸枕领颈部矫形器,可以较好地控制颈椎屈伸侧屈、旋转活动,而且可以为仰卧患者从前方方便地穿戴;订制的模塑头颈胸矫形器可以相当好地限制颈椎各方向的运动;环式头颈矫形器有良好地限制颈椎活动,保护良好对线,减轻轴向负重的功能。

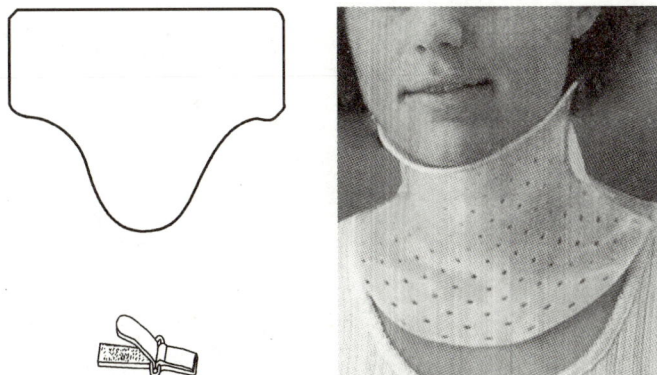

图 8-22　颈椎矫形器

（4）治疗脊柱侧凸畸形的矫形器：主要用于治疗发育年龄阶段，由于各种原因引起的中度脊柱侧凸，适用于侧凸原发曲线顶点位于 T_7 以下少年儿童使用。

> **本章小结**
>
> 　　矫形器是预防和治疗残疾、促进伤病恢复、充分发挥肢体功能的重要治疗器具。本章的学习重点是矫形器的定义、作用、使用原则；学习难点是矫形器的使用及注意事项、矫形器长期佩戴后不良反应。学习过程中注意康复治疗师要学会指导患者正确选择及使用各种不同的矫形器，达到提高患者功能活动和日常生活自理能力，从而改善生活质量的目的。

（平兴团）

？ 思考与练习

一、名词解释

1. 矫形器
2. 低温热塑板
3. 矫形鞋
4. 上肢矫形器
5. 下肢矫形器

二、简答题

1. 矫形器有哪些作用？
2. 长期佩戴矫形器后易出现哪些不良作用？
3. 矫形器的使用原则包括哪些方面？
4. 低温热塑板的特性是什么？

第九章 | 职业康复

09章

09章 数字内容

学习目标

1. 具有对病伤残者进行职业康复评估、指导和训练的能力。
2. 掌握职业康复概念、内容;职业能力评定内容;工作分析的概念及目的;工作强化的概念、工作强化训练的内容。
3. 熟悉职业康复的程序;职业培训的内容、类别、方法;工作分析方法、工作模拟评估方法。
4. 了解病伤残者就业方式及其影响因素;职业咨询的概念、内容、方法。
5. 学会运用职业康复的相关知识并将其应用于临床实践中;能对环境改造方面提出意见和参考。

　　日常生活活动、生产性活动和娱乐休闲活动是作业治疗所关注的三大治疗领域,职业康复是以重返工作岗位为目的,是减低受伤风险和提升病伤残者工作能力的一种系统康复服务,是作业治疗的重要内容之一。职业康复通过康复的手段,使病伤残者就业或再就业,从而促进他们参与或重新参与社会。作为全面康复的重要组成部分,职业康复在服务对象就业与回归社会中发挥着重要作用。

工作情景与任务

导入情景

　　患者,男,30岁,建筑工地工人,4周前患者在搬抬重物过程中不慎扭伤腰部,当即感觉腰部疼痛难忍及活动受限并前往当地医院诊治。体格检查发现腰部僵硬,向各方向主被动活动均受限,屈伸活动时疼痛明显,$L_4 \sim L_5$ 间隙压痛明显,直腿抬高试验右侧75°、左侧80°,腰椎前后位片示腰椎前屈变直,CT片示 $L_4 \sim L_5$ 和 $L_5 \sim S_1$ 椎间盘轻度膨出,硬膜囊及双侧神经根未受压。

工作任务：

1. 可以为该患者提供哪些康复治疗？
2. 如何为该患者进行职业咨询与指导？

第一节　基本概念

一、职业的概念

职业（vocation）是人们在社会生活中所从事的以获得物质报酬作为自己主要生活来源并能满足自己精神需求的、在社会分工中具有专门技能的工作。职业与人类的需求和职业结构相关，强调社会分工；职业与职业的内在属性相关，强调利用专门的知识和技能；职业与社会伦理相关，强调创造物质财富和精神财富，获得合理报酬；职业与个人生活相关，强调物质生活来源，并设计满足精神生活。

二、职业康复的概念

（一）职业康复的概念

职业康复（vocational rehabilitation，VR）是使病伤残者保持并获得适当的职业，从而促进他们参与或重新参与社会。职业康复是采取各种适当手段，综合利用药物、器具、疗养、护理等手段帮助康复对象恢复健康、工作能力、料理自己生活的能力。它是一个协调的、系统的专业服务过程，可使康复对象获得、保有和维持工作，经济独立，维持自尊和生活自理。职业康复侧重于与就业或工作相关的身体功能的恢复。

（二）职业康复的工作内容

职业康复工作内容可概括为职业评定、职业训练、职业培训和职业指导。

1. 职业评定　包括功能性能力评估、工作分析、工作模拟评估、工作行为评估等。
2. 职业训练　内容包括工作能力强化和现场工作强化训练等。
3. 职业培训　指通过培训使病伤残者掌握新的职业技能，如电脑培训、文员培训、金工培训和手工艺制作培训等。
4. 职业指导　内容包括建立职业康复档案、提供劳动市场信息、提出就业建议、工作环境改造指导、职业健康指导和跟踪服务等。

三、职业康复的目的和作用

职业康复的最终目的是使病伤残者获得并保持适当的工作，促进其参与社会。具体来说，职业康复的目的和作用包括以下内容：

1. 强化躯体功能　通过职业康复可增强病伤残者的躯体功能,提高肌力和耐力、改善活动能力。

2. 改善心理功能　通过职业康复可调节情绪、增强信心、获得成就感和自我认同感。

3. 培养良好的工作行为　包括遵守工作纪律和规程、正确处理与领导和同事的关系、团结协作等。

4. 提高就业或再就业的能力　如提高职业技能、找工作技巧和面试技巧等。

5. 获得并保持工作　通过职业康复使病伤残者就业或再就业,并能维持适当的工作。

6. 预防再次损伤　对病伤残者进行人体工效学和工作环境改造等方面的指导,预防工作中受伤或再次受伤。

四、职业康复的原则

1. 平等原则　不分民族、种族、性别、职业、病种,每个人都有工作的权利和接受职业康复服务的权利。平等原则是职业康复的最基本原则。

2. 实用原则　所治疗内容应符合病伤残者的现实情况,具有可操作性,能真正解决他们的实际就业问题。

3. 个体化原则　结合病伤残者的个人兴趣、职业兴趣、个人特长 / 技能、社会 / 社区资源、单位安置意向等,因人而异,制订个体化治疗方案。

4. 全方位服务原则　职业康复服务不是仅提高病伤残者的工作技能或帮助病伤残者就业,更不是简单的职业调查和咨询,还应通过服务帮助病伤残者保持工作和预防职业性伤害等。

第二节　职业能力评定

职业能力评定的内容主要包括身体功能评定、心理功能评定、职业适应性评定等。本章主要介绍在卫生或工伤康复机构所进行的职业评定。

一、概　念

职业能力评估是一个综合性的过程,涉及身体、心理和职业适应性三个方面,主要内容包括对病伤残者的兴趣、个性、气质、价值观、态度、身体能力、耐力、学习及工作的适应性等的评定。通过职业评估,可以诊断、指导和预测病伤残人的职业发展可能性,并为科学的职业指导、训练与制订职业康复计划提供依据。

二、评估的内容

职业评估的内容主要包括以下五个方面：病伤残者个人资料，如工作情况、工作经历、受教育程度等；身体功能评定，包括身体的体能和工作能力的评定；对病伤残者的治理、操作能力、逻辑推理能力、记忆力、综合分析能力、注意力等进行评定；对病伤残者的社会适应能力，组织能力等进行评估；对病伤残者职业人格进行评定。

三、评 估 方 法

（一）功能性能力评估

功能性能力评估（functional capacity evaluation, FCE）是对病伤残者的身体体能和功能进行系统的评估，以确认其目前的体能状况和功能缺陷。通过评估所获取的信息可用于：比较剩余能力与具体工作要求之间的差距；为制订康复目标和计划提供依据；为工作场所进行适应性改造或选择重返合适的工作提供依据；为评定工伤的伤残等级和赔偿标准提供依据。功能能力评估又包括躯体功能评估、智能评估、工作行为评估等内容。

1. 体能评估　利用不同的仪器评估活动能力、力量、感觉、手功能和手眼协调及其心肺耐力功能等项目，从而判断病伤残者整体的功能状况。具体内容包括肌力、耐力、ROM、平衡、协调、手功能、感觉、ADL 等功能评估。

2. 智能评估　包括注意力、记忆力、判断能力、思维能力、组织能力、学习能力、执行任务能力、交流能力、解决问题能力等。从而评估出其工作上的智能，对于脑部受损的患者尤其重要。常用韦氏智力量表，从常识、领悟、算术、相似性、背数、字汇、数字符号、填图、积木图案、图片排列、物体拼凑等方面进行智能评定，评定结果经过转换成标准分，进一步换算成智商。以智商表示被评定者智力发展水平，以智力剖面图表示被试者智力结构上的特点。

3. 社会心理评估　主要是对残疾人的就业意向和处理社会问题的能力进行评估。常采用心理测试的方法，如残疾人就业意向调查表、残疾人就业动机调查表等。

4. 工作行为评估　是利用不同的方法，客观地测试及反映病患者在工作上的行为表现，也可评估其工作意向及工作上所需的精神状态，加上工作场所的现场观察，从而评估出病伤残者的实际工作行为情况。内容包括工作动力、自觉性、守时性、计划性、仪表、自信心、服从管理能力、接受批评能力、创造力、承受压力能力、行为－反应一致性等。

（二）工作分析

工作分析（job analysis）是一种收集工作职位信息的方法，可以找出组成一份工作的各种工作细节，以及包含的相关知识、技巧和工人完成工作任务所需的能力；可以根据工人身体功能、工作范畴、机器或工具、物料和产品、工人的才智和性格特征之间的关系，有系统地分析一份工作。

（一）工作分析的特性

1. 工作本身的特性 ①产品；②服务、数据、物件；③行业；④工具、仪器；⑤材料。

2. 工人所需具有的特性 ①教育水平；②文字、推理、数学能力；③职业技能培训；④能力倾向；⑤体能；⑥兴趣；⑦性格；⑧工作环境适应能力。

（二）工作分析的目的

1. 逐步分解指定的工作任务。

2. 找出指定工作的主要工作要求。

3. 确定导致人体工效方面压力的原因，该原因可能与工作方法、工作场所设置、工具使用或设备的设计有关。

4. 分析改良设备的需要、工作方法或工作场所，这样可使病伤残者工作更加安全，更有效率。

（三）工作分析的参考依据

1.《中华人民共和国职业分类大典》。

2. 被康复者直接提供的资料。

3. 雇主提供的详细工作资料。

4. 专业人员于工作场所实地探访和考察获取的资料。

（四）工作模拟评估

工作模拟评估主要根据各种基于工作任务而涉及的身体活动，尽量设计和模仿现实工作生活中实际的工作任务进行评估，从而得出能否重返工作岗位的职业能力建议。工作模拟评估一般包括以下三种形式：

1. 器械评估 包括工作模拟评定仪（BTE）（图9-1）工作模拟器、蓝蝶（LIDO）工作模拟平台等，该类工作模拟训练器利用多种工具配件来模拟大部分工作所需要的基本动作，工具配件可根据工作的实际需要而采用不同的阻力进行评估，此类器械一般配备电脑系统，可保存评估数据并打印报告。

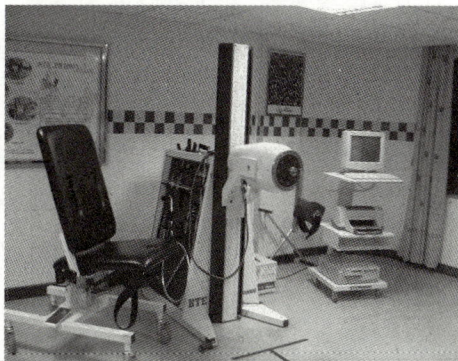

图 9-1 工作模拟评定仪（BTE）

2. 瓦尔帕尔（Valpar）工作模拟样本评估 瓦尔帕尔工作模拟样本（Valpar ccomponrnt work samples, VCWS）包含20多种不同设备，主要用于职业评估和职业训练，可以独立使用或设备间配合使用。该系统可以帮助治疗师判断一个人的工作能力是否适合于大部分工业或生产行业的要求。以下分别为21个工作样本中常用的六个样本：

（1）VCWS1：用于评定手部在狭小和受限空间进行惊喜活动和使用小工具的能力。测验中，受测者的双手需要在立方体内使用各种工具，在5个面上暗转好螺丝、螺栓、螺母和螺帽等。安装完毕将立方体拆开铺平,然后将已安装的零件拆除(图9-2)。

(2)VCWS3:数字化分类训练盒,用于进行排序、分级和档案管理的练习(图9-3)。

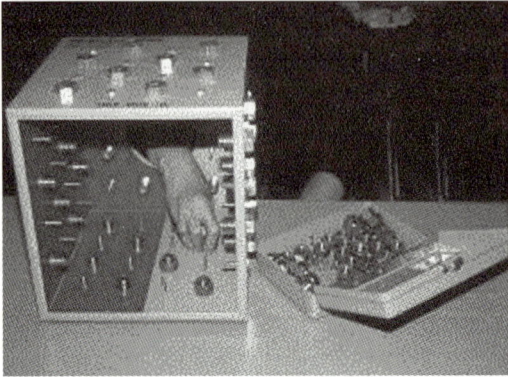

图9-2　瓦尔帕尔系列工作评估样本
之1评估

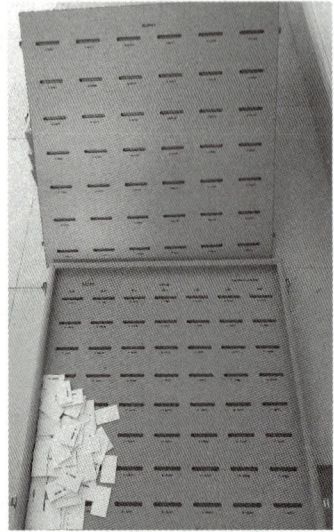

图9-3　瓦尔帕尔系列工作评估
样本之3评估

(3)VCWS6:独立解决问题训练盒,用于进行独立解决问题能力、对比和辨别不同颜色几何图形的训练(图9-4)。

(4)VCWS7:多级分类训练盒,用于进行综合快速识别颜色、数字和字母的训练(图9-5)。

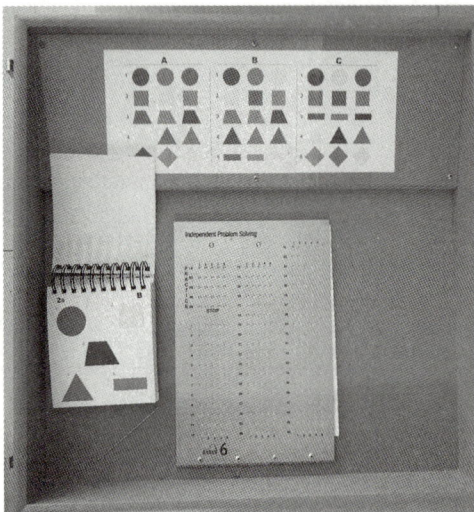

图9-4　瓦尔帕尔系列工作评估
样本之6评估

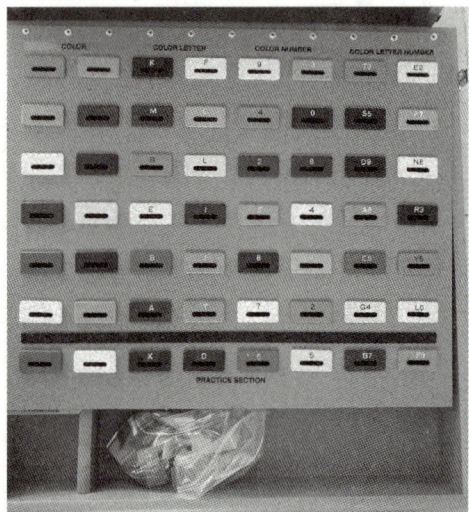

图9-5　瓦尔帕尔系列工作评估
样本之7评估

(5)VCWS9:用于评定全身包括躯干、上肢、手及腿部粗大运动时活动幅度、灵活性和耐力(图9-6)。

（6）VCWS19：用于评估动态的身体能力，如力量、协调、平衡、灵活性、集中注意力、跟从指令、耐性等。样本由四部分组成包括，一个三层货架连同货盆、一部三层货梯、一部台秤以及一个工作台上摆放着一个装有不同重物的货箱。在测试中，受测者根据工作指令，首先通过测试决定自己所能搬运的最大重量。根据测试所得的重量水平，受测者在20分钟的时间里，重复不停地在这个重量水平进行搬抬及运送工作（图9-7）。

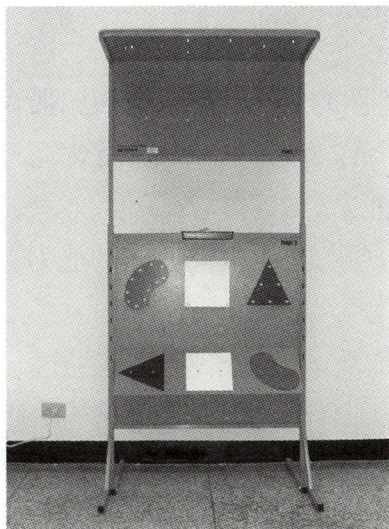

图9-6　瓦尔帕尔系列工作评估
样本之9评估

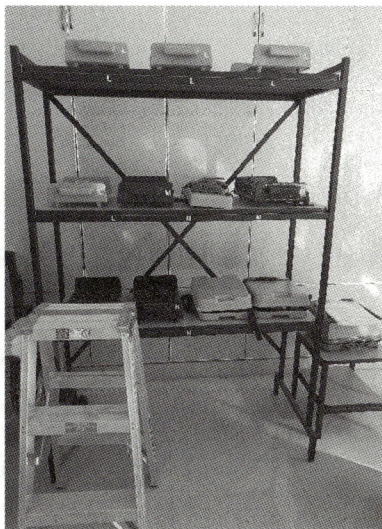

图9-7　瓦尔帕尔系列工作评估
样本之19评估

3. 模拟工作场所评估　治疗师设计不同的工作场所，如搬运工、木工、电工等工作场所，从实际或近似真实的工作环境中，评估工人的工作潜能或应付一般工作要求的能力表现。进行该类评估时，可以在评估前先对病伤残者伤病前工作环境进行现场工作探访，既可以向其雇主或同事了解该工作的详细的工作任务，也可以实地了解其工作环境，便于设计更真实的工作场所进行评估。

第三节　职业训练

职业训练可以根据所选介入类型、应用方法以及实施训练方案的地点不同，分为在医疗机构内进行的工作能力强化训练，以及在工厂、企业内实施的现场工作强化训练。

一、工作重整

工作重整是专门针对工作对身体功能的要求而重建服务对象的神经、肌肉、骨骼功能（耐力、肌力、活动性、柔韧性、运动控制）和心血管耐力等功能的训练。

工作重整的目的是通过重建病伤残者的身体功能而达到重返工作的目的。工作重整一般开始于伤后3到6周,即损伤基本愈合以及病情基本稳定,每周3～5次,每次2～4小时,通常4～8周。工作重整与一般康复训练的不同之处在于工作重整侧重于与就业或工作相关的身体功能,而非针对日常生活或休闲活动所要求的功能。工作重整的目的是让康复对象参与运动,重新订立工作的习惯、能力、动力和信心。

二、工作能力强化训练

工作能力强化是通过循序渐进地具有模拟性或真实性的工作活动来逐渐加强病伤残者在心理、生理及情感上的忍受程度,继而提升他们的工作耐力、生产力及就业能力。工作能力强化侧重于与实际工作密切相关的劳动和生产能力(如速度、准确性、效率)、安全性(遵守安全法则和使用安全性设备的能力)、身体耐力(耐力、重复性工作的能力)、组织和决策能力等。

工作能力强化的显著特点是利用真实或模拟的工作活动,以分级的方式经过一定时间的治疗和训练逐步重建病伤残者与实际工作相匹配的工作能力。工作强化的治疗时间一般是6周左右,每周3～4次,每次1～2小时,也可以根据每个人的具体情况制订针对性的训练和治疗时间。

工作能力强化包括工作强化、工作模拟训练、工具模拟训练和工作行为训练等方面内容。

(一)工作强化

1. 目的　工作强化的目的是集中提升工作能力,以便工人能够安全、有效地重返工作岗位。

2. 常用的方法及器具

(1)指导受伤工人运用合适的方法(如正确的姿势、人体动力学原理、工作方法调整等)来控制工作过程中可能受到的来自症状的困扰。

(2)计算机或自动化的器材,如BTE工作模拟器。

(3)一些能模拟实际工作所需的体能要求的器材,如模拟工作台、多功能组装架等。

(二)工作模拟训练

工作模拟训练主要是通过一系列的仿真性或真实性的工作活动来加强病伤残者的工作能力,从而协助他们重返工作岗位。

1. 常用的器具

(1)运用各种不同的工作样本来模仿病伤残者在日常工作中的实际要求,最常用的是瓦尔帕尔工作模拟样本。

(2)计算机或自动化的工作模拟器。

(3)运用各种不同的模拟工序,如电工或木工,来尽量模拟实际工作上所要求的工序。

（4）与雇主联系，安排他们到实际的工作场地及岗位进行训练。

2. 模拟工作站　模拟工作站是为工人设计的不同工作模拟场所，如搬运工、木工、金工等工作场所。从实际或模拟的环境，来评估及训练病伤残者的工作潜能及能力，使其能够面对一般工作上的要求。模拟工作站包括一般工作站和行业工作站。

（1）一般工作站：包括提举及转移工作站（不同姿势体位）、提举及运送工作站（平滑路面步行，崎岖路面步行）、组装工作站、推车工作站等。

（2）行业工作站：包括建筑工作站（粉墙、翻砂、铺地板、铺砖）（图9-8）、木工工作站、电工工作站（图9-9）、维修工作站、驾驶工作站、收银工作站（图9-10）、厨师工作站、文职工作站、护理工作站、清洁卫生工作站等。

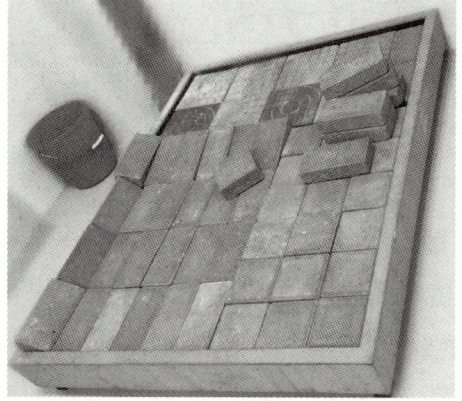

图9-8　装修工作站

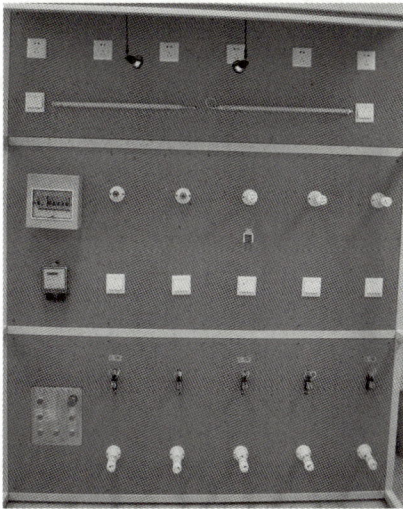

图9-9　电工工作站

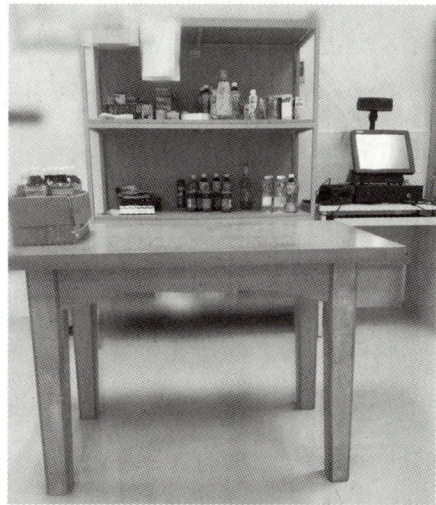

图9-10　收银工作站

（三）工具模拟使用训练

治疗师安排病伤残者使用一些手动工具，如螺丝刀、扳手、手锤、木刨、钳子等，病伤残者通过使用实际工具或者模拟工作器具，可以增加工具运用的灵活性及速度。通过工具模拟使用，可以协助病伤残者重新寻找原工作中工具使用的感觉，有利于病伤残者重新建立"工作者"角色。

（四）工作行为训练

工作行为训练集中发展及培养病伤残者在工作中应有的态度及行为，如工作动力、个人仪表、遵守工作纪律、自信心、人际关系、处理压力或控制情绪的能力。训练中也会教病伤残者一些良好的工作习惯，如在工作中应用人体功效学原理进行工作模式及程序的简化。

（五）现场工作强化训练

受伤工人由于长时间没有参加工作，身体功能下降，因为身体能力及工作习惯未能适应工作岗位的要求，工人返回工作后再次受伤的概率增大。

现场工作强化训练通过真实的工作环境及工作任务训练，重新建立受伤工人的工作习惯，提高工人受伤后重新参与工作的能力，协助工人尽早建立"工作者"角色，使公司能够更早、更妥善地接纳工伤工人，减少社会资源的浪费。现场工作强化训练内容及流程包括：

1. 现场工作评估　每个公司、工人对现场工作强化训练的需求都是不同的。治疗师首先需要确定在现场治疗中需要提供怎样的特殊服务。为了确定一个现场工作强化方案的特殊需求，治疗师需要收集以下信息：①工人的身体健康及功能康复情况；②工人就业意愿及期望；③工人的工伤处理进展；④雇主的态度；⑤该公司的服务性质及相关制度，尤其是公司已经实施的有关职业健康和安全的项目；⑥现场训练中能够安排的工作内容、工作岗位；⑦工人工作的流程及方法；⑧工人工作需使用的劳动工具、机器设备；⑨工作环境的人体工效学风险因素；⑩公司可以提供的协助资源。

收集这些资料最好的方法是联系关键人员，这些关键人员包括受伤工人、公司老板、公司人力资源主管、生产安全主管等，以及卫生保健部门的医护人员，这些人员可以为治疗师提供所需要的信息。

进行现场评估后，治疗师就可以确定在公司进行的工作强化方案，由治疗师设计出项目服务计划，筛选出会产生受伤风险的工作任务。

2. 选择训练设备和空间　重体力的工作任务容易发生腰背、肩关节和膝盖等受力较大的部位损伤。而工作强度较轻的生产行业（如生产线上装配零件）则有上肢累积性损伤的风险。这些风险因素会影响到现场治疗所使用的设备和空间。

评估时至少需要为工人单独提供一个隔离的区域。治疗师需要利用机器设备和工作空间来评估工作所涉及的身体能力要求。同样，也可能用到临床上配套用来评估患者工作的工具，如秒表、握力计、推拉力、卷尺、体重计等。无论在工作现场还是在门诊部，在职业康复中有一个很重要的原则是关注功能，治疗师需把关注点放在提供给患者工具从而使他们管理自己健康的能力。

治疗师不要在工作场所中过度使用工人不熟悉的工具。现场工作强化训练尽量少用传统的康复器材，但这并不是说治疗师需要远离传统的治疗器材。治疗师可以使用一些轻便的工具，如超声波和体重计，这样的工具可以带到不同的地方。

为工作行为教育提供独立空间很重要，如利用会议室的空间或休息室都是不错的选择。

3. 实施现场工作强化训练　根据工人工作内容的不同，选择在真实的工作环境中安排受伤工人进行工作强化训练。治疗师将选出工作流程中关键性的工作任务，或者工人身体能力上未能完全符合其要求的工序，通过安全筛选后安排给受伤工人进行训练。训练内容包括体力操作处理、设备使用、工作姿势及方法、操作耐力和同事协作等。训练强度需要遵循渐进式增加的原则,强调注意工人的训练反馈。

通过真实的工作环境、工作考勤制度及工作任务训练,提高工人实际操作能力,更有利于工人重新适应工作。现场强化训练要求参与的工人遵守公司的正常作息制度,治疗时间通常建议安排为全职或半日的工作训练。工人的现场治疗期因个体差异有不同,但每个训练疗程建议至少持续1周。

4. 受伤的管理及预防　工作行为教育应用于受伤管理的实践中,是用来培训工伤工人防止再次受伤,包括针对广大工人群体的工伤预防服务。受伤管理服务包括肌肉骨骼系统评估、训练计划和工作行为教育等;也包括了现场治疗师提供功能性能力评估、现场工作分析评估、工作强化训练及工作适应等服务。在一些案例中,治疗师提供个案管理服务,从而作为公司、医护人员、社保及工人之间的协调人员。

现实工作中,预防活动是经常被现场工作强化的治疗师所忽略的。预防和治疗经常是重叠的。现场工作分析用来评估工人的能力与工作所要求的能力之间的配对,它同样用于鉴定一个伤害预防项目中的潜在风险因素。同样,工作适应和工作任务调整可用于让工伤工人安全地重返工作。在一个工伤预防项目中,工作调整用于更广泛的工人群体,用来减少影响健康的危险因素。

在一些情况下,治疗师是唯一的现场医护人员,由于一些公司只有有限的资源和空间,这时就需要治疗师在提供服务时能够灵活并且有创造力。

5. 工作安置建议　现场治疗后,为公司及工人提出工作调整建议或转换工作岗位建议是协助工人安全返回工作岗位的一个重要项目。

从事这种工作的治疗师是处在一个独一无二的位置来影响工人快速返回工作岗位,从而带来早期的干涉和预防效果。提供的服务可能因公司不同而不同,但是常常包括传统的评估及治疗服务,同时涉及个案管理、现场工作评估、工伤预防、工人宣教、工作调整等工作内容。

三、职业培训

职业培训指围绕病伤残者所希望的职业目标,在技能、工作速度和效率、职业适应性等方面所进行的培训。职业培训可促进病伤残者掌握必要的职业技能,建立自信,提高就业意愿,尽快融入社会。

(一)职业培训的内容

1. 基础文化培训　掌握一定的文化知识是学习和从事一定职业的必要条件,也有助于帮助残疾人很好地适应工作需要。

2. 专业技能培训　指为提高职业技能所进行的培训,针对特定的工作或工种进行专业培训,如盲人按摩技能培训、家电维修培训、文员培训、电脑培训(打字员、动漫制作、文书等)、印刷培训、手工艺制作培训、清洁培训、家政培训等。专业技能培训往往需要专业的人员完成,治疗师很难完成这部分工作,因此通常需要转介到专门机构进行。

3. 职业道德培训　职业道德是从事某一职业所必须遵守的道德准则,是从事职业活动中的行为准则和规范。培训内容包括价值观、劳动观、择业观、法治观念、信誉观念、服务意识、质量意识、劳动纪律、人际关系等。

(二)职业培训的类别

1. 岗前培训　也称为就业前培训,指在上岗就业前先进行培训,掌握基本的专业知识和专业技能后才能上岗。岗前培训多在培训机构集中进行,如盲人按摩学校等。

2. 岗位培训　指上岗后根据工作的需要,为提高完成本职工作的能力所进行的培训。可分为达标性培训、适应性培训、提高性培训。岗位培训多由用人单位负责组织实施,并可请职业康复专家介入指导。

(1)达标性培训:指按岗位规范性的要求,为取得上岗、转岗、晋升等资格所进行的培训。

(2)适应性培训:指为适应工作需要及生产的发展变化所进行的培训。

(3)提高性培训:指为进一步提高在岗工作人员的能力所进行的培训。

(三)职业培训的方法

1. 操作法　指主要在实际操作中边学习边操作的方法。如电脑培训,由老师边讲边示范,学员在听课的同时进行电脑实际操作。

2. 模拟训练法　指在模拟的环境中进行的培训,如理发师培训,先在假的模特的假发上进行模拟操作。

3. 生产实习法　在实际工作环境中,按照实际工作的流程和规范所进行的培训。如理发学员在模拟训练后,技能达到相应的水平就可进行实习操作。

4. 模块式职业技能培训模式　模块式职业技能培训模式(modules of employable skill,MES 课程模式)是国际劳工组织 20 世纪 70 年代所开发的方法。其特点为用时短、效率高、成本低,用最少时间和费用取得最佳的培训效果。这种模式注重将一项工作严格按照工作规范和实际工作程序划分成若干个相对完整的工作部分(即模块),强调在实施一项职业(或岗位)培训前首先进行严格的工作分析,并根据所列出的模块分析完成每个模块所需具备的技能,依此为培训目标和依据来开发培训大纲和教材,形成不同的培训模式。受训者根据不同职业技能模式,选取组合培训课程,使整个培训像一个积木组合式的教学形式。

5. 能力本位教育(competency-based education,CBE)模式　该模式强调受训者行业的需求和受训者在学习过程中的主体作用。其特点是以从事某个专项职业能力作为培养目标和评价的标准,强调受训者的自我学习和自我评价。

第四节　重　返　工　作

重返工作指因伤病而使工作中断后经过一系列的医疗、职业康复等环节和过程后,最终重新投入工作的全过程。这些环节和过程在重返工作过程中发挥至关重要的作用,同时其他因素也会影响到病伤残者能否成功重返工作,如慢性疼痛、心理因素、工作场所及环境的配合等。

一、疼痛与重返工作

(一)慢性疼痛

慢性疼痛是伤病后最常见的症状,常常会迁延不愈或持续较长时间。由于缺乏对疼痛的相关知识,再加上无有效的应对措施,病伤残者对疼痛的惧怕、担心、抑郁或焦虑等会转变为病伤残者的心理问题,该问题的出现会导致重返工作的延迟。我们要采取相应的手段和措施进行针对性的处理和治疗。

慢性疼痛引发的常见心理问题包括抑郁、焦虑、易激动、惧怕、性格改变、过度担忧等。可采取的应对措施包括:

1. 教育　让病伤残者了解疼痛的相关知识,学习有效应对和管理疼痛相关症状的方法、掌握实际工作中应对疼痛和防止再次受伤的方法和技术。

2. 个人辅导或咨询　倾听和了解病伤残者的苦衷和面临的问题,疏导其不恰当或异常的情绪和心理反应,引导积极正面的心态、想法和观念,帮助病伤残者制订解决困难的方法和策略。

3. 自我治疗　指导并教会病伤残者练习缓解疼痛引起的身体不适感的具体方法,如肌肉和软组织牵拉练习、身体放松练习,关节活动度练习体操等。

(二)心理和行为转变

当病伤残者面临重返工作的选择,不仅需要身体功能和工作能力的准备,还需要对心理及行为进行相应的调整并做好准备。要帮助服务对象从"病伤残者"角色变回以前的"工作者角色",康复专业人员应该采取必要的手段和方法以帮助病伤残者做好心理和行为上的准备和转变。常用的治疗方法和手段有:

1. 生活规律的矫正　病伤残者休病假期间原有的生活和工作规律被打乱,病伤残者可能失去原来规律的生活程序,会对健康和注意力造成影响。在重返工作时必须调整成有规律的生活,以良好的身体状态及生物钟去应对工作。

2. 生活角色的改变　由于长时间病休,病伤残者可能承担较多生活或休闲中的角色,如忙于家务和个人事务或投入休闲活动等。在重返工作之前要对相应的角色或承担的事务做出合理的安排、调整和转变。

二、工作环境的配合

病伤残者接受职业康复后最理想的结果,就是重新获得与伤病相同或近似的工作能力,顺利返回原单位并从事原工作。如果病伤残者的工作能力经过康复后仍然不能满足岗位的需求,可以考虑对原有的工作及环境进行改造以配合其能力。

工作场所和环境改造的目的是使工作的要求能与工人的能力相配合。可行的工作环境改造的内容包括降低工作强度、调整工作程序和步骤、调整工作或休息时间、使用辅助性的工具或设备、应用人体工效学原理对工作场所中的物品或工具进行适当的调整或改造等。

改造的前提是需要获得雇主或单位相关负责人的配合和支持。康复专业人士对工作场所及环境进行实地探访后从专业角度提出整改意见和方案,也可主动参与和实施改造、调整。

三、就业辅助

就业辅助是整个职业康复的最后阶段。当病伤残者接受一系列的评定和训练程序后,康复人员以及病伤残者自身对目前的处境已经较为清楚。最理想的结果是能重返原有工作;而相对比较不理想的是仍面对受伤遗留下的问题而不能重返原有工作。对于前者,康复人员可以提供必要的支持以协助他们回到原有工作岗位,如与雇主联络为其工作岗位做出风险评定以避免再次受伤。对于不能返回工作岗位的病伤残者,康复人员可以与雇主了解工人工作职务调整或再设计的可能性,协助他们能够返回原单位从事符合其现有能力及技能的工作。如果因为某些原因不能返回原单位,可以建议他们尝试选择其他工作。如果重新选定的工作性质与能力之间存在的差距,则需要再次进行新的训练。

第五节　职业咨询与指导

一、职　业　咨　询

1. 职业咨询　是针对职业评定所获得的资料、残疾人的特殊情况和就业相关的问题进行综合考察,帮助残疾人解决职业中出现的问题所进行的服务。

2. 职业咨询的内容与方法

（1）分析:通过主客观的方法,分析残疾人的态度、兴趣、家庭情况、教育水平、学识、能力等。

（2）综合:根据被咨询者的特性和职业特长进行整理、综合、分析,获得对其职业能力发展的总体印象。

（3）诊断:诊断和描述被咨询者的特征,比较个人能力与职业要求的差别,找出职业方面存在的问题。

（4）预测：预测对所存在问题的调整和适应的可能性，提供适当的职业计划调整方案。

（5）讨论：与被咨询者讨论如何才能达到所期望达到的目标。

（6）重复：出现新的问题时，重复以上内容，进一步制订可行的计划。

二、职 业 指 导

1. 职业指导　职业指导指根据病伤残者的职业技能和职业适应性，根据职业安置政策或市场需求情况，帮助他们获得并保持适当的职业。

2. 职业指导的工作内容

（1）查阅职业康复档案：了解病伤残者的身体状况、精神心理状况、职业能力、兴趣爱好、性格气质等特点，并了解他们的家庭背景、经济情况、学业成绩、课外活动等。

（2）提供劳动市场信息：提供就业信息，如招聘广告等，并协助了解特定工作岗位的职业性质、条件要求、工资待遇、工作条件、提升的可能性等。

（3）提出就业方向建议：帮助病伤残者正视自己的职业能力、树立正确的择业观。根据他们的个人特点和劳动市场的需要提出职业选择的具体建议。

（4）工作环境改造指导：包括物理工作环境改造指导和工序调整等。物理环境改造指对工作台、工具、工作场所环境等的改造。工序调整指根据病伤残者的功能情况，改变工序以促进其工作的完成。

（5）职业性伤害预防指导：进行职业健康教育、人体工效学以及工伤预防知识等方面的指导，预防职业性伤害。

（6）跟踪服务：病伤残者从事一定的职业后，应进行有计划的指导和跟踪调查，帮助其解决工作中遇到的问题，以更好地适应和保持工作。

本章小结　职业康复训练与一般康复训练不同，职业康复更侧重于与工作或就业相关的身体功能和心理功能的训练，对身体功能和心理功能提出了更高的要求。职业康复是帮助病伤残者走向社会参与工作的过程。学习重点是职业康复的内容，职业能力评定内容，工作强化训练的内容；学习难点是工作分析方法和工作模拟评估方法。学习过程中注意职业康复不是简单的工作安置，职业康复人员应该全面了解职业康复的评价方法，就业心理和就业态度，康复指导方法，职业适应性训练的方法，以及如何帮助残疾人选择和介绍职业，如何安置工作和进行就业后的随访等。

（马雪真）

一、名词解释

1. 职业康复

2. 功能性能力评估

二、简答题

1. 简述职业康复的原则。

2. 简述职业康复的目的和作用。

第十章 | 环境改造

10章 数字内容

学习目标

1. 具有"以患者回归家庭为康复目标"的理念;与患者及家属良好沟通的能力;良好的职业素养;爱心、耐心、责任心及良好的团队协作和沟通能力。
2. 掌握环境改造的概念以及环境评定和改造的方法。
3. 熟悉环境改造的内容和实施步骤。
4. 了解环境改造的现状。
5. 学会运用相关理论知识为患者提供基本的环境改造方案。

工作情景与任务

导入情景

患者,女,55岁,1个月前因"右侧脑梗死,左侧肢体功能障碍"转入康复科。现患者左侧肢体布伦斯特伦分级为左上肢Ⅴ期,左手Ⅴ期,左下肢Ⅳ期;可实现短距离步行;可自行穿脱衣服,患侧手用粗柄勺子自主进食;模拟厨房内可做简单炒菜。患者近期准备出院回家。

工作任务:

1. 患者有很强的生活自理愿望,回家后是否可以实现生活自理?
2. 针对患者诉求,你对患者居室内环境改造可以提供哪些方案?

第一节　概　述

一、环　境

（一）定义

环境是人类生活的周围空间与有关事物。人类的所有活动都发生在他们所处的环境当中，人类与环境的关系极为密切，他们可相互影响。人类有适应和改造环境的能力，环境因素也可影响人的各种活动。

社区环境是患者回归家庭和社区后赖以生存的周围空间、生态环境、人工环境、人文环境等，即自然环境和社会环境的总称。

（二）环境因素对残疾人的影响

1. 物理环境的影响　物理环境包括自然环境、人工建造的环境和物件。

（1）自然环境指的是由水土、地域、气候等自然事物所形成的环境，如天空、湖泊、山脉、天气变化等。炎热的天气可能导致严重烧伤患者体温过高；地理上的空间距离会给行动不便的残疾人带来困难等。

（2）人工建造的环境，如住房、仓库、街道等，也包括交通的流动、电梯的移动和机器的运作等。室内的设施、空间设计和家具的摆放可能会给使用轮椅者带来不便，甚至不能进入到室内，而无障碍通道、厢式电梯等设施却能帮助他们进出。

（3）物件分为自然物件和人工物件，自然物件包括自然界中有生命和无生命的东西，如植物、动物、砂石等，人工物件包括家具、衣服、书本等。以厨房为例：一个普通的厨房，如未经过特别设计的用具和物品的摆放，轮椅使用者很难甚至无法在里面完成煮饭这一作业活动；而经过改造后，轮椅可以进入到厨房的每一部分并且可以靠近灶台，物品都尽量摆放在使用者能拿到的地方，加上一些必要的辅助用具等等，轮椅使用者就能顺利地完成煮饭这一作业活动。而轮椅本身，也是一件为帮助残疾人行走设计的人工物件。

2. 社会环境的影响　社会环境可以看成由两部分影响因素组成，一个是社团组织，另一个是作业方式。

（1）社团组织指有一定目标和一定数量的社会组织或个人参加的群众组织，可分为非正式社团组织和正式社团组织。非正式的社团组织，如家庭、定期的朋友聚会等，正式的社团组织，如学校的班级、工作中的团队等。人一生中都会进入这些社团组织扮演不同的角色，社团组织中的架构和价值会影响个人的作业行为。

（2）作业方式指文化习俗因素对作业活动的规定。文化因素为作业活动提供了具体的程序、结果和判断的标准，这些规定与世代相传的习俗有一定的联系。在某种文化背景下的作业方式提供了进行作业活动的机会，但同时也在某种程度上限制和影响了我们如何去进行作业活动。

二、无障碍环境

无障碍环境是一个既可通行无阻而又易于接近的理想环境,包括物质环境、信息和交流的无障碍。物质环境无障碍主要包括城市道路、公共建筑物和居住区的规划、设计、建设应方便残疾人通行和使用。如城市道路应满足坐轮椅者、挂拐杖者和视力残疾者方便通行;建筑物的出入口、地面、电梯、扶手、厕所、房间、柜台等设置应考虑残疾人使用的相应设施和方便残疾人通行等。信息和交流的无障碍主要包括公共传媒应使听力、言语和视力残疾者能够无障碍地获得信息,进行交流,如影视作品、电视节目的字幕和解说,电视手语,盲人有声读物等。

无障碍环境能够使残疾人走出家门、参与社会,也是方便老年人、妇女儿童和其他社会成员的重要举措。加强无障碍环境建设,是物质文明和精神文明的集中体现,是社会进步的重要标志,对提高人的素质,培养全民公共道德意识、推动精神文明建设具有重要意义。

三、环境改造现状

环境改造指通过对环境的适当调整,使环境能够适应残疾人的生活、学习或工作的需要。环境改造的目的就是通过建立无障碍环境,消除环境对残疾人造成的各种障碍,为残疾人参与社会活动创造基本条件。

(一)国际环境改造现状

国际上对无障碍环境的研究可以追溯到 20 世纪 30 年代初,当时在瑞典、丹麦等国家就建有专供残疾人使用的设施。

(二)我国环境改造现状

我国无障碍环境建设自 20 世纪 80 年代起步。1989 年 4 月,《方便残疾人使用的城市道路和建筑物设计规范(试行)》颁布实施。这是我国第一部无障碍环境建设方面的设计标准,标志着我国无障碍环境建设工作走上正轨。1990 年 12 月,《中华人民共和国残疾人保障法》通过;1996 年 8 月,《中华人民共和国老年人权益保障法》通过,这两部法律均有明确条文规定建设无障碍环境的内容。国家出台的一系列政策法规、条例的颁布对促进残疾人在未来更加广泛地参与社会生产和生活具有极其重要的作用。2001 年 8 月,国家发布了《城市道路和建筑物无障碍设计规范》,2012 年 8 月颁布实施《无障碍环境建设条例》,2018 年 10 月修正《中华人民共和国残疾人保障法》等,我国许多城市住宅小区、道路、主要商业街、广场、医院等建筑,不同程度地建成了无障碍环境,为残疾人的出行提供了极大的便利。

2008 年北京残奥会和 2022 年北京冬残奥会的成功举办,使越来越多的人对无障碍理念有了更加深入的认识,对帮扶残疾人的技能和知识有了更多的了解。

无障碍环境建设不是一个部门、一个组织可以完成的,是一项系统的综合工程,需要社会的各个部门协调合作才能实现。

第二节　环境改造流程

一、环境评估

环境的评定是根据患者的功能障碍情况,对其回归家庭后的居室环境和社区环境,进行安全性和适应性的实地考察、分析,找出各种不利于患者的环境因素,提出整改意见或方案,并进行适当的改造,以提高患者独立生活的能力,使患者在尽可能舒适的环境中生活和工作。下面我们主要介绍居室环境和社区环境的评估和改造。

（一）环境的评定方法

环境的评估分为标准化评估和非标准化评估。由于地域和文化等因素的限制,目前还没有一个公认的,适用于世界各地的全面的标准化评估方法。目前较为常用的是《康复环境和功能安全检查表》,评估内容包括居住状况,行走交通,环境的风险,厨房,家务,饮食,自我照顾,浴室和厕所,服药、成瘾和滥用,休闲,交流与作息,游走徘徊共 12 大项 74 小项内容。

非标准化评估包括：

1. 观察评定法　通过对实际环境及周围环境的观察进行综合分析,评估环境是否对患者的作业活动具有限制或障碍,制订合理的环境改造方案。该方法实用、具体、有针对性,但是时间和人力方面投入较大。

2. 询问评定法　主要是对患者及家属进行调查。通过对患者本人或家属直接询问或进行问卷调查,对调查数据进行综合分析,结合患者的实际情况,评估家庭和社区对患者的作业活动存在哪些障碍,提出具体合理的建议和改造方案。该方法简单、直接、针对性强,但是患者及家属毕竟不是专业人员,容易忽视一些问题,不能全面反映患者在实际生活中的作业活动情况。

3. 实践评定法　指在环境评定过程中,让患者在所要评定的实际环境中进行具体的作业活动,以便实地考察患者与环境的关系,消除环境对于患者作业活动的限制因素。该方法较为客观和实际,具有现实指导意义。

在进行环境评估时,我们应综合以上三种方法,充分对患者所处的环境进行考察,以求真实客观地对所搜集的资料进行全面分析,找出不利于患者的环境因素,从而提出合理的建议和改造方案,最大限度地消除环境因素对患者带来的不利影响。

（二）环境评定的内容

1. 环境的安全性　主要检查环境中可能导致摔倒或身体上伤害的危险因素,包括以下方面：

（1）导致绊倒的危险因素,如非防滑的地毯,杂物,湿滑、不平的地面,门槛等。

（2）光线太强、太弱及是否有反光。

（3）电线和插座是否有磨损或太靠近热源,是否有负荷过大的危险。

（4）家具摆放是否稳妥、是否保持通道畅通、物件是否易于拿取等。

（5）楼梯的每一级高度是否适中,两边是否都有扶手。

（6）卫生间马桶旁边和浴室是否需要安装扶手。

2. 物件的可获得性和环境的可进出性

（1）物件的可获得性:检查患者在进行作业活动时所需的物件是否容易获得,如梳洗所必需的用具是否在洗手间容易拿取的地方。

（2）环境的可进出性:需要考虑到供患者进出的通道是否通畅,有无无障碍措施,门或通道的宽度轮椅是否可以通过等。

3. 物件的可使用性　残疾患者存在不同程度的功能障碍,如行走障碍、手功能障碍等,为使患者能够在环境中进行部分或全部作业活动,所需的物品都需要进行改造,以便适应患者方便取用。如调节桌椅的高度,改变杯子把手,勺子柄加粗,门把手由旋转式的改为长柄下压式的等。

（三）环境评定的注意事项

1. 环境评定时要重点关注环境的安全性,以保障患者及其家属所处环境的安全,避免不必要的人身伤害及损失。

2. 在环境评定的过程中,要注重患者的社会、文化背景、当地风俗及尊重患者个人的生活习惯等情况,充分与患者进行沟通,取得患者的密切配合。

3. 注意根据患者的生活习惯及功能障碍特点,对其周围生活环境及患者的适应性进行评估。如有认知障碍的患者,要重点对影响其思维定向能力的因素进行评定;有运动功能障碍的患者,要着重对日常使用物件及建筑物内、外无障碍环境等因素进行评定。

4. 要结合患者在实际环境中的作业表现进行环境评定。应充分考虑到患者在实际环境中的作业表现,使其在医院康复治疗过程中所掌握的作业活动能力在实际环境中最大程度地发挥出来,以提高患者生活自理能力或独立能力,让患者更好地适应环境,进一步提高生存质量,融入社会。

二、环境改造的实施

环境改造的目的是创造机会使患者能够适应环境的要求,以提升患者的独立生活能力,提高生存质量。在进行环境评估后,根据患者的能力和治疗的目标对环境进行改造。

1. 辅助器具的适配和使用　辅助器具可以为各种功能障碍或功能缺失患者的自理提供一定程度的帮助,能够有效地防止、替代、补偿、减轻因残疾造成的身体功能减弱或丧失,具有简单、实用、必需的特点。辅助器具的种类多种多样,凡是能够有效减轻残疾影响、提高患者生活质量和社会参与能力的器具,都属于辅助器具,如拐杖、穿衣钩、自制穿袜器等。决定患者是否需要辅助器具,一部分取决于治疗师对患者情况的综合考虑,另一方面取决于患者对辅助器具能否接受。

在决定使用什么辅助器具和怎样最有效地教患者使用辅助器具时,有七个步骤可供参考:

(1)了解患者的需求和期望值。

(2)对患者进行评估,明确患者的功能障碍程度和潜在功能。

(3)选择合适的辅助器具。

(4)对患者进行辅助器具相关知识的说明,并鼓励患者使用。

(5)对患者进行辅助器具的使用训练,并教会患者正确的使用方法。

(6)对患者使用辅助器具进行最后的效果评价。

(7)对患者的使用效果和新的需求进行跟踪服务。

2. 相关物件的改造 对患者日常生活密切相关的一些用具、器具、设施、物件等进行改造,主要注重物件的实用性和安全性,需考虑患者能否使用,是否易于拿取。如楼梯上和卧室的床边可以根据患者障碍程度考虑是否需要安装扶手;房间的旋转把手是否需要换成长柄下压式的;厨房和卫生间水龙头开关是否需要改成长柄;厨房灶具的高低、洗手池和洗菜池的高低是否合适;灶台下方应留有适当空间供轮椅足踏板进入,使患者坐在轮椅上能够着炒锅炒菜并能看见锅底部。

3. 环境场景的改造 对环境场景改造需要注意环境布局,可以直接影响到残疾患者的作业活动。如果布局合理,环境可以起到帮助作用。环境改造的核心主要是为残疾患者建立无障碍环境,为残疾者享受生活或参与社会活动创造基本条件。

一般环境改造分为公共环境的改造和居室环境的改造。公共环境改造多属于政府行为,有统一的标准;个人居室环境改造,由于其个体差异和特殊性,每个人的需求和要求也不一样,故难有统一的标准。

(1)公共环境的改造:近年来各地政府部门对无障碍环境的建设越来越重视,残疾人出行越来越方便。无障碍设计在都市建筑、交通、公共环境设施、设备以及指示系统中得以体现。如步行道上为盲人铺设的走道,兼有视听双重操作向导的银行自助存、取款机,为残疾人专设的卫生间等。

1)人行道及坡道:城市人行道的各个路口应设置边缘石阶坡道,为方便轮椅使用者。坡道应设在人行道的范围内,并与人行横道相对应,石坡道宽度不小于 1.20m,边缘石阶坡道下口高出车行道的地面不得大于 20mm,扇形单面坡缘石坡道下口宽度不应小于1.50m,设在道路转角处单面坡缘石坡道上口宽度不小于 2m。

2)视力残疾通道(盲道):人行道设置的盲道位置和走向应方便视力残疾者安全行走和顺利到达无障碍环境位置。指示残疾者向前行走的盲道应为条形的行进盲道,在行进盲道的起点、终点和拐弯处应设圆点形状的提示。盲道为中黄色,应连续,中间不得有电线杆、拉线、树木等障碍物。

3)出入口:供残疾人使用的出入口应设在通行方便和安全的地段。出入口轮椅通行平台最小宽度:大中型公共建筑应大于2.00m,小型公共建筑大于1.50m。公共建筑与高层、中高层建筑出入口设台阶时,必须设轮椅坡道和扶手(图10-1),坡道应设计成直线型、直角型或折返型。出入口和轮椅通行平台应设雨棚,对残疾人使用的门应采用自动门、推拉门、折叠门或平开门,不应采用力度较大的弹簧门。

4)公共厕所:应设无障碍专用厕所,厕所的隔间门应向外打开,通道地面宽度不应小于1.50m,确保轮椅有足够回旋面积。无障碍侧位面积大于1.80m×1.40m。采用坐式大便器,坐便器的高度0.45m,两侧设高0.70m水平扶手。

(2)居室环境的改造:居室环境的改造对残疾者尤其重要。针对不同功能水平的残疾者,居室环境也应根据其功能障碍情况进行无障碍改造,尽可能地方便残疾者生活和提高安全性。

1)客厅:至少要能够使轮椅在客厅自由通过,能做各个方向转动。沙发与电视柜的距离不应少于1.0m,电源插座高度不低于0.50m。餐桌高度可以使轮椅进入。

2)卧室:要有1.50m×1.50m的空间,方便轮椅朝各个方向自由转动,门把手应改为长柄下压式。床的高度不应高过患者膝关节屈曲90°时的高度,以能够双脚平放在地面为宜。床面与轮椅高度一致,以便残疾者做床椅之间的转移。

3)厕所和洗浴间:厕所应有1.10m×0.80m以上的轮椅回旋面积,应选用坐式大便器,坐便器的高度应在0.45~0.55m为宜,坐的一侧或两侧应装有安全扶手,扶手的水平高度应为0.70m。洗浴间应有足够的轮椅转动空间,在盆浴或淋浴邻近的墙面上应安装两个安全抓杆,高度为0.60m和0.90m。可安装洗浴座椅,高度0.45m为宜(图10-2)。

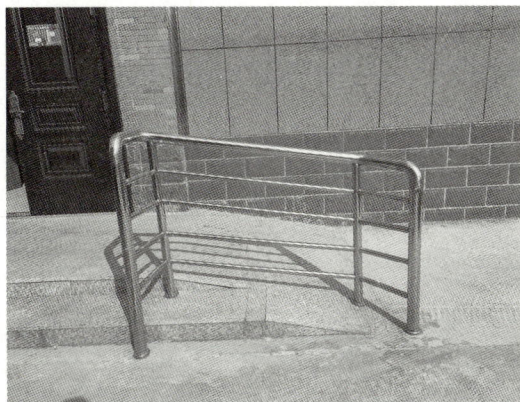

图10-1　建筑物外面无障碍坡道及扶手

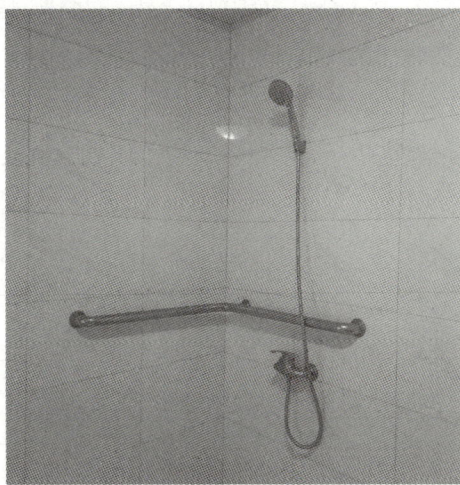

图10-2　淋浴房安装安全抓杆

4)厨房:对于轮椅使用者,面积不小于1.50m×1.50m,没有门槛,灶台的高度应该在

0.76~0.80m 之间，水槽的高度应是 0.80m，水槽下方要有 0.55m 高度的空间供轮椅进入，厨房案板的高度不应高于 0.75m，橱柜的高度应在 1.23m 以下。

本章小结

　　环境改造是社区康复的重要组成部分，是医院康复服务的一项重要延伸，也是实现残疾者最终康复目标，即重返社会的一种不可或缺的手段。学习重点是居家环境评定的基本内容和改造的基本方法。学习难点是治疗师还应具有一定的社会生活知识和日常生活经验，以便能因地制宜地为残疾者制订出合理的环境改造计划。学习过程中注意要根据残疾者的基本病情、生活习惯等情况，并结合社区及家庭实际情况对环境进行评估和改造，并重视培养学生职业素养的养成，有爱心、耐心、责任心，具有良好的团队协作和沟通能力。

（张锡萍）

❓ 思考与练习

一、名词解释

1. 社区环境
2. 无障碍环境
3. 环境改造

二、简答题

1. 物理环境包括哪些？
2. 环境评定的方法有哪几种？
3. 环境评定时的注意事项有哪些？
4. 列举你身边的无障碍环境。

第十一章 | 常见病患者的作业评定与治疗

11章 数字内容

学习目标

1. 具有作业治疗师基本的临床思维方法;良好的团队协作精神;较强的医患沟通能力。
2. 掌握脑卒中患者、脊髓损伤患者、阿尔茨海默病患者、脑性瘫痪患儿、孤独症儿童、烧伤患者、手外伤患者的作业治疗。
3. 熟悉脑卒中患者、脊髓损伤患者、阿尔茨海默病患者、脑性瘫痪患儿、孤独症儿童、烧伤患者、手外伤患者的作业评定。
4. 了解脑卒中、脊髓损伤、阿尔茨海默病、脑性瘫痪、孤独症、烧伤、手外伤的概述。
5. 能运用理论知识对常见疾病患者进行作业功能评定;能制订相应的作业治疗计划,并能对患者实施作业治疗。

　　在临床工作中,作业治疗师的服务对象包括因身体伤病、发育缺陷、退化过程等因素而导致各种功能减退的患者。临床治疗过程中,患者经临床康复医师接诊后转介给作业治疗师,作业治疗师接诊并进行作业功能方面的检查与评估,制订出治疗计划后,由治疗师对患者实施全面综合的作业治疗服务。此外,作业治疗师应安排家庭指导并在出院前做好家庭训练指南,作业治疗师是患者回归家庭和重返社会的桥梁和纽带。本章介绍在临床中常见的七种疾病的作业治疗。

第一节 脑卒中患者的作业评定与治疗

工作情景与任务

导入情景

患者,男,46岁,个体经营者,脑出血,出血量30ml,未经过手术,目前病情平稳,运动功能用布伦斯特伦分级:上肢Ⅰ期,手Ⅰ期,下肢Ⅲ期,认知功能正常,言语正常,日常穿衣、吃饭都需要人照顾,家住2楼,没有无障碍环境。

工作任务:

1. 患者还需要进行哪些评定?
2. 如何制订作业治疗计划?

一、概　　述

(一)脑卒中的概念

脑卒中(stroke)是由于脑部血管突然破裂或因血管阻塞造成血液循环障碍而引起脑组织损伤的一组疾病的总称,分为出血性疾病和缺血性疾病,包括脑出血、蛛网膜下腔出血和脑梗死等。脑卒中是严重威胁人类生命的疾病之一,其发病率、病死率和致残率都比较高。根据《中国脑卒中防治指导规范(2021年版)》数据显示,2019年我国缺血性脑卒中患病率为1 700/10万、出血性脑卒中患病率为306/10万。"脑卒中高危人群筛查和干预项目"数据显示,我国40岁及以上人群的脑卒中人口标化患病率由2012年的1.89%上升至2019年的2.58%,由此测算我国40岁以上人群现患和曾患脑卒中人数约为1 704万。为了最大限度地降低病死率、致残率,提高患者的生存质量,应及时住院治疗,同时制订切实有效的康复治疗计划,早期积极、正确的康复治疗。

(二)脑卒中的病因

1. 血管壁病变　以高血压性动脉硬化和动脉粥样硬化所致的血管损害最常见。

2. 心脏病和血流动力学改变　如心功能不全,心律失常,心肌或心瓣膜病变,血压的波动,血容量不足等。

3. 血液成分和血液流变学改变　如血液黏稠度增高,凝血功能障碍或纤溶系统功能障碍。

(三)脑卒中的功能障碍特点

1. 运动障碍　运动障碍是最常见的功能障碍之一;多表现为一侧肢体的瘫痪,同时伴有一侧中枢性面瘫。

2. 感觉障碍　主要表现为痛觉、温度觉、触觉、本体感觉的减退或消失。感觉障碍将影响到信息的传入，从而影响到运动功能障碍的恢复。

3. 言语障碍　主要表现为失语症和构音障碍。失语症是由于大脑优势半球（通常为左半球）语言区损伤所致，表现为听、说、读、写的能力障碍。构音障碍是由于脑损害而引起的发音器官肌力减退、协调不良或肌张力改变而引起的语音形成障碍。

4. 认知障碍　指与脑血管因素相关的认知功能和知觉功能受损，包括认知障碍如记忆障碍、注意障碍、执行功能障碍等，以及知觉障碍如失用症、失认症、单侧忽略、躯体构图障碍等。

5. 日常生活活动能力障碍　由于运动功能、感觉功能、认知功能及语言功能等多种功能障碍并存，导致患者日常生活活动能力降低。

6. 继发性功能障碍　主要表现为心理障碍、泌尿功能障碍、吞咽功能障碍、肩部问题（肩手综合征、肩关节半脱位等）、下肢深静脉血栓形成、废用综合征（肌肉萎缩、压疮、肺部感染、尿路感染、直立性低血压、心肺功能下降等）。

二、脑卒中患者的作业评定

（一）运动功能评定

偏瘫运动功能的评价方法，常用的有博巴斯法、布伦斯特伦分级、富尔－迈耶尔（Fugl-Meyer）运动评估量表、上田敏法等。其他常用的有关运动功能的评定有肌力及肌张力评定、关节活动度测量、步态分析和平衡功能评定等。

（二）认知及知觉功能评定

认知功能评定包括各种注意力和记忆力检查、简易精神状态检查、勒文施泰因（Loewenstein）认知功能评定等；知觉功能评定包括单侧忽略评定、左右失定向、失认评定、结构失用评定、手指失认评定等。

（三）日常生活能力和工作能力方面评定

日常生活能力评定常用巴塞尔指数评定和功能独立性评定；工作能力评定包括功能性能力评估、工作分析、工作模拟评估等。

（四）心理和言语功能评定、吞咽功能评定

脑卒中后心理评估主要使用汉密尔顿抑郁量表、汉密尔顿焦虑量表；言语评定主要包括失语症和构音障碍的评定；吞咽功能评定可采用标准吞咽功能量表进行评估。

三、脑卒中患者的作业治疗

（一）治疗目的

通过有目的的和有选择的作业活动，最大限度地促进功能障碍的恢复，发挥患者辅

助、代偿能力实现作业活动最大限度独立,借助辅助装置提高患者的自理能力和独立生活能力,最终回归家庭,重返社会。

(二)治疗方法

1. 急性期治疗方法 当患者生命体征稳定后,应在发病后1~3周内尽快开展康复治疗,以防止并发症及继发障碍的出现,康复目标是尽早开始床上活动能够训练,为今后的主动功能训练做准备。

(1)良肢位的摆放:分为患侧卧位、健侧卧位和仰卧位,应鼓励患者多使用患侧卧位。

(2)体位的转换:为预防压疮、肺部感染和痉挛模式的出现,卧床患者应定时翻身,一般每1~2小时变换一次体位,交替采取仰卧位、左右侧卧位。

(3)肢体被动运动:对早期病情稳定或完全偏瘫的患者,应做患肢关节的被动活动,以防关节挛缩和变形,活动顺序应从近端关节至远端关节,活动幅度应由小到大,直至主动运动恢复。多做一些抗痉挛模式的活动,如肩外展、外旋,前臂旋后,伸肘,伸腕,伸指,伸髋,屈膝,踝背伸等。

(4)床上活动训练

1)上肢自助被动运动:双手手指交叉,患手拇指置于健手拇指掌指关节之上,利用健侧上肢带动患侧上肢,做双上肢伸肘、肩关节前屈的上举运动。

2)翻身:向健侧翻身,双手博巴斯握手,健足插入患足下方,通过上肢左右摆动数次后,与下肢配合,同时向健侧翻转;向患侧翻身,患者抬起健侧下肢,并向前摆动,同时摆动健侧上肢,治疗师将手放在患者患侧膝上,促进下肢的外旋,并给予患肩以支持。

3)桥式运动:仰卧位,两腿屈曲,双足平踏床面,伸髋并将臀部抬离床面。

2. 恢复期治疗方法 脑卒中发病后1个月左右,病情稳定即进入恢复期。此期是康复治疗和功能恢复的最佳时期。

(1)床边坐起:应从患侧进行床边坐起。患者患侧卧位,先用健侧下肢将患侧下肢置于床边,使膝关节屈曲,然后将健手向前横过身体,在患侧用手推床,同时头和躯干向上侧屈,坐起;如果独立坐起困难,治疗师双手分别放在患侧肩部和健侧髂嵴处辅助,促进患者坐起。

(2)坐位平衡训练:坐位平衡训练要循序渐进,从一级坐位平衡,到能做躯干向各方向摆动活动的"自动态"的二级平衡,最后完成外力作用的"他动态"三级平衡。

(3)转移训练:包括床与轮椅之间、轮椅与座椅之间、轮椅与坐便器之间、轮椅与浴盆之间的转移。训练时要注意:患者必须有足够的体力与支撑力;转移时轮椅与床、椅等之间不能有空隙;上下轮椅时要先固定轮椅。

(4)站立及站立平衡训练:先站起立床,然后逐步进入扶持站立或平行杠间站立、徒手站立,让患者逐渐脱离支撑,重心移向患侧;能徒手站立后,再实施站立平衡训练,最后达到站立位的三级平衡。

(5)步行训练:先进行扶持步行或平行杠内步行,再到徒手步行。纠正站立时的异常步态,重点训练患腿的负重能力、平衡反应能力;纠正摆动时的异常步态,重点训练髋关节、膝关节、踝关节的屈伸协调能力。

（6）功能性运动训练

1）上肢功能训练

恢复早、中期:重点是抑制由于共同运动与联合反应等构成的异常运动模式,诱发上肢,特别是手的分离运动。如斜面砂磨板,在一倾斜平面内模仿打磨木板的动作,有助于肩、肘的分离运动及肌肉力量的恢复;将前臂置于圆柱体上向前滚动圆柱体,增加了肩关节的控制难度,有利于肩肘的分离运动;博巴斯握手状态下在桌面上进行推球运动,有助于改善重心转移、坐位平衡能力;在地面上单手推动巴氏球,以促进随意运动的恢复;木钉盘活动,将木钉盘内的木钉逐一移到其他容器内,再从其他容器内取出木钉,逐一插到木钉盘上,有助于手的抓握能力的恢复,若将活动姿势设计为立位或木钉盘放置于与肩同高的位置,还有助于改善肩关节活动范围及立位平衡能力;在桌面上堆积木也有助于消除共同运动及上肢综合功能的恢复;用患手固定桌面上的尺子,健手用笔画线,以训练双手协调的能力。

恢复后期:重点是改善手的精细操作功能、提高运动速度。如选择各种规格的木钉或铅笔,拿在手中并将其前后或上下翻转,有利于提高手的灵活性;棋类、扑克、麻将等活动既有娱乐的作用,又有助于训练手指对粗、细、大、小、方、圆等不同规格、不同形状物体抓握的能力。文字书写能力的训练有助于改善和恢复患者书写功能障碍,可先指导患者用粗彩笔在白纸上单纯地画一些直线条,然后逐步画一些有规律的曲线,当患者腕关节控制力及手的运动功能增强后,再进行书写汉字的练习。对手功能恢复较差的患者,应进行利手交换训练。

2）日常生活活动能力训练

恢复早、中期:主要包括进食动作训练、穿脱衣服训练、个人卫生训练及支具、矫形器的使用等。

进食动作训练:包括吞咽动作训练和摄食动作训练。应在患者具备了保持平稳坐姿、良好的口腔功能、上肢分离运动的基础上进行。训练使用各种餐具的能力,如持勺、用筷、端碗等。必要时使用自助餐具或加用辅助装置,如带盖和吸管的水杯、餐具固定板、改制的筷子、在匙柄上加尼龙搭扣圈使手掌或前臂套入;或使用匙柄加长、加粗便于握持的勺子,使用防滑垫等。

穿脱衣服训练:穿脱上衣时,先穿患侧袖,先脱健侧袖;穿脱裤子时,先穿患侧裤腿,先脱健侧裤腿。为了便于穿脱衣服,可将衣服进行改制:用拉链或尼龙搭扣代替纽扣、用松紧带代替腰带、用尼龙搭扣代替鞋带或改穿船型鞋等;必要时使用自助具,如用带长柄的钩子拉拉链或上提裤子,系扣器,穿袜穿鞋器等。

个人卫生训练:先训练洗漱动作(洗脸、洗手、刷牙、剃须、梳头、化妆、剪指甲等),再训练如厕动作等。洗漱训练时,把毛巾套到水龙头上,然后用健手单手拧毛巾,可克服洗脸拧毛巾的困难;用改装后的指甲刀剪指甲;将牙刷柄加粗;用吸盘将小刷子固定在洗手池健手一侧,便于清洗健手等。如厕训练时,应指导患者顺利完成从轮椅到坐便器的转移、穿脱裤子、便后卫生及冲洗动作。为方便患者独立完成如厕动作,要对卫生间环境和设施进行必要调整和改造,若使用坐便器,则在需要的部位安装纵向或横向扶手,选用离身体较近、规格较大、无需用较大力量即可控制的马桶扳手,必要时在床旁使用便携式便器。

恢复后期:包括家务活动训练、入浴动作训练、高级技能活动训练、上下楼梯训练等,以提高日常生活活动能力。

家务活动训练:包括整理房间、打扫卫生、洗晒衣服、烹调、洗涮餐具、购物、经济管理、电器使用、抚育幼儿、信件处理等。

入浴动作训练:对浴室环境、洗浴用具进行调整和改制,能有效提高患者入浴的安全性和独立性,如将普通的浴球或海绵球固定在一个长手柄上,以帮助患者清洁后背;用线穿一块肥皂挂在颈部,有助于患者把肥皂擦在洗澡巾或健手上;将毛巾的一侧安装一个套环,套在患侧手腕处,便于洗后背时在肩的后部上下拉动毛巾;淋浴喷头不固定在墙上,浴盆边安装扶手等。

高级技能活动训练:如计算机操作,模拟性活动为患者进行实用性活动提供了可能性。

(7)认知及知觉功能训练:根据认知功能评定结果,有针对性地开展相应的康复治疗,如注意力训练、记忆力训练、失认症训练、失用症训练、单侧忽略训练等,在促进患者认知功能恢复的同时,进一步协助患者其他功能障碍的恢复。

3. 后遗症期 发病6个月之后,功能恢复缓慢或停滞不前,患者不同程度地留有各种后遗症,如偏瘫侧上肢运动控制能力差、患侧手功能障碍、失语、吞咽困难、关节挛缩畸形、偏瘫步态等。对后遗症期患者继续进行提高肢体功能的康复治疗之外,应将治疗重点放在整体日常生活活动水平的改善上,通过使用"代偿技术"、环境改造和职业训练,尽可能使患者重返家庭、社会或工作岗位。

(1)手杖和步行器的使用:恰当地使用手杖和步行器,把它们作为步行训练的一种过渡,但不要过早地使用,因为过早使用可使患者产生依赖,妨碍患者潜能的发挥。

(2)轮椅的使用:轮椅的使用可使患者获得坐位的安全感,使移动简单化,获得更大的活动独立性。

(3)支具、自助具的使用:对有运动功能障碍的患者提供订制或购买辅助用具的咨询,并指导患者掌握手杖、拐杖、助行器、矫形器、轮椅等基本用具的使用方法和注意事项。

(4)环境改造:为方便后遗症期的患者独立完成日常生活活动,对家庭中的某些结构设施进行改造是很重要的,如去除门槛,增加通道的宽度,将蹲式便器改为坐式便器,将床降至40cm左右高度,增加必要的室内扶手,降低浴盆高度,洗手池的安装方法及形状要适合轮椅的进入等。

(5)职业训练或指导:对功能恢复较好,又有工作意愿的患者,应根据其原有技能、现在的身心状况以及未来工作的条件进行就业指导和职业训练;对患者提出就业的意见和建议,并进行有关技能、认知、心理等方面的训练。

（6）长期卧床者的护理:有 10%～20% 的患者最终不得不长期卧床,特别是高龄、体弱和病情严重者,对此类患者应长期进行家庭康复治疗,指导患者的家属及陪护者做好康复护理工作。家庭护理不仅费用低、效果好,更重要的是使患者在心理上得到安慰。

4. 常见并发症的治疗措施

（1）肩手综合征（shoulder-hand syndrome,SHS）:又称为反射性交感神经营养不良综合征,常发生于脑卒中后 1～3 月内,发生率为 12.5%～70%。肩手综合征的发病机制可能与交感神经功能障碍、肩关节半脱位、痉挛、腕关节过度牵拉或手受到意外伤害等因素有关。临床表现为突然出现的肩部疼痛,运动受限,手水肿及疼痛,后期可出现手部肌肉萎缩、手指挛缩畸形,可导致患手的运动永久丧失。治疗或预防措施有:

1）正确放置患肢:正确放置患侧上肢,确保腕部不处于完全掌屈位,避免患者上肢尤其是手的损伤、疼痛、过度牵张及长时间垂悬;卧位时,适当抬高患侧上肢;坐位时,把患侧上肢放在轮椅上安装的小桌子上,并用夹板固定避免腕部掌屈位。

2）偏瘫早期避免牵拉损伤肩关节周围组织,注意矫正肩胛骨的位置,增加肩关节周围肌肉的张力以预防肩关节半脱位;避免在患手静脉输液。

3）被动和主动运动:患侧上肢的被动运动可防治肩痛,维持各个关节的活动度,活动时应轻柔、缓慢,以不产生疼痛为度。主动进行肩胛骨活动,在上肢上举的情况下进行肩关节的三维活动,但不应练习使伸展的患侧上肢的持重活动,以免增加水肿和疼痛。

4）冷疗:该疗法可以消肿、止痛并解痉。

5）症状明显者可予以常规剂量的类固醇制剂治疗 2～3 周及消炎止痛类药物对症处理,大多数患者的症状可以得到缓解。

（2）肩关节半脱位:多发生在脑卒中早期,发生率高达 60%～70%。尤其在整个上肢处于弛缓性麻痹状态下,在开始坐或站立时,由于重力作用而发生。治疗或预防措施有:

1）在进行床上运动、转移训练及肩胛骨、上肢的被动活动时,应保持肩关节的正常活动范围。

2）加强肩周围稳定肌群的活动及张力:治疗师一手持患臂向前伸,另一手轻轻拍打肱骨头,使三角肌和冈上肌的张力和活动性增强;也可一手握住患者上肢并向上举,一手用手掌由患肩向远端快速摩擦。

3）肩胛骨的主动运动训练:患者取坐位于桌旁,桌上摆放一只篮球,患手控制篮球,肘关节伸展,做向前、向后滚动篮球的动作,完成肩胛骨的内收和外展的控制。在治疗过程中应注意矫正肩胛骨的姿势,随时注意良肢位的摆放,鼓励患者用健手帮助患侧上肢做充分的上举活动。

脑卒中病例

患者,女,46岁,右侧肢体活动伴语言障碍2月余,2月前活动中出现头疼,恶心,呕吐,肢体活动不灵,去当地医院就诊,头颅CT显示左侧基底节区高密度影,诊断为脑出血,当地医院神经内科治疗后,右侧肢体不能活动,语言表达不利,为进一步治疗,收入我科。现在患者肢体布伦斯特伦分级上肢Ⅰ级,手Ⅰ级,下肢Ⅱ级,ADL完全不能自理,右肩关节半脱位,右足下垂,内翻。

1. 功能评定

(1)运动功能评定:右侧肢体分级:上肢Ⅰ级,手Ⅰ级,下肢Ⅱ级。

(2)日常生活能力评定:ADL完全依赖。

(3)言语功能评定:进一步明确言语障碍的类型。

2. 作业治疗方案

(1)从站起立床训练开始,逐步过渡到坐位平衡训练。

(2)床上日常生活活动能力训练。

(3)制作膝踝足矫形器,患侧下肢穿戴膝踝足矫形器进行平行杠内立位平衡训练。

(4)促进下肢分离运动出现。

(5)ADL能力训练包括移乘训练、更衣训练、矫形器使用训练、入浴训练等。

(6)防止肩关节半脱位训练。

3. 分析 患者属于脑出血恢复期,在训练过程中注意了解患者对功能活动和日常生活的要求。恢复期步行功能训练是主要康复目标,患者借助矫形器进行步行功能训练,依据右侧肢体肌力情况先进行肌力训练和体位适应训练,逐步过渡到平衡训练和步行训练,训练过程中ADL能力训练贯穿始终。

(马雪真)

第二节 脊髓损伤患者的作业评定与治疗

工作情景与任务

导入情景

患者,男,42岁,驾驶汽车与前方车辆发生碰撞,当时感到颈部疼痛,颈部以下感觉减退、四肢活动障碍,急诊X射线片示"寰椎、枢椎、颈5椎体骨折",5天后行"颈椎前路颈

3/4减压植骨融合内固定术＋颈后路减压＋颈1、2植骨融合内固定术＋取髂骨植骨术"。术后55天查体：颈椎各个方向活动受限；双上肢屈肘肌肌力3级，伸肘肌2级，腕背伸0级，中指指屈及小指外展0级，双下肢屈髋、伸膝肌力3级，踝背伸、足趾屈及趾长伸肌0级；四肢肌张力均2级；骶部感觉及运动均存在；双侧浅感觉：颈5正常，颈6开始减退。

工作任务：

1. 患者脊髓损伤平面如何确定？
2. 如何制订患者的作业治疗计划？

一、概　　述

（一）脊髓损伤的概念

脊髓损伤（spinal cord injury，SCI）指由于各种原因引起的脊髓结构、功能的损害，造成损伤水平以下运动、感觉、自主神经功能的障碍。按损伤程度可分为完全性脊髓损伤、不完全性脊髓损伤和脊髓震荡三种类型；按致病因素可分为外伤性和非外伤性脊髓损伤。

（二）脊髓损伤的病因

1. 外伤性原因　　外伤性脊髓损伤最常见，约占脊髓损伤的70%，主要因高处坠落、交通事故、暴力打击、体育运动及刀枪伤引起。

2. 非外伤性原因　　主要因脊柱或脊髓的病变引起，如脊髓炎、脊柱结核、脊柱畸形、脊柱或脊髓肿瘤、脊髓空洞等，约占脊髓损伤的30%。

（三）脊髓损伤的功能障碍特点

1. 运动、感觉障碍　　颈脊髓损伤造成四肢瘫痪时称为四肢瘫，胸段以下脊髓损伤造成躯干及下肢瘫痪时称为截瘫。完全性脊髓损伤表现为损伤平面以下感觉、运动和括约肌功能完全丧失；不完全性损伤是在损伤平面以下，仍有部分运动、感觉和括约肌功能存在。临床上常见的不完全性损伤有六种类型，临床表现如下：

（1）中央束综合征：常见于颈脊髓血管损伤。由于上肢的运动神经偏于脊髓中央，而下肢的运动神经偏于脊髓外周，造成上肢功能障碍程度重于下肢。

（2）半切综合征：常见于刀伤或枪伤，脊髓损伤半侧，造成同侧肢体本体感觉和运动丧失，对侧肢体痛温觉丧失。

（3）前束综合征：脊髓前部损伤，造成损伤平面以下运动和痛觉丧失，本体感觉存在。

（4）后束综合征：脊髓后部损伤，造成损伤平面以下本体感觉丧失，运动和痛觉存在。

（5）脊髓圆锥综合征：脊髓骶段圆锥损伤，可引起上下肢瘫痪，伴有膀胱、肠道功能障碍，偶尔可保留骶段反射。

（6）马尾综合征：椎管内腰骶神经损伤，可引起无反射性膀胱、肠道运动障碍及下肢反射活动丧失。马尾的性质实际上是外周神经，有再生可能。外周神经的生长速度为1mm/d，损伤后恢复时间需要2年左右。

（7）脊髓震荡：指暂时性和可逆性脊髓或马尾神经生理功能丧失，可引起反射亢进但没有肌肉痉挛，可见于单纯性压缩性骨折患者。

2. 呼吸、循环功能障碍　C_6 以上的脊髓损伤患者，多伴有呼吸、循环功能障碍。高位颈髓损伤患者，由于肋间肌、膈肌麻痹，肺容积和气体交换因此受到影响，交感神经受累，迷走神经占优势，使气管平滑肌收缩，而患者咳嗽能力减弱，支气管内的分泌物不能及时排出，使肺炎的发生率增加。发病早期由于失去交感神经的控制，可直接影响到心血管系统的调节机制，出现心动过缓、直立性低血压、水肿、下肢深静脉血栓形成、肺栓塞等。

3. 自主神经功能障碍　常发生于 T_6 及 T_6 以上的脊髓损伤患者。早期由于失去交感神经的控制，可出现心率减慢、血压偏低、体温不升、反应迟钝及定向力差等交感反射不足的表现，损伤平面以下出汗、皮肤潮红、寒战及竖毛反射均消失，也可表现为交感反射亢进，如阵发性高血压、搏动性头痛、大汗、憋气、视物不清、心动过速等。交感反射亢进多由来自内脏的恶性刺激和损伤水平以下的各种不良刺激（如膀胱过度充盈、粪块的嵌顿、压疮、肌肉痉挛等）引起，其中膀胱或肠道的充盈扩张为最常见原因。

4. 排尿障碍　表现为不同类型的神经源性膀胱。$T_{10} \sim T_{11}$ 以上损伤，骶髓排尿中枢完好，反射弧完整，表现为上运动神经源性膀胱，如小便次数增多而每次的小便量减少，出现尿失禁现象。$T_{10} \sim T_{11}$ 以下损伤，骶髓排尿中枢受损，表现为下运动神经源性膀胱，如膀胱容量增大，出现尿潴留现象等。

二、脊髓损伤患者的作业评定

（一）损伤平面的确定

1. 损伤平面的确定　主要以运动损伤平面为依据。但是在 $T_2 \sim L_1$ 节段损伤时，运动损伤平面难以确定，应以感觉损伤平面来确定脊髓损伤的平面。

2. 运动感觉损伤平面的确定　损伤平面关键肌的肌力必须 ≥ 3 级，该平面以上关键肌的肌力必须 ≥ 4 级。如果身体两侧的损伤水平不一致，需同时检查身体两侧的运动损伤平面和感觉损伤平面，并分别记录（表 11-1）。

表 11-1　脊髓损伤患者损伤平面的确定

损伤平面	运动平面（3 级及以上肌力）	感觉平面（针刺、轻触）
C_2		枕骨粗隆
C_3		锁骨上窝
C_4		肩锁关节顶部
C_5	屈肘肌（肱二头肌和肱桡肌）	肘前窝外侧
C_6	伸腕肌（桡侧腕伸肌）	拇指近节背侧皮肤

损伤平面	运动平面（3级及以上肌力）	感觉平面（针刺、轻触）
C_7	伸肘肌（肱三头肌）	中指近节背侧皮肤
C_8	中指末节指屈肌（指深屈肌）	小指近节背侧皮肤
T_1	小指外展肌	肘前窝内侧
T_2		腋窝顶部
T_3		第 3 肋间锁骨中线
T_4		第 4 肋间锁骨中线
T_5		第 5 肋间锁骨中线
T_6		第 6 肋间（剑突水平）
T_7		第 7 肋间锁骨中线
T_8		第 8 肋间锁骨中线
T_9		第 9 肋间锁骨中线
T_{10}		第 10 肋间（脐）
T_{11}		第 11 肋间（$T_{10} \sim T_{12}$）锁骨中线
T_{12}		腹股沟韧带中点
L_1		$T_{12} \sim L_2$ 距离的一半（L_2 在股前中点上）
L_2	屈髋肌（髂腰肌）	大腿前中部
L_3	伸膝肌（股四头肌）	股骨内踝
L_4	踝背伸肌（胫前肌）	内踝
L_5	趾长伸肌（趾长伸肌）	足背第三跖趾关节处
S_1	踝跖屈肌（腓肠肌与比目鱼肌）	外踝
S_2		腘窝中点
S_3		坐骨结节
$S_{4\sim5}$		肛门周围

（二）损伤程度的评定

美国脊髓损伤学会（American Spinal Cord Injury Association，ASIA）的残损分级见表 11-2。

表 11-2　ASIA 损伤分级

损伤分级	损伤程度	临床表现
A	完全性	骶段（$S_4 \sim S_5$）无任何感觉和运动功能
B	不完全性	损伤平面以下，包括骶段，有感觉功能但无运动功能

损伤分级	损伤程度	临床表现
C	不完全性	损伤平面以下,存在运动功能,大部分关键肌肌力 3 级以下
D	不完全性	损伤平面以下,存在运动功能,大部分关键肌肌力 3 级或以上
E	正常	感觉和运动功能正常

(三)脊髓休克期的判定

脊髓休克(spinal shock)指脊髓受伤后,损伤平面以下发生完全性弛缓性瘫痪,脊髓功能处于暂时性抑制状态。临床表现为损伤平面以下的感觉、运动、反射和括约肌功能均丧失,一般在数小时至数天后,脊髓功能开始恢复,最后可完全恢复。球海绵体反射是判断脊髓休克的指征之一,处于脊髓休克期的患者此反射消失。但需注意的是健康人有 15%~30% 不出现该反射,圆锥损伤时也不出现该反射。判断脊髓休克期结束的另一指征是损伤平面以下出现任何感觉、运动或肌张力增高。

(四)脊髓损伤患者运动功能的评定

采用 ASIA 运动评分法,分别检查躯干两侧 10 对肌节对应的肌肉功能来完成评定。采用徒手肌力检查法(MMT 法)评估肌力,将肌力分 0~5 级作为分值,分值相加,评分越高,肌肉功能越佳。

(五)脊髓损伤患者感觉功能的评定

采用 ASIA 感觉评分法,选择 $C_2 \sim S_5$ 共 28 个节段的关键感觉点,分别检查身体两侧各点的痛觉和轻触觉,感觉正常得 2 分,异常(减退或过敏)得 1 分,消失为 0 分。每侧每点每种感觉最高为 2 分。每种感觉一侧最高为 56 分,左右两侧为 $2 \times 56 = 112$ 分。两种感觉得分之和最高可达 224 分。分数越高表示感觉越接近正常。

(六)脊髓损伤患者日常生活活动能力的评定

截瘫患者用改良的巴塞尔指数评定;四肢瘫患者用四肢瘫功能指数(quadriplegic index of function,QIF)评定;对于长期住院的患者还需进行功能独立性的评定。

(七)脊髓损伤水平与康复目标

对完全性脊髓损伤患者,脊髓损伤平面确定后,康复目标基本确定;对于非完全性脊髓损伤,则需要根据残存肌力功能修正康复目标(表 11-3)。

表 11-3 脊髓不同阶段损伤时的功能预后及康复目标

损伤水平	最低功能肌力	活动能力	基本目标
$C_{1\sim3}$	颈肌	依赖膈肌起搏维持呼吸,生活完全依赖	维持生命体征平稳,预防并发症
C_4	膈肌、斜方肌	使用电动高靠背轮椅,有时需要辅助呼吸,生活高度依赖	强化残存功能,促进恢复

损伤水平	最低功能肌力	活动能力	基本目标
C$_5$	三角肌、肱二头肌	可用手在平坦路面上驱动高靠背轮椅,需要上肢辅助器具及特殊推轮,生活大部分依赖	桌上动作自理,其他依靠帮助
C$_6$	胸大肌、桡侧伸腕肌	可用手驱动轮椅,独立穿上衣,可以基本独立完成转移,可驾驶特殊改装汽车,生活中度依赖	ADL 部分自理,需中等量帮助
C$_{7~8}$	肱三头肌、桡侧屈腕肌、指深屈肌、手内部肌	轮椅使用,可独立完成床-轮椅/厕所/浴室转移,生活大部分自理	ADL 基本自理,轮椅活动
T$_{1~6}$	上部肋间肌、背肌	轮椅独立,用长腿矫形器扶拐短距离步行,生活大部分自理	ADL 自理,轮椅活动、支具步行
T$_{12}$	腹肌、胸肌、背肌	长腿矫形器扶拐步行,长距离行动需要轮椅,生活基本自理	ADL 自理,长下肢支具治疗性步行
L$_4$	股四头肌	短腿矫形器扶手杖步行,不需要轮椅,生活基本自理	ADL 自理,可驾驶汽车,可不需要轮椅

三、脊髓损伤患者的作业治疗

(一)治疗目的

将脊髓损伤后的各种障碍控制在最低限度,避免并发症的发生,最大限度地发挥残存功能,提高生存质量。

(二)治疗方法

1. 急性期的作业治疗　以预防并发症,维持关节活动度和软组织的正常长度,防止肌肉萎缩,防止废用为治疗目的。

(1)良肢位摆放:保持卧床时肢体处于功能位,以防关节挛缩、畸形的发生;高位脊髓损伤患者可以佩戴短支具来保持掌弓并使拇指处于外展对掌位。

(2)定时翻身:每2小时翻身一次,以防止压疮、肺部感染、下肢深静脉血栓等并发症的出现。在搬运或帮助脊柱不稳定患者变换体位时需要2~3人共同进行,并注意保持其身体纵轴的一致性,避免扭曲、旋转和拖动。

(3)维持关节活动度:患者生命体征稳定后,在脊柱外固定或不影响脊柱稳定的条件下,尽早对瘫痪肢体进行维持关节活动度训练,以防关节挛缩和畸形的发生。

（4）肌力维持训练：在确保脊柱稳定的前提下，可在仰卧位下进行编织、捏黏土、叠纸玩具等动作以利肌肉的等长收缩，以防肌萎缩的发生。

（5）早期坐起训练：脊髓损伤后脊柱稳定性良好者应早期（伤后或术后1周左右）开始坐位训练，逐渐从卧位转向半卧位或坐位，坐位训练时逐渐增加床头抬高的角度（每天增加15°左右），以无头晕、心慌、低血压等表现为度。

（6）呼吸功能训练：颈髓损伤患者应进行呼吸功能训练，包括腹式呼吸、辅助咳嗽排痰训练及体位排痰训练，每天2~3次。

1）指导患者用鼻缓慢深吸气，肩部和胸廓保持平静，治疗师用手掌轻压紧靠患者胸骨下部，帮助其利用膈肌吸气，然后让患者缓慢呼气，同时治疗师将双手分别放在患者两侧胸壁上施加压力。

2）指导患者将手放置在腹部，体会腹部的运动并自行练习，如让其手臂交叉放置于腹部，或手指交叉放置于剑突下方，先深吸气，然后双手将腹部向内、向上推。

3）鼓励患者自行咳嗽，对于腹肌无力者，治疗师可将双手放其膈肌下面，在咳嗽时施加压力，进行辅助咳嗽练习。指导患者进行有效的体位引流排痰，必要时体位引流排痰与胸部叩击并用。

2. 恢复期的作业治疗　此期脊髓休克多已结束，脊髓损伤的水平、程度已基本确定，应逐步离床乘轮椅进入治疗室进行训练。以改善和加强残存功能，预防并发症，最大限度地获得日常生活活动能力为治疗目的。

（1）上肢的作业活动：注重强化上肢的肌力训练，为移动身体、驱动轮椅及持拐步行打下基础。完全性脊髓损伤患者训练的重点是肩和肩胛带的肌力，不完全性脊髓损伤者上述肌肉和其他肌肉一起训练，可采取上肢支撑力训练、肱三头肌和肱二头肌训练及握力训练等方法。

（2）轮椅训练：包括轮椅坐位平衡训练、轮椅上用双臂支撑身体及将下肢放到地上训练、驱动轮椅训练、移乘训练、轮椅上应用动作训练。移乘训练包括床与轮椅之间的转移、轮椅与坐便器之间的转移、轮椅与地之间的转移等。轮椅上应用动作训练包括轮椅上开门、轮椅上大小便、轮椅上洗澡、轮椅上站起等训练。

（3）矫形器及自助具的使用：截瘫患者依据损伤节段的不同，可选用抓握矫形器、背支架、膝踝足矫形器、踝足矫形器等。不同损伤平面的脊髓损伤患者在作业治疗中可使用以下辅助器具、技术。

1）C_4损伤患者：头、口仍有功能，可以训练患者使用口棒或头棒来操作电脑键盘、阅读、打字、拨电话号码或操纵自动化环境控制系统等。

2）C_5损伤患者：可训练双手的把持动作，如用双手夹持并移动物体；教会患者使用各种辅助器具，如把勺子固定于患者手上，练习自己进食等。

3）C_6损伤患者：使用万能C形夹等辅助器具（可插勺、笔、梳子等），使用时套在手上，完成进食、刷牙、梳洗、写字、打字等动作。

4）C₇、C₈损伤患者:生活基本能自理但抓握力弱者,可进行增强上肢残存肌力训练,学习使用腕驱动抓握支具和耐力训练。此外,对需要的患者可配置手功能位矫形器、踝足矫形器等,多数患者需要进食、穿衣、打电话、书写等自助具。坐便器、洗澡椅等可根据情况选用。

5）$T_1 \sim T_4$ 脊髓损伤:常规配置普通轮椅、坐便器、洗澡椅、拾物器。符合条件者可配备截瘫步行矫形器或髋膝踝足矫形器,配合助行架、拐杖、腰围等进行治疗性站立和步行。多数患者夜间需要踝足矫形器维持足部功能位。

6）$T_5 \sim L_2$ 脊髓损伤:大部分患者可通过截瘫步行矫形器或膝踝足矫形器配合步行架、拐杖、腰围等进行功能性步行,夜间使用踝足矫形器维持足部功能位,常规配置普通轮椅。坐便器、洗澡椅可根据情况选用。

7）L_3 及以下脊髓损伤:多数患者应用踝足矫形器、四脚拐或手杖等可独立步行,但部分患者仍需要轮椅、坐便器、洗澡椅等。

（4）日常生活活动能力训练:颈6损伤患者在具备移乘能力、坐位或站位平衡能力、上肢运动能力的基础上,通过运用适当的辅助设备,进行日常生活活动能力训练,如洗脸、洗手、刷牙、梳头、剪指甲、刮胡子、穿脱衣服、进食等。

（5）家庭回归训练:应进一步强化日常独立生活训练,包括洗漱、更衣、如厕、洗衣、做饭、整理房间、床与轮椅间转移等。此外,为了保证患者能够尽可能多地独立完成日常生活活动,根据其功能水平和动作特点,家属应配合治疗师对患者的生活环境加以改造,如洗手池的下方应有容纳坐在轮椅上的双下肢的空间,便于患者身体更接近洗手池;根据患者手的功能情况,选择便于使用的水龙头类型;将梳子、牙刷的把手加粗加长,便于患者抓握;指甲刀的一侧固定在木板上,另一侧加大加宽,便于患者使用。

（6）职业能力及其他能力的康复训练:基本的职业能力训练包括与他人交流沟通、书写、打字、电脑操作、文件处理等方面。

📑 案例分析

颈髓损伤患者案例

患者,男,39岁,患者骑电瓶车与汽车相撞,致头颈部疼痛伴四肢无力,无头痛、恶心。急诊CT示:颅脑未见异常;颈4椎体及椎板骨折,椎体后移,椎管轻度狭窄。3天后,患者在全麻下行"颈椎前路次全减压植骨融合内固定术",术后呼吸机辅助呼吸,抗感染、营养神经、脱水治疗。现术后60天,查体:双上肢肩前屈肌力3级,屈肘肌2级,伸肘肌1级,腱反射未引出,左下肢肌力2级,右下肢肌力1+级;四肢肌张力均正常;骶部感觉存在。

1. 功能评定

（1）损伤水平确定:根据关键肌力是否达到3级确定损伤平面,患者需进一步明确肌力和感觉水平。

（2）损伤程度确定：患者有明确的骶段感觉，可确定为不完全性脊髓损伤。

（3）日常生活活动能力评价：用巴塞尔指数或四肢瘫功能指数（quadriplegic index of function，QIF）评定。

2. 治疗方案

（1）良肢位摆放。

（2）体位变换训练。

（3）呼吸肌训练。

（4）关节活动度被动训练。

（5）四肢残存肌力增强训练。

3. 分析　首先要建立信心，患者属于四肢瘫痪，此类型的患者一定注意明确损伤水平关键肌的肌力和感觉损伤平面；其次确定其日常生活活动能力情况，该时期主要的作业治疗目的是防止制动综合征以及各种并发症的发生，为以后进一步进行日常生活活动能力训练创造条件。

（张锡萍）

第三节　阿尔茨海默病患者的作业评定与治疗

工作情景与任务

导入情景

患者，女，65岁，3年前无明显诱因开始出现丢三落四现象，记不清刚发生的事情，看不明白时间，买东西时计算不清花的钱，后来逐渐出现严重健忘现象，记不住回家的路，找不到自己的房间和床，忘记自己已经进餐，多次出现走丢现象。行动自如，可自行进食，但沐浴、更衣等日常活动需要他人协助。

工作任务：

1. 患者存在哪些方面的功能障碍？

2. 可以实施哪些方面的作业治疗？

一、概　　述

（一）阿尔茨海默病的概念

阿尔茨海默病（Alzheimer disease，AD）是一种起病隐匿的，以进行性认知功能缺陷和行为损害为主要特征的中枢神经系统退行性病变。

阿尔茨海默病是老年期痴呆最常见的一种类型,大约占到老年期痴呆的 60% 以上,是老年期最常见的慢性疾病之一,是继心血管疾病、脑血管疾病、癌症之后严重威胁老年人健康的因素。

(二)阿尔茨海默病的临床表现

阿尔茨海默病的发生是一个渐进过程,由于出现不同程度的认知障碍,常常表现为记忆、语言、视空间功能、认知功能(理解、计算、时间空间定向力、思维、判断、执行能力等)的减退以及精神行为异常,并由于不能回忆以前所学到的信息,思维和判断能力受到不同程度的影响,会相继出现相关运动功能障碍,对患者的日常生活活动能力造成相应的影响。

根据影响程度不同,可分为早、中、晚三个时期。

1. 早期　可持续 1~3 年,主要表现为轻度的记忆受损,近期记忆功能和认知功能减退,学习和记忆新知识的能力下降,工作及日常活动能力受到轻微影响,但仍可相对正常生活并参与社交。

2. 中期　可持续 2~10 年,主要表现为近、远期记忆明显障碍,流利性失语,语言理解及换语障碍,习惯改变,不能完成工具性日常生活活动,生活需他人照料,但仍可自行进食、如厕等。

3. 晚期　可持续 5~12 年,主要表现为智能严重低下或完全丧失,记不住任何事情或新的信息,不能辨认亲近的家庭成员,对外界刺激丧失有意识反应,少言或缄默,生活完全不能自理,身体因失去姿势控制能力而终日卧床。

(三)阿尔茨海默病患者的功能障碍特点

1. 记忆功能障碍　往往是最早出现的症状,有近期和远期记忆受损。早期仅有记忆力减退,表现为对新近或刚发生的事情不能回忆,如忘记熟悉物品的位置、手里拿着某物而寻找此物、忘记重要约会或已许诺的事、忘记炉灶上正在烧水等。随着病程的进展,远期记忆力也开始受损。

2. 言语交流困难　表现为语言量减少或沉默不语,语言空洞、缺乏重点,因找不到合适的词语而突然中断讲话,或不适当地加入某些无关的词语,使人无法理解所表达的意思。

3. 性格改变　常见有两种改变,一种为以往性格特征更加突出,如急躁、易激动、情绪不稳定、多疑等更加明显,很难与周围人相处;另一种改变与以往性格特征截然相反,使人感到其与以往绝对不同的性格。

4. 精神和行为异常　表现为情绪抑郁或不稳、幻觉、妄想、兴奋躁动、缺少主动性、丧失理性等精神症状和游荡、攻击和破坏等行为异常。

5. 认知缺损　表现为难以集中注意力,判断力下降,计算速度变慢或发生困难。严重时,可出现定向力、思维能力、视空间功能障碍,不能解决生活中遇到的简单问题,如经常迷路,不能辨认熟悉的人,不能依据气温变化而增减衣物,不能根据出席场合调整衣着打扮等。

6. ADL、工作、社交能力下降　由于记忆力减退及认知缺损等原因,患者的生活和工作能力明显降低,不能够胜任日常工作和处理生活中的常见问题,如经常出差错,做事颠三倒四,烧焦饭菜,忘关煤气开关,买东西搞不清价钱,不能按时、按量服药等。由于定向障碍、言语交流困难,患者不愿或害怕外出,导致社交活动减少,影响了正常的社会、生活及职业功能。

知识拓展

老年期痴呆

痴呆(dementia)是由于脑功能障碍而产生的获得性智力损害综合征。老年期痴呆是65岁以后发生的痴呆的统称,由多种原因、多种病理造成记忆衰退、认知能力减弱等精神症状的常见病。根据病因不同,老年期痴呆主要可分为脑变性疾病引起的痴呆即阿尔茨海默病性痴呆、脑血管引起的痴呆即血管性痴呆以及混合型痴呆等。

二、阿尔茨海默病患者的作业评定

(一)阿尔茨海默病筛查

简明精神状态检查(mini-mental state examination,MMSE)是临床较常用的一种认知功能状态评定,检查耗时5～10分钟,包含30项内容,以每项1分计分,满分为30分,得分少于27分提示存在认知功能障碍,需做进一步检查(表11-4)。另外需要在使用时需注意:①对轻度认知功能障碍的检出不敏感,教育程度高的老人可能会出现假阴性,教育程度低的老人可能会出现假阳性;②命名能力等测验过于简单;③受语言影响大,使用方言者可能会出现假阳性。

表11-4　简明精神状态检查(MMSE)

编号	测试内容	评分
1	今年的年份?	
2	现在是什么季节?	
3	今天是几号?	
4	今天是星期几?	
5	现在是几月份?	
6	你现在在哪一省(市)?	

编号	测试内容	评分
7	你现在在哪一县（区）？	
8	你现在在哪一乡（镇、街道）？	
9	你现在在哪一层楼上？	
10	这里是什么地方？	
11	复述：皮球	
12	复述：国旗	
13	复述：树木	
14	辨认：铅笔	
15	复述：四十四只石狮子	
16	按卡片闭眼睛	
17	用右手拿纸	
18	将纸对折	
19	放在大腿上	
20	说出一句完整的句子	
21	计算：100-8	
22	计算：92-8	
23	计算：84-8	
24	计算：76-8	
25	计算：68-8	
26	回忆：皮球	
27	回忆：树木	
28	回忆：树叶	
29	辨认：手表	
30	按样作图：要求画出两个封闭多边形相交，一个是四边形，一个是五边形	

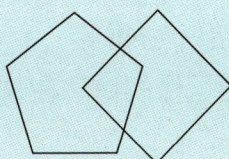

（二）记忆功能评定

韦氏记忆量表（Wechsler memory scale，WMS）是常用的记忆测验量表。本量表包含对经历、定向力、精神控制能力、逻辑记忆、数字广度、视觉记忆、成对词联想学习等方面的评定,有助于鉴别器质性和功能性记忆障碍。

(三)日常生活能力评定

日常生活能力评定量表是常用的评定患者日常生活能力的量表。本量表主要对患者照顾自己生活的能力(如穿衣、脱衣、梳头和刷牙等)和患者使用日常生活工具的能力(如打电话、乘公共汽车、自己做饭等)进行评定。评定结果可反映患者的生活自理能力。

三、阿尔茨海默病患者的作业治疗

阿尔茨海默病患者的作业治疗应重点关注患者的现存能力,积极通过适当的作业治疗帮助患者最大限度地维持与改善生活自理、休闲娱乐和工作等能力,提高患者生活质量。

(一)康复治疗目标

不同时期的阿尔茨海默病患者有不同的治疗目的。在早期,由于功能障碍相对比较轻微,患者可相对正常生活并参与社交,因此,应尽可能维持患者各领域的功能独立,并教家人和／或陪护正确应对与患者相处所带来的压力;在中期,由于生活需要他人照料,因此,应鼓励患者进行必要的身体锻炼,促进与他人交流和参加社交,并对环境做出适当的调整,帮助其适应;在晚期,由于严重的功能缺失,因此,应最大限度提升或维持患者生活质量,促进对自我和他人的意识,预防或减轻挛缩,使其感觉舒适。

(二)作业治疗方法

1. 日常生活能力训练 日常生活能力训练主要根据日常生活能力评定量表结果进行相应的训练,主要目的是提高阿尔茨海默病患者的生活自理能力,减少发生意外的概率,以达到适应生活及环境的目的。日常生活能力训练包括生活自理能力的训练,如穿脱衣、梳头、如厕等,以及工具使用能力的训练,如乘坐公共汽车,购物等。

对生活基本能够自理的早期患者,可通过选择性"家庭作业"疗法督促和提醒患者主动完成日常事务劳动。对中期患者除了"家庭作业"疗法外,还可以通过训练来恢复患者丧失的部分生活能力。对晚期患者来说,由于日常生活能力受损严重,训练相对难度较大,应注重从基本的生活功能开始训练。

2. 记忆功能训练 记忆衰退是阿尔茨海默病患者最明显的症状之一,任何能够帮助其改善记忆的训练方法,对患者而言都十分重要。

(1)联想法:视觉想象,患者将要记住的信息在脑中形成有关视觉形象;自身参照,患者将要记住的信息与自身联系起来。

(2)背诵法:让患者反复背诵所需要记忆的信息。

(3)提示法:对患者给予需要记忆的信息以有效的语言或视觉提示。

(4)视觉记忆:将3~5张日常物品卡片放在患者面前,告诉患者,每张卡片可以注视

5秒,然后将卡片收回,让患者复述或写下所看到物品的名称为,反复多次。

（5）地图作业:在患者面前放一张大的、绘有街道、建筑物但无文字标识的城市地图,首先由治疗师用手指从某处出发,沿着其中街道走到某一处停下,接下来让患者将手指放置治疗师手指停止处,从该点找原路线返回起点。

3. 注意力训练

（1）猜球游戏:取两个不透明杯子和一个乒乓球,在患者注视下,将一个杯子扣在乒乓球上,让患者指出哪个杯子中有乒乓球,反复多次;也可使用多个不透明杯子及多种颜色小球,扣上杯子后,让患者分别指出各个颜色的球所在的位置。

（2）删除作业:可根据患者的文化水平选用数字、图形或者字母,比如在白纸上写一行数字（0～9）,要求患者用铅笔划线删除治疗师指定的数字,比如"7",反复多次;成功后适当增加难度,比如改用两行数字,并将数字字体印小,以增加训练难度。

4. 推理能力训练

（1）排列数字:给患者三张数字卡片,要求患者将卡片由低到高地将顺序排好,然后每次给他一张数字卡,让他根据其数值的大小插进排好的三张卡片之间,正确无误后,再给他几张数字卡片,问他这些数字有什么共同之处（如奇数、偶数、倍数）。

（2）问题状况处理:给患者一张白纸一支笔,纸上写有一个简单动作的步骤,比如刷牙,将牙膏挤到牙刷上,取出牙膏,取出牙刷,水杯装水。让患者排列成正确顺序,回答正确后,更换几种简单动作继续训练,然后再加大难度,让其分析并排列难度更大的动作,比如煎鸡蛋,如果患者说漏步骤,治疗师可提示"这一步放在哪里?"提醒患者正确排序。

（3）分类训练:给患者5大类不同物品的卡片（如动物、植物、食物、交通工具、日常用品等）,要求患者对卡片进行分类,如不能完成,治疗师可给予帮助。多次成功后,可将图片换成文字形式,或者将食物细分为肉类、蔬菜类、水果类,以增加训练难度。

案例分析

阿尔茨海默病案例

患者,女,59岁,小学文化,因"进行性记忆力、定向力减退2年余"入院。患者1年前无明显诱因出现记忆力减退症状,尤其以近期记忆力减退为主要表现,有时外出后找不到家门。近半年来,经常独自发呆,反应迟钝,做饭不是忘记放盐就是放多盐,常常叫错身边熟悉人的名字。否认其他慢性疾病、中毒、感染等病史。

1. 功能评定

（1）认知功能:使用MMSE量表对患者定向力、记忆力、注意力、计算能力、回忆能力、语言能力等进行综合评定。该患者MMSE得分9分,为重度认知功能障碍。

（2）日常生活能力:能够独立完成进食、穿衣、如厕、洗澡等基本日常生活活动;外出购物等活动不能完全独立完成。

（3）运动能力：患者四肢均可自主举起或抬离床面，无法配合完成肌力检查；肌张力评定改良阿什沃思（Ashworth）量表 0 级。四肢关节活动自如。

2. 治疗情况

（1）定向能力训练：主要进行空间、时间的问答刺激等。

（2）记忆力训练：主要使用视觉记忆、地图作业等训练短期记忆，并根据表现及时调整，逐步加强长期记忆、复杂记忆等训练内容。

（3）注意力训练：主要进行猜球游戏、删除作业等。

（4）推理能力训练：主要以简单的计算能力训练学习能力等。

（5）ADL 能力训练：重点训练患者维持基本活动、穿衣、进食、如厕、个人卫生等，并以口头交往能力为主，加强患者社交能力训练。

3. 分析　阿尔茨海默病患者多为老年人，在心肺功能、肌力、平衡协调功能、认知功能等方面都存在不同程度的功能障碍，作业治疗的近期目标应以通过认知功能训练改善认知功能，结合心理治疗改善睡眠，维持基本日常生活活动能力，维持与社会正常交往能力为主；远期目标以延缓症状发展，增加患者生活自理能力，增加与家属及其他人的交流沟通能力为主。

（刘　飞）

第四节　脑性瘫痪患儿的作业评定与治疗

工作情景与任务

导入情景

患儿，男，2 岁，因不能独立步行入院进一步康复治疗。该患儿为孕 29 周早产儿，出生时体重 1.6kg，有产后窒息史；出生后运动、智力发育与同龄儿童相比滞后；入院时能独坐，不能独站，辅助下可以行走，呈剪刀步态，双膝屈曲，双足跟不能着地。体格检查：一般情况良好，双手精细动作稍差，双下肢肌张力高，关节活动度差，外展受限。辅助检查：头颅磁共振成像显示胼胝体发育不良伴多微脑回畸形，脑白质发育不良。脑电图示广泛轻度异常。

工作任务：

1. 该患儿属于哪种类型脑瘫？

2. 如何进行作业治疗？

一、概　　述

（一）脑性瘫痪的概念

脑性瘫痪（cerebral palsy，CP）简称为脑瘫，是一组持续存在的中枢性运动和姿势发育障碍、活动受限综合征，这种综合征是由于发育中的胎儿或婴幼儿脑部非进行性损伤所致。脑性瘫痪的运动障碍常伴有感觉、知觉、认知、交流和行为障碍，以及癫痫和继发性肌肉骨骼问题。

（二）脑性瘫痪的病因

1. 出生前因素　遗传因素、母体因素（母亲孕期不良因素）、宫内感染、宫内发育迟缓、绒毛膜羊膜炎、先天性畸形。

2. 围生期因素　围生期感染、早产、多胎妊娠、辅助生殖技术、新生儿脑卒中及其他。

3. 出生后因素　新生儿缺血缺氧性脑病、胆红素脑病、感染因素、中毒及创伤等、性别与种族及环境因素。

（三）脑性瘫痪的功能障碍特点及临床分型

1. 脑性瘫痪的功能障碍特点　脑瘫后，可伴随多种障碍，其中生长发育障碍、智能障碍、癫痫、语言障碍、听觉障碍、视觉障碍、牙齿发育不良、行为障碍多见。康复效果与患儿的智力水平高低有密切关系；年龄越小效果越佳。

2. 按运动障碍类型及瘫痪部位分型

（1）痉挛型四肢瘫。

（2）痉挛型双瘫。

（3）痉挛型偏瘫。

（4）不随意运动型。

（5）共济失调型。

（6）混合型。

二、脑性瘫痪患儿的作业评定

脑性瘫痪因其类型，受损部位不同而临床表现多种多样，即使是同一个人处于不同年龄阶段表现也各异。脑性瘫痪患儿的康复评定内容包括对一般生长发育的评定，运动发育落后的评定，肌张力、肌力的评定，关节活动范围的评定，反射、姿势、平衡能力、协调能力的评定，言语功能、感知觉功能、日常生活活动能力的评定，环境评定等。本节主要介绍与作业治疗密切相关的评定，如小儿脑瘫上肢功能评定、感知认知功能评定、日常生活活动能力评定、环境评定、脑瘫患儿异常姿势评定等。

1. 小儿脑瘫上肢功能评定　脑瘫儿童手功能分级系统（MACS）；皮博迪（Peabody）

运动发育评定;卡罗尔(Carroll)手功能评定;墨尔本单侧上肢评定量表;上肢技巧质量评定量表;偏瘫儿童手功能评定;辅助手评估;豪斯(House)上肢实用功能分级法;米塔尔(Mital)和萨克拉里兹(Sakellarides)分级系统。

2. 感知觉评定　儿童感觉统合能力发展评定量表适用于 3～11 岁;婴幼儿感觉功能测试量表适用于 4～18 个月;感觉问卷适用于 0～14 岁。

3. 认知功能评定　常用的量表有韦氏智力量表、皮博迪图片词汇测验、瑞文标准推理测验等。

4. 日常生活活动能力评定　儿童功能独立性评定量表、能力低下儿童评定量表、脑性瘫痪儿童日常生活活动能力评定表。

5. 辅助器具及环境评定　辅助器具评定、家庭环境评定、社区人工环境评定。

6. 脑瘫患儿异常姿势评定

(1) 肌张力低下姿势

1)蛙位姿势:俯卧位四肢屈曲紧贴床面,似青蛙状。

2)W 形姿势:仰卧位四肢屈曲紧贴床面,形似 W 形。

3)折刀状姿势:坐位时头、颈、躯干,极度前屈,似折刀状。

4)倒 U 形姿势:用手水平托起患儿,可见躯干上凸,头及四肢自然下垂,似倒 U 形。

5)躯干上凸姿势:水平托起患儿,可见躯干无力上凸,四肢紧张硬直。

6)翼状肩姿势:俯卧位手支撑时,可见两肩胛骨突出,形似翼状。

7)头后垂姿势:仰卧位拉起时,可见头后垂,不能竖直。

8)缩头抬肩症:两手支撑腋下将小儿垂直提起时,可见两肩抬高,头后缩。

(2) 肌张力增高姿势

1)头背屈姿势:无论何种体位,都可见到头、颈过度伸展、背屈。

2)角弓反张姿势:头、颈、躯干均出现过度伸展、背屈,形似弓状。

3)上肢硬直伸展、手握拳。

4)上肢内收、内旋,向后伸展。

5)下肢内收、内旋,交叉伸展。

6)六个月以后尖足站立。

7)两下肢内收、股角(两下肢间的角度)小于 90°。

8)坐时常采取跪坐或双下肢硬直、躯干后倾坐。

9)茶壶状姿势:坐位时一侧上肢固定伸展,另一侧上肢固定屈曲,形似茶壶。

(3) 原始反射残存及非对称为姿势

1)紧张性迷路反射(tonic labyrinthine reflex,TLR)姿势:仰卧位时伸肌张力增高,俯卧位时屈肌张力增高。

2)非对称性紧张性颈反射(asymmetrical tonic neck reflex,ATNR)姿势:仰卧位头转向一侧,颜面侧上下肢伸展,后头侧上下肢屈曲。

3）手、足徐动姿势：紧张时手、足、口及躯干等出现奇形怪状姿势,安静时可减轻或消失。

三、脑性瘫痪患儿的作业治疗

脑性瘫痪患儿脑组织的损伤不会随着其年龄的增长而加剧,但若其存在的问题不能得到及时的干预和有效的解决,将会严重妨碍患儿日后的学习、工作、日常生活和娱乐。由于儿童的运动发育是和脑发育同步的,因此,为了不错过脑发育的最佳时期,脑性瘫痪康复特别强调早期的技能训练,要按照由简到繁、由易到难、循序渐进、寓训练于娱乐与游戏的原则合理选择作业治疗方法。

（一）屈肌张力增高患儿姿势

1. 异常姿势　全身屈曲内收,头前屈;躯干、肘屈曲;肩前屈;髋、膝屈曲、内收、内旋（图11-1）。

2. 矫正姿势

（1）正确的抱法：一手放在患儿两腿之间,另一手从患儿一侧腋下通过,固定一侧肩关节,矫正患儿全身屈曲模式（图11-2）。

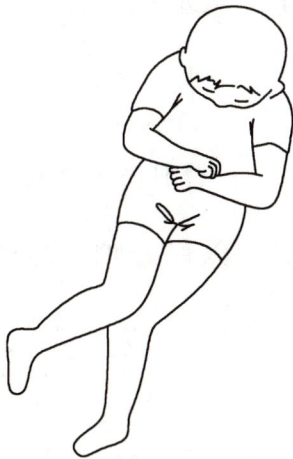

图 11-1　屈肌张力增高
患儿的异常姿势

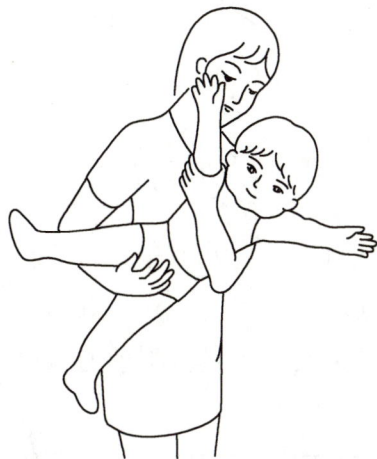

图 11-2　屈肌张力增高患
儿正确的抱法

（2）俯卧位：患儿俯卧在床上,胸部下方垫枕头,使屈曲的躯干、髋、膝呈伸展位;踝关节背屈;上肢伸展（图11-3）。

（3）坐位：患儿坐位,治疗者在身后用双手控制双膝关节,使患儿躯干、膝关节、双上肢伸展。也可以让患儿骑跨在滚筒上,使其髋关节外展和膝关节伸展（图11-4）。

（二）伸肌张力增高患儿姿势

1. 异常姿势　全身伸展、侧屈;躯干过伸展;肩关节内收、内旋;肘关节屈曲;腕关节掌屈、尺偏;手指屈曲;髋关节伸展、内收、内旋;踝关节内翻、跖屈（图11-5）。

2. 矫正姿势

（1）抱法：让患儿骑跨在母亲腰部，躯干略屈曲，趴在怀里，双手搭在母亲双肩上（图 11-6）。

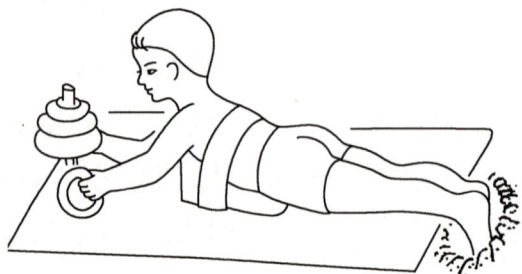

图 11-3　屈肌张力增高患儿俯卧位姿势

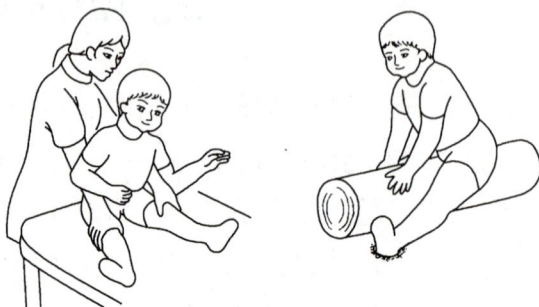

图 11-4　屈肌张力增高患儿坐位姿势

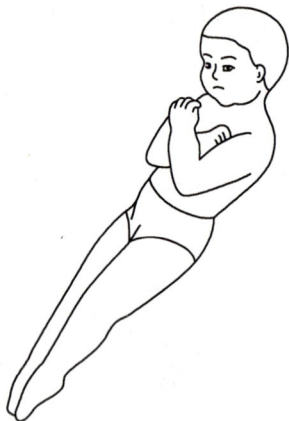

图 11-5　伸肌张力增高患儿姿势

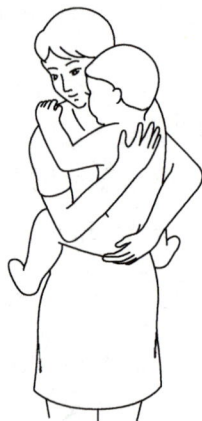

图 11-6　伸肌张力增高患儿抱法

（2）仰卧位：将患儿放吊床上，上方挂玩具。这种体位可以有效地将过伸展的躯干屈曲（图 11-7）。

（3）侧卧位：将玩具放眼前方，诱发上肢伸展（图 11-8）。

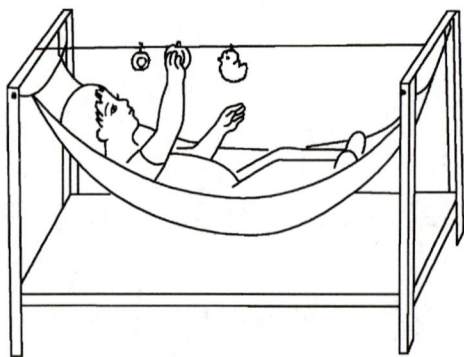

图 11-7　伸肌张力增高患儿仰卧位姿势

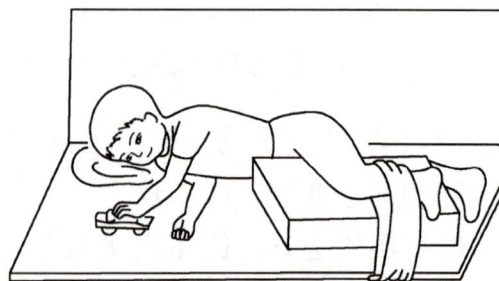

图 11-8　伸肌张力增高患儿侧卧位姿势

（4）俯卧位时：不要垫枕头，让患儿的脸直接贴在床上，头转向一侧，双上肢屈曲外展。

（5）坐位：儿童髋关节、膝关节呈屈曲位，脚掌着地，治疗师用双手将其两腿分开，用前臂控制患儿，使其双肩内收，上肢伸展（图11-9）。

3. 注意事项

（1）怀抱脑瘫儿童时，应避免其面部靠近家长胸前，防止患儿丧失观察周围环境的机会。

（2）怀抱脑瘫（弛缓性瘫痪）儿童时，同样要使他头、躯干竖直，以防日后发生脊柱后突或侧弯畸形，也有利于训练脑瘫儿童的正确躯干立直姿势。

（3）张力过于低的患儿，缺乏抗重力和姿势维持能力。因此，最好采用仰卧位姿。

图 11-9　伸肌张力增高患儿坐位姿势

（4）家长每次抱脑瘫儿童的时间不宜过长，以便使脑瘫儿童有更多时间康复等训练。

（5）抱脑瘫儿童时要抑制其异常姿势，使脑瘫儿童头、躯干尽量处于或接近正常的位置，双侧手臂不受压。

（6）俯卧位时，不要垫枕头，让患儿的脸直接贴在床上，头转向一侧。要注意患儿的呼吸是否通畅。

（三）促进上肢功能的发育

对脑瘫患儿来说，上肢精细功能与粗大功能是相辅相成、互相影响的，只有先训练好粗大运动技能，才到很好地支持精细运动技能。

1. 促进上肢粗大运动功能发育的活动

（1）促进手臂与肩胛带的分离

1）让患儿俯卧于治疗师的膝上，治疗师的手固定住患儿的肩胛带，鼓励其做伸手向前的运动。

2）患儿俯卧于地板上，做双手滚圆棒的动作。

3）患儿在俯卧位下，做双臂伸直、外展、后伸的动作。

4）患儿取侧卧位，做上肢在胸前的滑行性动作。

5）可利用拉锯、推刨具、投篮与传球动作进行肩关节屈伸训练。

6）利用书法、绘画、舞蹈的手势动作进行肩关节内收、外展训练。

（2）增加肩胛带的自主控制，提高上肢的稳定性

1）患儿取俯卧位，用双肘支起上身，做左右、前后的重心转移。

2）患儿俯卧在滚筒上，双手交替支撑，做向前、向后爬行的动作。

3）患儿维持手膝四点支撑姿势于摇板上，治疗师控制摇板，并做缓慢的晃动。

4）患儿俯卧在滚筒上，一手支撑于地面上，并在支撑臂的肩部施以适当的压力，另一手从事某一作业活动。

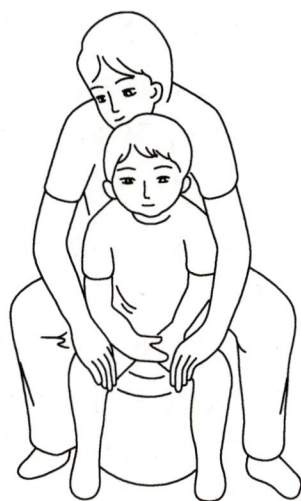

5）坐或站位下,患儿双手与治疗师的双手共持一根木棒,做对抗性推的动作。

（3）诱发肘关节伸直

1）肩胛带前伸,伸肘够物,或手握一硬的圆锥状物体去触碰前方某一目标。

2）患儿手握一端带有磁铁的柱状物,肘关节伸直,去吸放在桌面上的金属物。

3）对于年幼的患儿,可将其抱坐于腿上,让其伸手去拍治疗师的手掌,注意姿势控制。

（4）训练坐位平衡,诱发保护性伸展反应:从辅助坐位平衡训练向独立坐位平衡训练过渡,最终完成抗外力破坏平衡坐位。

（5）诱发手－口的动作

1）双手交叉互握,让患儿做双手触摸口部的动作。

2）鼓励患儿手抓食物或将食物涂抹在手指上,做从手到口的动作。

（6）诱发双手在中线上的活动

1）仰卧位,肩前伸,用手玩物或触碰另一只手(或身体某部位)。

2）仰卧位双手交叉互握,或用两手同时触碰胸上方的物体,或双手轮流抓放一物体。

3）双手于胸前操控简单的玩具。

2. 促进精细运动功能发育的活动　指导脑瘫患儿进行精细动作练习,目的在于训练手与大脑的协调能力、增强手的灵活性,从而提高患儿动手能力。

（1）练习用拇指和示指捏东西:在盘中放一些颗粒状物品,必要时,可将其余3指用胶带绑在一起。

（2）练习用患侧手拿物品:准备1~2个正方形积木,指导患儿用患侧手将其拿起。

（3）练习用患侧手抓物品:将较多玩具倒在地上,指导患儿用患侧手抓拿自己喜欢的玩具,重复多次,以进行抓拿练习。

（4）翻书动作:将糖果纸、树叶等夹在书中,鼓励患儿翻书找寻。注意所夹物品尽量小而薄,以增加翻动难度,提高训练效果。

（5）其他练习:如拧瓶盖、搭积木、拿放玩具等练习,以增加手部灵活性。

3. 书写前准备和提高书写技巧

（1）书写前准备一般可分为三个阶段:掌握和运用书写工具的肌肉运动训练、建立字母符号的视觉—肌肉感觉印象和书写的肌肉运动记忆、拼字练习。

（2）书写技巧训练:包括手的非操作功能和精细操作功能训练;手的力量训练;视知觉训练;手眼协调功能训练;利用书写辅助器具,如手抓握功能不佳儿童可用加粗笔,手指不能对指或手腕灵活性欠佳儿童可用的免握笔,敲键棒、手棒或口棒、改装键盘、改装鼠标等。

（四）改善及促进感知认知功能发育

辨别身体各部分,描述身体各部位的功能,进行与某个部位有关的功能活动;进行以儿童身体为准的方位辨别、任意物体间的方位辨别、方向辨别;帮助儿童理解早晨、中午、晚上,今天、明天、昨天等时间知觉;进行圆形、方形、三角形等形状辨别训练;联系衣服、玩具、食物等实物,从红与白或黑与白两种颜色命名训练;可通过认物认图、取物品,快速看图说物品名称为,背儿歌及传话游戏,听记并学习各种动物鸣叫声等;可用玩具、游戏等方法进行视觉刺激、听觉刺激、触觉刺激和本体感觉刺激。

（五）促进情绪稳定和提高社会适应性

脑瘫患儿的身体功能障碍导致活动范围受限,与同龄儿童接触、游戏的机会少,自我封闭,情绪不稳定,不能适应工作和社会环境。因此应注意从婴幼儿期开始调整其社会环境,通过游戏、集体活动来促进脑瘫患儿的情绪和社会性的稳定。

（六）日常生活自理能力训练

日常生活自理能力训练是脑瘫患儿康复的重要内容,也是康复的最终目的,其基本内容包括穿脱衣裤、梳洗、进食、如厕等。下面以进食、穿衣、梳洗训练为例介绍具体操作方法。

1. 进食训练　进食是儿童满足自身需要的能力之一。由于头部和身体控制能力较差,训练包括以下几个方面:

（1）进食体位:喂养时,最重要的是应保持儿童正确的姿势,头和肩向前,髋关节屈曲;幼儿或少年坐在椅子上时,头、躯干端正,下肢髋、膝、踝关节均屈曲90°,食物均来自身体前方。若勺从唇的上方进入口腔,会引起儿童头的过度伸展,喂养时要注意避免。

（2）进食训练:进食时面对患儿,用勺子将患儿舌头往下压,防止舌头将食物推出来,避免让患儿头向后倾;盘子下放一条湿毛巾使盘子不能在桌上滑动,勺子加粗手柄便于抓握。

（3）饮水训练:饮水时如果患儿不能闭嘴,治疗者可以压其下颌帮助吞咽,或将塑料杯子剪一缺口,使杯口不要碰到鼻子,喝水时头部不要向后仰。

2. 穿衣训练　患儿要学习更衣,必须配合坐、立、手部动作基本稳定了,才能进行训练,患儿需要能够理解和配合。更衣训练可分为以下几个阶段进行:

（1）认识阶段:选训练服颜色单一,这样可以让儿童更清楚辨认领子、袖口和扣子。

（2）模仿穿衣阶段:治疗师先让患儿用圈圈练习穿脱衣服的动作,反复练习直到熟练。

（3）穿衣练习:穿衣过程中应尽量避免引起或加重痉挛。

1）选择合适的衣服,比如选择袖口,领口宽大的衣服,最好不用扣子和拉锁,可用尼龙扣代替;衣服上带有图案,可协助患儿辨别前后左右;选择裤管宽松带松紧带的裤子,以便于患儿穿脱;对于衣服前后穿反或穿鞋时左右脚不分的患儿,可在衣服或鞋子上做标记予以提醒。

2）选择合适的穿衣体位:给脑瘫患儿穿衣时要特别注意选择体位,如需要在卧位下穿衣时可选择俯卧位;然后是靠着物品坐稳穿衣;独立坐位穿衣;立位穿衣等进行。

3. 梳洗训练　个人卫生在生活自理方面占有非常重要的地位,包括漱口、洗手、洗脸、梳头、剪指甲、洗澡等。脑瘫儿童梳洗训练：先让患儿知道头、面、五官等身体各个部位名称、位置以及方位如前后、上下、左右；熟悉常用的梳洗用具，如毛巾、牙刷、梳子等并教会如何使用；再训练患儿上肢活动和控制能力，特别是手部的抓握和精细动作的控制能力。

4. 如厕训练　适于2岁以上的儿童，开始训练的年龄因受地区、习惯、衣服的类型、家庭帮助程度等因素的影响而有所不同；使儿童知道什么时候需要大便／小便，并学会控制大小便；在需要大小便时能及时告诉他人。

（1）前提条件：膀胱控制能力和排尿意识，如小便一次尿量很多、能保持衣裤干燥几小时、有特殊表情和动作；身体条件，如能拾起细小物件、能很好地行走／移动自己、能蹲或坐在凳子上；认知能力，如能完成躺下、坐起、指出身体的部位，将玩具放入盒中，递送物件等。

（2）训练方法：准备坐便盆排便时，应保持髋关节屈曲，两下肢分开，肩与上肢尽量向前地扶抱体位；选择稳定性好的便盆，儿童坐在上面时，便盆的左面与臀部紧密接触，后面有支撑，双足正好着地；训练独立排便时，可以选择坐位、立位或跪位。

5. 辅助沐浴训练　痉挛型儿童可采取俯卧位；不随意运动型儿童可采取坐位且躯干夹固定带的方法；迟缓型儿童可采取半坐位，将"沐浴床"安装在配套适用的长圆形浴盆上。

（七）辅助器具的使用与指导

根据儿童的功能水平和家庭、幼儿园、学校及社区的环境判定其回归的场所，并在进食、更衣、洗漱、修饰、如厕、入浴、交流、游戏、学习活动中进行相应的自助具、矫形器和轮椅等辅助技术的应用指导、提出环境改造的建议。

（八）学习与交流训练

不同类型功能障碍的出现，导致脑瘫患儿不能从事正常的学习和生活。如重度脑瘫患儿由于构音障碍造成语言难以理解，出现言语交流困难；手功能障碍导致脑瘫患儿不能握笔写字等。因而，脑瘫患儿需使用交流辅助工具表达自己的愿望及要求，建立与他人的良性交流。交流辅助工具，可以是一张纸，一支笔，一本书，一块画板。

案例分析

脑性瘫痪案例

患儿，男，5岁，左侧上肢肘关节屈曲，指间关节屈曲障碍，对指对掌不能完成。手指分离动作差，手眼协调能力差，可使用勺子筷子进食，自行饮水，穿衣如厕等需在家人辅助下完成。

1. 功能评定　针对患儿的现有能力进行功能障碍评定，包括日常生活能力评定、运动系统功能评定、关节活动范围评定等。

2. 治疗方案　根据评定的结果制订适合患儿特点的训练方案,功能训练包括:

(1)加强上肢活动度及上肢力量训练:上肢上举、向前平伸平衡棍、推磨砂板和手指屈曲力量训练器。

(2)精细活动训练:五指抓握(着重示指屈曲)、套圈、积木练习手眼协调、拇示指捏物、使用正确姿势握笔书写(两点、三点连线、数字、图形)。

(3)日常生活活动能力训练:穿衣训练(认识衣物里外、前后,在指令下完成穿脱马甲、外套、戴帽子等动作);洗漱训练(洗手、洗脸,梳头等)。

(4)认知训练:定向力(认识前后、左右、上下等方位);思维理解能力(图形的配伍和组合训练、加减法的简单运算)。

3. 分析　患儿训练2个月余,可完成部分精细活动项目,正确姿势握笔,两点,三点连线,画出直线和曲线,交叉穿鞋带,右手可完成手指阶梯训练;后期重点放在ADL能力训练和认知训练、社会适应能力方面训练。临床康复中,大多数脑瘫患儿上肢功能恢复比下肢慢,且最难恢复的是手功能,因手的动作最需大脑皮质控制,而且精细动作是否协调,依赖正常感觉。在脑瘫患儿的早期康复治疗中,许多患儿家长往往重视患儿粗大运动的发育,而忽视患侧上肢和手的精细动作训练;影响身体其他部位功能的发挥,如上肢屈曲痉挛状态会妨碍平衡反应,影响步行及其他生活动作。治疗中除了运动训练外,还要针对不同脑瘫儿童的具体情况,进行上肢功能恢复以及双手的精细动作训练,提高脑瘫儿童上肢的协调配合能力和双手精细作业能力,达到生活自理的目的。

(平兴团)

第五节　孤独症儿童的作业评定与治疗

工作情景与任务

导入情景

患儿,女,4岁,身高101cm,体重20kg。自小脾气暴躁,行为刻板重复,3岁时被确诊为轻度孤独症,儿童孤独症等级量表(CARS)得分为33分,并存在智力下降情况。在认知方面较差,对于基本颜色及形状、大小概念识别较为模糊,5以内加减法不能掌握,记忆能力较差,并且存在较多瞬时记忆。全面评估包括:

1. 身体结构及功能　因前庭感觉异常导致的平衡障碍,本体感觉功能差;脑部发育缺陷导致语言发育迟缓,认知落后于同龄儿,手眼协调能力差。

2. 活动参与能力　因为语言与非语言的使用困难导致与他人交流受限,生活基本不能自理,刻板行为较为严重。

3. 环境因素　家庭能够提供日常生活所需的物品,享受应有的教育权和健康权;因祖父母照顾儿童,对疾病认知不足,日常生活缺乏正确引导,患儿自理能力差;到了适龄年纪不能正常学习。

4. 个人方面　主动性差;注意力时间短暂,目光交流欠缺;喜欢独自一个人玩;情绪不稳定,有时出现大哭或大叫。

工作任务:

1. 根据以上评估内容概括患儿的作业表现问题。

2. 根据患儿作业表现问题为其制订作业治疗干预方案。

一、概　述

(一)孤独症的概念

孤独症(autism)是以不同程度的社会交往障碍、交流障碍、局限的兴趣、刻板与重复的行为方式为主要临床特征的一种广泛性发育障碍,也可见到一些非特异性的问题,如恐惧症、睡眠和进食紊乱、发怒和指向自己的攻击。

孤独症谱系障碍(autism spectrum disorder,ASD)是孤独症、阿斯佩格综合征和非典型孤独症三种广泛性发育障碍的总称。按临床表现,由典型的孤独症到非典型的广泛性发育障碍未特定型可以看作一个连续谱。

孤独症核心的症状是社交障碍,也是区别其他发育心理疾病主要症状。全世界范围内孤独症谱系障碍的发生率逐年递升。国家卫健委发布《0-6岁儿童孤独症筛查干预服务规范(试行)》我国儿童孤独症发病率为 0.7%。

(二)孤独症的病因

1. 孤独症与基因有关　同卵双胞胎与异卵双胞胎相比更有可能患有孤独症。还有一些基因或染色体疾病,都有可能增加罹患孤独症的可能。

2. 孤独症与大脑结构异常有关　过多的大脑神经元,以及不正常的神经元链接所造成的。

3. 孤独症与环境风险因素有关　一些化学元素可导致学习障碍和发育障碍,如砷、铅、锰、汞、杀虫剂、溴联醚。

4. 孕期心理应激　可能影响母体炎症细胞因子和激素分泌,免疫和激素水平的紊乱可以通过炎症中介影响胎儿大脑,使孤独症的发病风险增加。

(三)临床表现

孤独症儿童的主要问题是社会交往障碍、沟通、重复刻板的行为方式,部分还伴随着感官系统的失调。

1. 社会交往障碍　孤独症儿童在社会交往方面存在质的缺陷。在婴儿期,患儿回避目光接触,对人的声音缺乏兴趣和反应,没有期待被抱起的姿势,或抱起时身体僵硬、不愿与人贴近。在幼儿期,患儿仍回避目光接触,呼之常无反应,对父母不产生依恋,缺乏与同龄儿童交往或玩耍的兴趣,不会以适当的方式与同龄儿童交往,不能与同龄儿童建立伙伴关系,不会与他人分享快乐,遇到不愉快或受到伤害时也不会向他人寻求安慰。学龄期后,随着年龄增长及病情改善,患儿对父母、同胞可能变得友好而有感情,但仍明显缺乏主动与人交往的兴趣和行为。虽然部分患儿愿意与人交往,但交往方式仍存在问题,他们对社交常情缺乏理解,对他人情绪缺乏反应,不能根据社交场合调整自己的行为。成年后,患儿仍缺乏交往的兴趣和社交的技能,不能建立恋爱关系和结婚。

2. 沟通交流障碍　孤独症儿童因其语言能力的限制,常常会出现一些非常规的或不符合年龄的沟通方式。比如,用一些怪异的发音来表达不舒服;重复说某些短语或句子来暗示焦虑。要帮助孤独症儿童提高他们的沟通能力,首先要能明白他们试图沟通的意思,然后引导他们在其能力范围内使用具有相对普遍意义的沟通方式,以促进他们与家庭、学校等熟悉环境中的人进行有效沟通,同时也有助于他们与熟悉环境之外的人进行沟通。

3. 重复刻板的行为方式　刻板行为指重复发生却没有社会性功能的行为,比如甩手、晃动身体、把物件排成行且不允许别人移动任何部分等。孤独症儿童喜欢有固定的生活安排,常常不能适应变化。他们喜欢以自己的方式来安排他们的物件或活动,一般儿童所喜爱的玩具和游戏缺乏兴趣,而对一些通常不作为玩具的物品却特别感兴趣,如车轮、瓶盖等圆的可旋转的东西。

4. 感觉失调　人们通过感觉系统来感知和认知世界,精神系统在获得感官系统传递来的信息后,对这些信息做出即时的处理,过滤或屏蔽不重要的信息、组织有用的信息,然后通过大脑指导人的情绪和行动。然而,孤独症儿童存在感官信息处理方面的障碍,对于某种感官刺激过于敏感,而对另一些又不够敏感,甚至无同时处理所有感官刺激信息的能力,该屏蔽的信息没有屏蔽,而优先处理的信息又没有及时处理。

知识链接

低敏与过敏

感觉系统低敏指儿童感受或意识不到正常水平的感官刺激,他们需要更大的刺激来触发神经系统。在这种情况下,他们可能会通过某些特定的活动来寻找这种刺激,从而造成了行为的过度,如儿童始终处于蹦跳活动状态、甩手、晃动身体。感觉系统过敏指神经系统对于某些感官刺激过度敏感,很小的刺激就可能让儿童感觉到刺激的过度而难以承受。他们常通过异常行为表现来逃避这些刺激,比如,不喜欢被碰触、不能忍受噪声、踮脚尖走路等。

二、孤独症儿童的作业评定

（一）孤独症筛选工具

在发现儿童某些发育方面异常时，可以利用孤独症初期筛选工具来进一步检测儿童是否有发育方面的异常，即检测儿童在一定年龄的时候是不是可以做到其他儿童可以做到的事情。

1. 孤独症行为一览表　此表格可以由儿童的家长或老师来填写，共57个题，适合3岁以上的儿童使用。此工具检测以下五个区域：感觉方面、与他人的关联、身体与物品的使用、语言、社交与自理能力。

2. 孤独症儿童一览表修正版　此工具由美国儿童协会推荐，建议所有儿童在18个月和24个月时都使用这个工具筛选，以测试儿童是否有患孤独症的倾向。

3. 儿童孤独症等级量表　此表适合2岁以上的儿童使用，包括涉及15个领域的15个问题，此表格填写简单，需要家长填写的时间较短。根据最后的所得分数接受筛选的儿童可以被分为三种情况：不是孤独症、稍有或有中等孤独症、严重孤独症。

4. 社交沟通调查表　该表由家长来填写，适合于4岁以上的儿童，此问卷填写简单，包括了40个问题，主要评估儿童在社交技能与沟通技能方面的情况。

5. 孤独症儿童筛查评估工具　此筛查工具适用于2～3岁的儿童，共有12个项目。评估活动包括模仿、游戏、提出要求以及指挥注意力。

（二）孤独症能力评估量表

1. 孤独症谱系及相关发育障碍儿童评估用心理教育量表（C-PEP-3）　包括7个功能发展量表和5个病理行为量表共计139个条目。功能发展量表可提供有关儿童当前身心发展水平的信息，以了解其不均衡的学习模式，其所得的"中间反应"项目可直接转化为有效的个别教育计划目标及内容，其病理量表可作为诊断的辅助工具，可识别患儿在情感、人际关系及合作模式、游戏及材料的喜好、感觉模式、语言等领域的病理行为及严重程度。

2. 语言行为里程碑评估及安置程序（VB-MAPP）　分为五大部分。第一部分：包含了170个可以测量的学习和语言里程碑，跨越3个语言发展阶段。其设计意图是提供一个儿童现有的语言和相关技能的代表性样本。第二部分：障碍评估，提供了一个包含24个常见于孤独症及其他智力残疾儿童之中的关于学习障碍和掌握语言障碍的评估。第三部分：转衔评估，其中包含18个评估领域来帮助判断儿童是否正在取得有意义的进展，是否已经具备在一个较少限制的教育环境中学习的能力。第四部分：任务分析和支持性能力，包括14个领域的750个技能项目。它提供关于能力的进一步分解，可用以作为更完整和持续的学习和语言能力的课程指南。第五部分：安置和个别化教育计划目标，它们分别与上面的四个评估相对应。可为个别教育计划的目标设置提供建议。

知识链接

VB-MAPP 评估

VB-MAPP 是"语言行为里程碑评估及安置程序"的英文简称。VB-MAPP 是对孤独症儿童、语言发育落后儿童的一个有标准参照的语言和学业能力评估系统、课程指导和技能追踪系统。它来源于基于斯金纳的《语言行为》(Skinner,1957)关于语言分析、行为分析的基本原理和儿童发展的里程碑,是一套比较完整和优良平衡的评估方法,可以帮助确认那些妨碍儿童学习和语言进步的障碍,有助于为儿童发展提出一套个别化干预的程序而提供方向。

三、孤独症儿童的作业治疗

（一）治疗目的

1. 改善核心症状,促进社会交往能力、言语和非语言交流能力的发展,减少刻板重复行为。

2. 促进智力发展,培养生活自理和独立生活能力,减少不适应行为,减轻残疾程度,改善生活质量。

3. 缓解家庭和社会的精神、经济和照顾方面的压力。

（二）早期干预的基本原则

1. 早开始　干预越早越好,确诊患儿立即干预,对可疑的患儿也应及时进行干预。

2. 科学性　使用有循证医学证据的方法进行干预。

3. 系统性　干预应该是全方位进行。

4. 个体化　针对孤独症儿童在社交,情感、智力、行为、运动、躯体健康、共患病等诸多方面的不同,开展有计划的个体化训练。

5. 家庭化　强调和鼓励家庭和抚养人积极参与干预。

6. 社区化　以社区为基地,家庭积极参与的干预模式。

7. 长疗程高强度　保证每天有干预,每周的干预时间在 20 小时以上,疗程持续两年以上。

（三）早期干预实施策略

1. 以社会交往作为训练的核心内容　孤独症儿童的核心障碍是社交障碍,因此,社会交往的动机和技能是早期干预治疗的核心行为疗法。

2. 以行为疗法为基本手段　行为疗法即以行为主义理论为指导,对患儿不同的行为分别采用正性强化、负性强化、消退、渐隐惩罚等技术,从而达到促进良好行为适应性行为,减少和消除不良行为和非适应行为。

3. 结构化教育与随机化训练为基本框架　安排有序生活,建立每天的生活常规,寓教于乐。

4. 在教育或训练过程中,儿童行为宽容和理解,异常行为的矫正,特别能力的发现、培养和转化。

(四)治疗方法

1. 上肢粗大动作训练

(1)增加肩部肌力

1)拍球游戏:患儿举起手拍打吊在空中直径 20cm 的球,左右手交替各拍打 20 次。

2)扇扇子:患儿拿着扇子,用力将地上的气球扇起,重复动作 10～20 次。

(2)增加上肢肌力

1)推重力球(图 11-10):患儿站在正方形地垫上,用手推出 1kg 的重力球(根据患儿能力调整重量),重复动作 20 次。

2)"我是大力士":患儿用双手拉着绳子来拖动装着豆袋的箱子(约 3kg),在 5 米长的距离间往返 5 次。康复老师应根据儿童的能力决定箱子的重量,以免儿童受伤。

3)"我是小鼓手":患儿手握小鼓棍,用力敲击鼓 20 次。

2. 上肢精细动作训练

(1)三指执笔

1)"小司机找车位":康复老师在空白纸上绘画简单 S 弯道,并把一支笔固定在小玩具车的车顶,示范用前三指着握笔,推动小玩具车从起点到终点的车位。

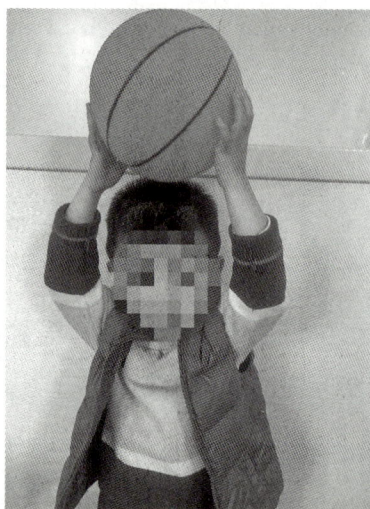

图 11-10　手推重力球

2)"找出小苹果":康复老师准备一张印有不同物品的工作纸,其中包括数个苹果,老师示范用前三指执笔,圈出一个苹果;然后把纸和笔交给患儿,示意患儿用前三指执笔、圈出其余的苹果。

(2)使用剪刀

1)"套皮筋"(文末彩图 11-11):康复老师准备一根木棒和数条彩色橡皮筋,示范把前三指放在橡皮圈内,然后 1 伸展手指撑开橡皮圈,套在木棒上。

2)"剪肠粉":康复老师把橡皮泥搓成条状,然后一手握着橡皮泥条,一手用剪刀把橡皮泥条剪成小段,让患儿模拟"剪肠粉"。

3. 手眼协调训练

(1)容器里来回倒水:根据患儿能力依次选择大口杯,中口杯,小口杯,将水杯里的水从一只杯子倒入另一只杯子,重复数次。

(2)插木钉:康复老师准备两个钉盘,示范将钉盘上的木钉逐一插入另一个钉盘上,引导患儿操作(文末彩图 11-12)。

4. 自主进食训练　学会运用前三指握汤匙。

1）珠子画：康复老师准备一个彩色托盘和一碗珠子，并示范三指握汤匙将碗里的珠子舀到1个彩色托盘里，并引导患儿完成。

2）汤匙传石子：3～4名患儿排成一排，每人都用三指拿着一只汤匙。排在最前的患儿从碗里舀起一颗石子，然后将石子倒进第二名患儿的汤匙上，依次往后传，直到把石子传到最后的患儿手中的汤匙上，由他把石子放进预备好的容器里。

5. 穿脱衣服训练　教患儿穿脱衣服，既可以提升患儿的生活自理能力，还能提高认知能力、精细动作水平、身体协调能力。

（1）认识衣服的各部分名称：领口、衣服下摆、前片、后片、外面和里面。

可以通过游戏"看谁拍得快"进行训练，治疗师将上衣平放在桌子上，在衣领、衣袖和衣服下摆等部位摆放不同颜色的塑料圈，向患儿介绍各部位的名称，接着由治疗师发出指令"拍衣领"，患儿按照指令拍打衣领，当患儿熟练后，可逐渐拿走塑料圈的提示，重复上述的步骤。

（2）双手配合进行穿脱动作训练：穿上两边衣袖。为患儿选择宽松的衣物，根据患儿的认知水平和技能获得速度选择示范、肢体辅助、言语提示及手势辅助的方法帮助患儿完成穿脱衣动作。

6. 如厕训练

（1）如厕需求（"娃娃上厕所"游戏）：康复老师出示洋娃娃，假装它很想上厕所并不断摆动其身体，但不知道可以怎样做，引导孤独症患儿帮洋娃娃表达如厕需要。

（2）安坐便盆：康复老师在椅子上摆放一个游泳圈，让患儿坐在上面，并想象自己在沙滩上玩耍及在海中畅游。老师可与患儿唱儿歌，或扶着患儿的小手玩"摇小船"等游戏，让患儿习惯坐在模拟厕板上的感觉。

（3）撕下厕纸（"清洁好帮手"游戏）：康复老师把一卷厕纸放在桌子上，示范撕下4格厕纸，对折两下，然后放在小盒里，等老师或患儿在需要时使用。把厕纸交给患儿，请他以同样的方式每次撕下4格，对折两下，然后放在小盒里，并称赞患儿是个好帮手。

（4）便后清洁：康复老师准备两只气球、纸巾、牙膏，两只气球绑在一起，固定在小椅子上，在两只气球的接缝处涂上牙膏，示范坐在椅子上将折好的纸巾伸到后面擦拭气球接缝处的牙膏。让患儿重复步骤，直至擦干净。

7. 洗漱训练　孤独症儿童生活自理训练要根据儿童的能力年龄阶段进行，其中，刷牙和洗手是两个非常重要的训练。

（1）刷牙训练步骤：①患儿拿出刷牙用品，包括牙膏、牙刷、口杯、湿毛巾等；②开水龙头，用漱口杯盛水，然后关上水龙头；③用手指拧开牙膏盖；④拿起牙刷，将适量的牙膏挤到牙刷上；⑤放下牙刷，用手指拧紧牙膏盖；⑥拿起牙刷，放入口中，上下、左右地刷牙；⑦放下牙刷，拿起漱口杯，含一口水漱，将水和牙膏泡沫吐出，重复数次，直至杯中没有水，或已把口腔冲洗干净；⑧开水龙头，用水洗净牙刷和漱口杯等用具，然后关上水龙头；⑨用毛巾擦脸;⑩收拾用具(图11-13)。

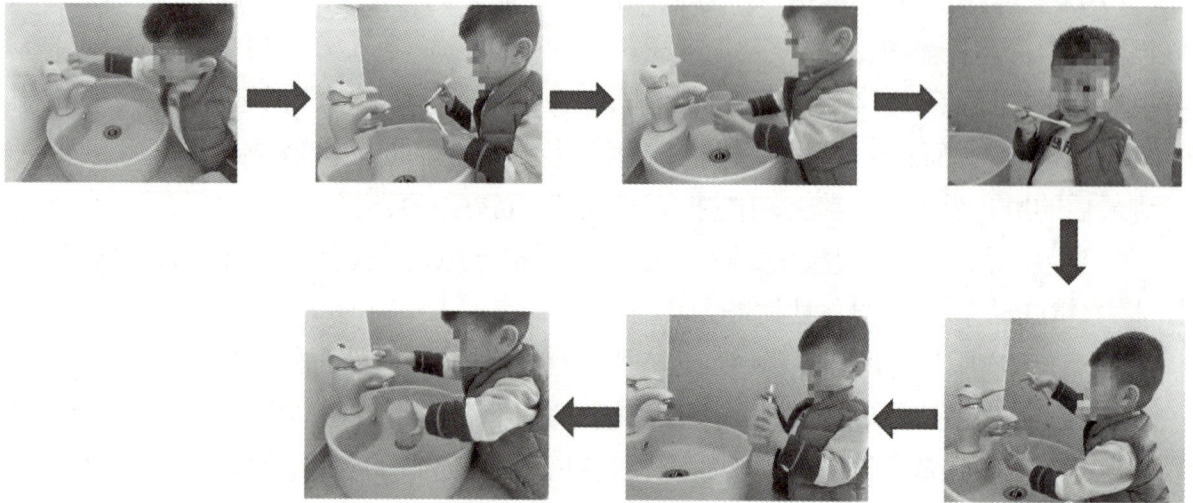

图 11-13　刷牙组图

（2）洗手训练步骤:①患儿走到洗手池边,卷起衣袖(如果是短袖衣服可略过此步骤);②用手拧开水龙头;③把手放在水龙头下洗,数约10声(由1至10);④手按压洗手液瓶,另一手接住洗手液;⑤双手互相洗至擦出泡(最少用20秒时间擦手掌、手背手指缝、拇指、指尖和手腕);⑥洗擦后,用清水将双手上的洗手液彻底冲洗干净;⑦关掉水龙头,收弃擦手纸(图11-14)。

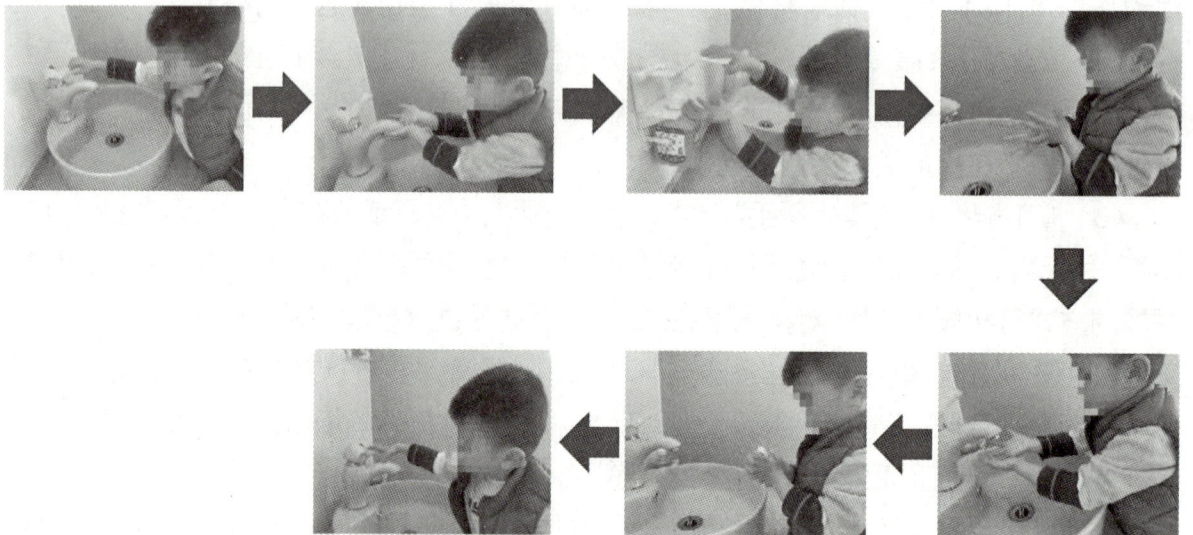

图 11-14　洗手组图

8. 洗澡清洁训练步骤　①打开淋浴头;②将全身淋湿;③挤出身体乳,用手搓出泡沫然后在全身搓一搓;④淋湿全身把泡沫冲干净;⑤关掉淋浴头;⑥用浴巾把全身擦干净。

9. 环境整理训练　当孤独症儿童脱掉鞋子和袜子的时候,家长或治疗师辅助儿童把鞋袜放入特定的柜子里或特定的位置,重复操作多次,逐渐撤消辅助,直到儿童能独立完成,亦可以在儿童放鞋子和袜子的地方贴个视觉标示,提醒他每次脱掉鞋袜要放好,培养良好的生活习惯。

案例分析

孤独症案例

患儿,女,4岁,运动发育正常,但对外界刺激不敏感;12个月时发育基本与正常儿童相符;1岁6个月无意识发音"bo'bo,ma'ma";与熟人可互动,但排斥陌生人,排斥新环境,呼名反应差,听指令欠缺;2岁以后上述情况加重。儿童孤独症等级量表:总分32,提示轻度孤独症。

1. 功能评估

(1)身体结构及功能:因前庭感觉异常导致的平衡障碍,本体感觉功能差;脑部发育缺陷导致语言发育迟缓,认知落后于同龄儿,手眼协调能力差。

(2)活动参与能力:因为语言与非语言的使用困难导致与他人交流受限,生活基本不能自理,刻板行为较为严重。

(3)环境因素:家庭、社会的有利因素表现在家庭能够为该儿童提供日常生活所需的物品,能够享受应有的教育权和健康权;但因长期由祖辈照顾,缺乏对疾病的认知,日常生活中对患儿引导不足,辅助较多,现患儿自理能力较差;到了适龄年纪还未入学。

(4)个人方面:主动性差;注意力时间短暂,目光交流欠缺;喜欢独自一个人玩;情绪不稳定,有时出现大哭或大叫。

2. 康复目标及方案

(1)身体功能及结构:促进前庭感觉的发展,提高本体感觉功能,提高认知水平及言语功能。

(2)活动参与能力:模仿,集中注意力训练,控制自身行为,饮食及穿衣训练,交流－接收－口头讯息训练,基本人际交往训练,减少刻板行为。

(3)宣教及家庭指导。

3. 训练内容

(1)上肢粗大协调运动,如抛接球等活动。

(2)手眼协调及推理能力训练,如拼图练习等。

(3)生活自理能力训练,强化手部控制,改善独立水平。

(平兴团)

第六节　烧伤患者的作业评定与治疗

工作情景与任务

导入情景

患者,男,38岁,天然气爆炸致全身90%面积烧伤,伤后行多次植皮手术,两个月后入住康复科。入院情况:全身存在约8%散在未愈合创面,其他创面已愈合,瘢痕色红、质软、微高出皮面。由于伤后一直卧床,全身关节活动范围明显受限,以肩、肘、腕、掌指及膝、踝关节活动受限明显。进食、如厕、个人卫生、翻身、坐起等活动完全依赖家人帮助,生活极重度依赖。患者经常在睡梦中惊醒,焦虑不安。

工作任务:

1. 患者还要进行哪些评定?

2. 可以实施哪些方面的作业治疗?

一、概　　述

（一）定义及流行病学

1. 定义　烧伤是因热力(火焰、灼热的液体、气体或固体等)、电流、化学物质(强酸、强碱)、激光或放射性物质等因子作用于人体皮肤、黏膜、肌肉等造成的损伤。热力烧伤最为常见,如热液(水、汤、油等)、蒸汽、高温气体、火焰、炽热金属液体或固体(钢水、钢锭等)所造成的烧伤,占85%～90%。习惯上将热液、蒸汽所致的烧伤称为烫伤。一般来说,在45℃温度下接触1小时,70℃温度下接触1秒,即可形成烧伤。

2. 流行病学　我国烧伤年发病率为0.5%～1%,其中7%～10%的人需要住院治疗,3.5%～5%的人留有暂时或永久性的功能障碍。烧伤的发生男性多于女性,夏季多发,中、小面积烧伤占多数。身体部位的烧伤以头、颈和四肢部位较常见,这些部位的烧伤常常导致毁容和功能障碍,影响患者的生活和工作。

（二）常见功能障碍

烧伤后由于肿胀、疼痛、瘢痕增生、挛缩、制动等,常常会导致患者出现不同程度的功能障碍。

1. 运动功能障碍　深度烧伤创面愈合后,因瘢痕的过度增生和挛缩,引起关节活动范围减少甚至丧失。烧伤后患者全身情况差、惧怕疼痛及植皮等原因长期卧床或制动,而引起失用性肌萎缩;部分患者的深度烧伤损伤周围神经,出现所支配的肌肉失去神经营养作用,发生神经源性肌萎缩,这些因素都会不同程度地影响到患者的运动功能。

2. 感觉功能障碍　皮肤感受器破坏或感觉神经损伤可导致感觉障碍。烧伤后患者的感觉障碍主要表现为疼痛不适、触觉异常，严重者可有温度觉、压觉、本体感觉的丧失。

3. 心理障碍　烧伤后，患者由于疼痛、隔离、不能自理、毁容和身体畸形、损伤时的惊恐场面、经济上的压力等原因感到极度痛苦，产生强烈的情绪反应。早期患者表现为焦虑、恐惧、失眠、头痛等；随后进入恢复心理平衡，控制情绪紊乱的安定阶段；之后患者将自己的注意力转向设法处理烧伤对自己的影响上。如多集中于创面瘢痕对个人容貌的影响以及烧伤对肢体功能、生活能力和工作、社交能力的影响。由于存在不同程度的躯体和精神创伤，患者自尊心、自信心都会受到一定的损害，常丧失生活信心，有很强的依赖心理。

4. 日常生活活动障碍　由于烧伤的部位、深度、面积，对肢体功能产生的实际影响，患者的心理状态、家庭成员的态度、患者所处的环境等不同，患者可出现进食、穿衣、洗澡和步行等不同程度的日常生活活动能力受限。

5. 社会参与和工作能力障碍　有些患者表现为回避社会、不合群等现象，有的不能重返原工作岗位，有的甚至永久性丧失工作能力。

二、烧伤患者的作业评定

（一）烧伤瘢痕的评定

烧伤后的瘢痕处理以预防增生性瘢痕为目的，努力避免或减少瘢痕增生和由此引起的挛缩畸形，并促使瘢痕成熟，缩短增生期。瘢痕增生包括炎症反应期、组织增生期和结构重塑的消退期3个阶段，需6~12个月。对于瘢痕疙瘩多无规律可循，一般不受这一时间的限制。增生期持续的时间从3个月至2年不等，大多数在6个月左右，但溃疡、疼痛或治疗方法不当等常引起瘢痕增生与挛缩。按病理学特点将烧伤瘢痕分为表浅性瘢痕、肥厚性瘢痕、萎缩性瘢痕、瘢痕疙瘩、瘢痕癌。

1. 表浅性瘢痕　多见于浅Ⅱ度烧伤、皮肤表浅擦伤或表浅感染，皮肤平软，仅外观较粗糙，有时留有色素沉着或色素脱失。

2. 肥厚性瘢痕　见于深Ⅱ度以上烧伤、切取中厚皮片后的供皮区以及切割伤、感染等，瘢痕突出于正常皮肤表面，局部增厚变硬。在早期，因有毛细血管充血，瘢痕红色或紫红，这一阶段伴有痒和痛的症状，经过一段时间后，充血减轻，表面颜色变浅，瘢痕逐渐变软、平坦，痒痛减轻或消失。增生期的长短因人和烧伤部位不同而不同。

3. 萎缩性瘢痕　常见于大面积Ⅲ度烧伤以及皮下组织较少部位如头皮、胫前区等受电击伤后，瘢痕坚硬、平坦或略高于皮肤表面，与深部组织如肌肉、肌腱、神经等紧密粘连。

4. 瘢痕疙瘩　瘢痕疙瘩的发生具有明显的个体差异，是以强大增生能力为特点的瘢痕，一般表现为高出周围正常皮肤的、超出原损伤部位的持续性生长的肿块，较硬、弹性差,局部痒或痛。有时向四周皮肤呈蟹足样浸润,又称为蟹足肿。

5. 瘢痕癌　是在烧伤瘢痕处因损伤出现溃疡,或先为小丘疹,发痒,增大成溃疡,长期不愈,继而出现表皮增生到假性上皮瘤样增生至癌变的移位过程。

烧伤后瘢痕评定内容主要包括瘢痕的颜色、形态、硬度、伸展性、疼痛、瘙痒程度等,临床上常用温哥华瘢痕量表评定瘢痕(表 11-5)。

表 11-5　温哥华瘢痕量表

色泽	0分:皮肤颜色与身体其他部分较为近似
	1分:色泽较浅
	2分:混合色泽
	3分:色泽较深
厚度	0分:正常
	1分:$0 < H \leq 1$
	2分:$0 < H \leq 2$
	3分:$2 < H \leq 4$
	4分:$H > 4$
血管分布(V)	0分:正常肤色与身体其他部分近似
	1分:肤色偏粉红
	2分:肤色偏红
	3分:肤色呈紫红
柔软度(P)	0分:正常
	1分:柔软的(在最小阻力下皮肤变形)
	2分:柔顺的(在压力下能变形)
	3分:硬的(不能变形,移动呈块状,对压力有阻力)
	4分:弯曲(组织如绳状,瘢痕伸展时会退缩)
	5分:挛缩(瘢痕永久性缩短引致残疾与扭曲)

注:总分 15 分,得分越低,提示瘢痕增生程度越轻,越趋向成熟。

(二)心理评定

烧伤事件体验、医疗处置常导致患者害怕、无助感、恐怖感等强烈的心理反应,作业治疗师要详细观察患者过去及之前的情绪、行为、疼痛忍受等反应,给予积极的鼓励与支持,使患者配合治疗师的要求,顺利完成康复治疗计划。

（三）其他评定

其他包括肌力评定、关节活动度评定、手功能评定、ADL评定、职业能力评定、生存质量评定等。

三、烧伤患者的作业治疗

早期及时开展康复治疗有利于烧伤患者症状的控制、缓解或消除，最大限度地减轻功能障碍的影响，同时促进肢体功能的恢复，提高生活自理能力和职业能力，促进烧伤患者重新参与社会。

（一）作业治疗原则

早期介入，全程服务，预防为主，重点突出，团队合作，全面康复。对烧伤患者进行作业治疗以预防瘢痕增生和关节挛缩为主，重点放在提高ADL和工作能力上，促进患者重返家庭和社会。

1. 早期介入 指烧伤后尽早开展作业治疗服务，受伤之日时起就需要作业治疗介入，而不是等到创面愈合，甚至瘢痕增生、关节挛缩后才开始治疗。如烧伤早期的体位摆放、矫形器应用等在烧伤早期应及时介入。

2. 全程服务 在烧伤治疗的全过程均应开展作业治疗服务。作业治疗服务内容包括早期的良肢位、矫形器的应用；中期的功能性活动、ADL能力训练、压力治疗；后期的职业康复、出院前准备环境改造等；出院后的家庭康复指导、跟踪随访等。

3. 预防为主 作业治疗应以预防瘢痕增生和关节挛缩为主，预防功能障碍的出现，而不是等功能障碍出现了才进行治疗，一旦出现了瘢痕增生或关节的挛缩、脱位，治疗将十分困难，疗效较差。

4. 重点突出 烧伤后作业治疗的重点应放在控制瘢痕增生和关节挛缩、提高ADL能力和工作能力、促进患者重返社会生活等方面。

5. 团队合作 作业治疗师与烧伤科医生、康复医生、矫形师、护士等专业人员紧密合作，全面考虑，共同完成。

6. 全面康复 烧伤后的作业治疗不仅针对患者肢体功能方面的康复，更要提供心理、职业和社会功能等全面康复治疗。

（二）作业治疗方法

烧伤后康复治疗应尽早开始，患者生命体征平稳即可介入作业治疗，并贯穿治疗全过程，持续数月至数年。

1. 早期作业治疗（植皮前） 从受伤开始至创面愈合阶段。烧伤后24~48小时胶原蛋白合成，挛缩开始。作业治疗目标：预防挛缩、畸形；保持关节活动范围；促进创面愈合、减轻肿胀、疼痛。

（1）健康教育：帮助患者了解创面愈合和瘢痕生长的过程，对可能出现的瘢痕增生、瘙痒等症状有基本的认识,清楚治疗方法及注意事项。帮助患者树立康复信心,积极参与康复治疗。

(2)体位摆放:良好的体位摆放是烧伤患者走向康复的第一步,是预防关节挛缩的第一道防线。伤后早期开始将肢体置于对抗可能出现挛缩的位置,以预防瘢痕挛缩导致的畸形或功能障碍。根据烧伤部位不同,体位摆放方法存在差异。

1)颈部烧伤:颈前部烧伤时,去枕仰卧保持头部充分后仰(可在颈肩部放一个小长枕)(图11-15),预防颈前部屈曲挛缩;颈后或两侧烧伤时,保持颈部中立位,预防颈两侧瘢痕挛缩。

2)肘部烧伤:肘关节屈侧烧伤则将肘关节置于伸直位;若烧伤部位在背侧,则允许肘关节轻度屈曲;肘部环形烧伤,以伸直位为主,并采取伸直位、屈曲位交替的摆放策略,前臂保持中立位或旋后位。

3)手部烧伤:患者伤后因怕痛往往造成腕关节屈曲,指间关节屈曲和拇指内收畸形。手背烧伤,宜将腕关节置于掌屈位;手掌或全腕烧伤,腕关节以背伸为主;全手烧伤时,应保持手功能位或抗挛缩位:即腕关节背伸30°,各指蹼间用无菌纱布隔开,掌指关节屈曲70°,指间关节伸直,拇指保持外展对掌位,必要时采用塑料夹板做功能位固定(夜间使用夹板固定,白天取下活动)。

4)臀部、会阴部烧伤:保持髋关节伸直,双下肢充分外展。

5)下肢烧伤:单纯前侧烧伤,膝关节微屈10°~20°,也可在膝关节后侧垫高15°~30°。若膝关节后侧烧伤,膝关节保持伸直位,必要时用夹板做伸直位固定。

6)踝部烧伤:踝关节保持中立位,患者仰卧位可在床尾放置海绵垫尽量保持踝关节背屈,防止跟腱挛缩形成足下垂(图11-16)。

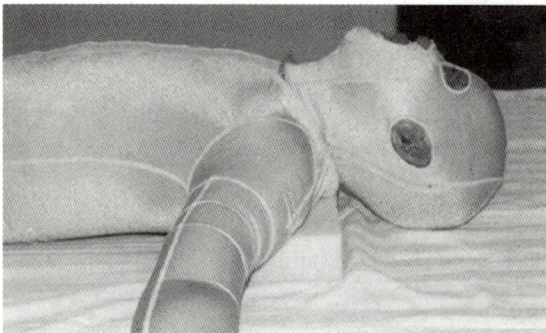

图 11-15　颈前部烧伤体位　　　　图 11-16　踝部烧伤体位

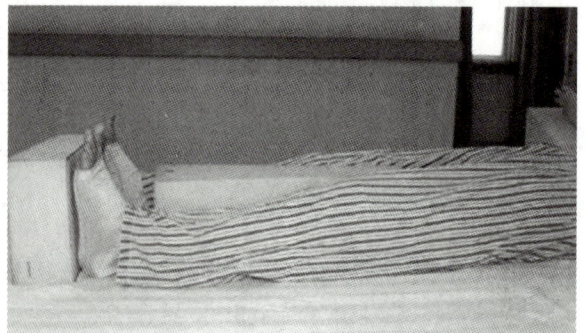

(3)矫形器使用:烧伤患者应遵循正确体位摆放原则,必要时,可以利用矫形器将肢体固定在功能位,达到预防挛缩的目的。另外,在口、鼻周围深度烧伤的患者,嘴巴及鼻孔会逐渐挛缩,导致口径变小,因此需要相应的矫形器来协助扩张口径,但在矫形器使用过程中应严密观察皮肤压伤、创面变化,并根据患者关节活动度变化及时调整。

(4)抬高肢体:可使用各种辅助用品帮助垫高受伤肢体,以利于局部血液循环,减轻肢体肿胀,但应注意防止臂丛神经牵拉损伤。

(5)功能锻炼:早期进行烧伤区和非烧伤区全关节活动范围的主动训练,是预防挛缩的基本方法。对于意识清楚的患者,在不影响烧伤创面愈合的前提下应鼓励做主动关节运动;对于疼痛忍受力较低者,或关节活动有部分限制者,可在主动运动的同时加以辅助运动,以达到全关节活动;对于意识不清或不能合作的患者,可以采取被动运动,以维持关节活动度。

2. 中期作业治疗(植皮阶段) 创面愈合至瘢痕成熟时期(伤后 1~2 月至 1~2 年)。作业治疗目标:控制瘢痕增生;预防挛缩、畸形;保持和增加关节活动范围;增强肌力或耐力;提高生活自理能力;提高工作能力。

(1)瘢痕的治疗:压力治疗是经循证医学证实的抑制烧伤后增生性瘢痕最有效的方法之一,是烧伤的常规治疗方法。具体措施是让患者穿戴用弹力材料制作的压力衣或弹力套。

1)头面部:采用透明塑料面罩或弹力头套。在眼、鼻、口部位开窗,必要时增加支架。若眼睑不能闭合,需加眼罩,以湿润角膜。在凹凸不平处加压力垫。

2)颈部:使用热塑夹板制作成颈前矫形器,上至颏部和下颌内缘,下至颈下方。用宽带在夹板后方固定于颈部。

3)腋部:用热塑全接触夹板制作的矫形器将肩关节固定于外展 90°~110°、外旋位,用带子固定。此夹板对腋部也可施加压力,以防腋部瘢痕形成。

4)肘关节:使用屈侧肘夹板,将肘关节固定于伸直、旋后位,外加"人字形"绷带包扎。

5)躯干:在压力衣内加入弹性垫子,用缝线固定,以增加局部体表压力。

6)臀部:在压力衣下加紧身三角裤,以增加髋部加压效果。

7)髋关节:将髋关节固定在伸直并外展 10°~20° 位。

8)膝关节:使用膝后全接触伸展夹板,加弹性包扎,将关节固定于伸直位。如膝关节不能完全伸直,应全天应用。

9)踝关节:使用背侧夹板,用绷带包扎固定。锻炼时,应做踝关节背伸、趾屈和足内翻运动。

10)足部:足背烧伤瘢痕,夜间使用足背全接触夹板。全足有烧伤瘢痕,用小腿-足全接触前后夹板,加压包扎,夜间或非锻炼期予以固定。

知识扩展

压力治疗

压力治疗又称为加压疗法,指通过对人体体表施加适当压力,以预防或抑制皮肤瘢痕增生,防治肢体肿胀的治疗方法。压力疗法应在烧伤创面愈合后尚未形成瘢痕之前就开始。加压治疗开始时间越早,其治疗和预防效果越好。一般10天内愈合的烧伤不用压力疗法,10~21天愈合的烧伤应预防性加压包扎,21天以上愈合的烧伤必需预防性加压包扎,已削痂植皮的深Ⅱ度、Ⅲ度烧伤应预防性加压包扎。

烧伤的压力治疗的实施方法包括绷带加压和压力衣加压,绷带加压方法简便,可早期使用,但压力大小难以准确控制,只适合暂时性使用;压力衣加压压力控制较好,穿戴服帖,可提供较好的压力,适合长期使用,但压力衣制作要求较高,制作过程较复杂。一般除压力衣及绷带外,进行压力治疗时还需要使用压力垫以增加局部压力,应用支架保护肢体,避免长期加压导致肢体畸形。

压力治疗需长期应用,对于可能增生的瘢痕,从创面基本愈合开始,持续加压至瘢痕成熟,一般需1~2年甚至3~4年。另外,长期使用也指每天应用的时间长,每天应保证23小时以上的有效压力,只有在洗澡时才解除压力,每次解除压力时间不超过30分钟。

(2)矫形器的应用:对于部分严重烧伤的患者,在挛缩和畸形不可避免的情况下,装配和使用合适的矫形器或辅助器具是其重新获得功能的最有效途径。

(3)治疗性作业活动训练:包括生产性活动、手工艺活动、艺术活动、园艺活动、体育活动、治疗性游戏等,这些活动可提高肢体运动、感觉功能,改善疼痛、瘙痒等症状,改善心理状态,促进参与或重新社会生活。

(4)日常生活活动能力训练:根据患者的需求进行针对性的ADL能力训练,包括床上活动、穿衣、进食、转移、如厕、个人卫生、家务活动等内容,对于完成活动有困难者,可提供辅助器具。

(5)环境与辅具:大部分烧伤患者因为排汗受阻,居家环境应安排通风、凉爽的房间居住。对于部分严重烧伤的患者,在挛缩和畸形不可避免情况下,装配和使用合适的矫形器或辅助用具是重新获得功能的最有效途径。在烧伤恢复期,可利用辅助器具来提高日常生活独立能力,如肩肘关节挛缩者可使用加长手柄的勺子协助完成进食活动,手抓握功能差者可使用加粗手柄工具、C形夹工具、万能袖带等自助具帮助患者完成日常生活活动。

(6)职业训练:对于需要工作的患者,根据职业能力评定结果,选择适宜的工作,提供模拟的工作环境,并进行针对性的职业训练,提高患者的职业能力。

3. 后期作业治疗(植皮成活后) 瘢痕成熟后,伤后1~2年以上。作业治疗目标:重返工作岗位及重新参与社会生活。

(1)继续前期治疗:如部分患者仍可能需要使用矫形器或辅助器具,部分患者还需要使用压力治疗。

(2)社会适应训练:真实社会环境下训练。可采取小组式活动和集体社会适应性训练,待患者适应后再介入个别性的训练。

（3）职业能力训练：针对职业评定结果及未来工作计划或安排，针对性地进行体能强化训练、工作强化训练、工作模拟训练、职业培训、职业指导等内容，使患者早日重返工作岗位。

案例分析

烧伤患者病例

患者，男，38岁，天然气爆炸致全身90%面积烧伤，伤后行多次植皮手术，两个月后入住康复科。入院情况：全身存在约8%散在未愈合创面，其他创面已愈合，瘢痕色红、质软、微高出皮面。由于伤后一直卧床，全身关节活动范围明显受限，以肩、肘、腕、掌指及膝、踝关节活动受限明显。进食、如厕、个人卫生、翻身、坐起等活动完全依赖家人帮助，生活重度依赖。患者经常在睡梦中惊醒，焦虑不安。

1. 功能评定

（1）瘢痕评定：瘢痕色红、质软、微高出皮肤，已开始增生。

（2）运动功能：伤后一直卧床，肌力下降，全身关节活动范围明显受限，肩、肘、腕、掌指及膝、踝关节活动明显受限，影响手、上肢、下肢相应部位功能发挥。

（3）感觉功能：进一步明确感觉障碍的类型。

（4）心理评定：患者经常在睡梦中惊醒，焦虑不安。

（5）日常生活活动能力评定：进食、如厕、个人卫生、翻身、坐起等活动完全依赖家人帮助，生活极重度依赖。

（6）社会参与与工作能力评定：目前患者无法外出和参与工作。

2. 治疗情况

（1）压力治疗：预防瘢痕增生。

（2）功能性活动训练：提高关节活动度，增加肌耐力，通过生产性活动、手工艺活动、游戏类等治疗性作业活动训练提高患者的躯体功能。

（3）矫形器及其他辅具的应用：保持肢体功能位、促进患者重新获得功能、提高日常生活自理能力。

（4）ADL能力训练：床上活动、穿衣、进食、如厕、个人卫生等。

（5）职业训练：后期根据职业能力评定的结果，选择适宜的工作，进行针对性的职业训练等。

3. 分析　烧伤后容易出现瘢痕的增生，进而导致关节挛缩和畸形，影响活动能力。本病例在对患者进行系统的功能评定后制订了针对性的康复训练方案。压力治疗是经循证医学证实的抑制烧伤后增生性瘢痕最有效的方法之一，是烧伤治疗的常规方法。对于严重烧伤的患者，在痉挛和畸形不可避免的情况下，装配和使用合适的矫形器或辅助用具是其重新获得功能的最有效途径。通过功能性活动训练,提高关节活动度,增加肌耐力,提高躯体功能,继而提高患者参与日常活动能力。ADL 能力训练贯穿始终,根据患者对工作的需求情况,进行职业能力训练,促进患者回归工作岗位。

(陈丽娟)

第七节　手外伤的作业评定与治疗

工作情景与任务

导入情景

患者,男,56 岁,干活时不慎被机器切割到左手背面,当时左手即出现畸形,到当地医院清创包扎处理后转至上级医院。入院后在臂丛麻醉下行"左第 3、第 4 掌骨骨折复位内固定 + 左示指、中指、无名指、小指血管神经探查修复术 + 掌指关节复位 + 关节囊修复 + 石膏外固定术"。现手术 2 月余,左手背肿胀,皮温略高,可见 5cm 手术瘢痕,愈合好,左手示指、中指、无名指、掌指关节及指间关节均活动受限,左腕关节活动受限,病理征未引出。

工作任务:

1. 根据功能障碍对患者进行手功能评定。

2. 根据患者的评定结果制订详细的作业治疗计划。

一、概　　述

(一) 手外伤的概念

手外伤指由于各种意外所造成的手部损伤,是临床常见损伤之一。手外伤遗留下来的问题很多,如瘢痕、挛缩、粘连、肿胀、关节僵硬、肌萎缩、感觉丧失或异常等,会严重影响患者的手功能恢复。针对手功能障碍的各种因素,采取相应的作业治疗,使伤手得到最大限度的功能恢复,以适应日常生活活动、工作和学习。

(二) 手外伤的功能障碍特点

1. 水肿　无论是创伤或炎症均会导致血管通透性增强,引起组织水肿。皮下组织、筋膜间隙、肌肉间筋膜和腱鞘、关节囊等为常见水肿部位,如渗出液不及时清除,将会造成肌肉和结缔组织的粘连、僵硬。此外,持续肿胀会诱发纤维蛋白沉积,导致韧带、关节囊等纤维组织的挛缩,加重关节活动障碍。

2. 疼痛与营养障碍　手部表面的神经末梢非常丰富,加上腕管较紧,所以痛觉较显著。此外,滑膜、腱鞘和骨膜也都有神经末梢,外伤后会产生剧烈疼痛。外伤后还可出现神经的营养功能下降,出现手部血管运动紊乱、骨质疏松、肌萎缩、关节僵硬等症状,严重者称为反射性交感神经营养不良综合征。

3. 关节僵硬　手外伤后长期肿胀导致的纤维蛋白沉积以及长期制动,是关节挛缩、僵硬的主要原因。临床常见的问题是掌指关节过伸和近端指间关节屈曲挛缩畸形。

4. 肌力和耐力下降　许多日常生活活动有赖于肌肉的肌力和耐力,手功能损伤后常可导致手部肌肉肌力和耐力的下降,出现不同程度的日常活动障碍,常表现为手的抓握、持物及精细动作能力的下降。

5. 感觉障碍　手外伤后可造成感觉减退、感觉过敏等现象,也会影响到手功能的恢复,在作业治疗中应予以重视。

6. 日常生活活动、工作能力下降　由于手的功能直接影响到患者日常生活活动能力和工作能力,手外伤的功能障碍表现为日常生活活动能力和工作能力障碍。

二、手外伤的作业评定

(一)运动功能评定

1. 关节活动度的测量　使用量角器分别测量手指的掌指关节、近侧指间关节和远侧指间关节的主动及被动活动范围。

2. 肌力评定　采用徒手肌力评定和握力计、捏力计评定。其包括手的握力评定;拇指分别与示指、中指、无名指、小指的捏力评定;拇指与示指、中指三指的同时捏力评定;各指之间的侧捏力评定。

(二)感觉功能评定

1. 手指触觉、痛觉、温度觉和实体觉测定。

2. 两点辨别试验　健康人手指末节掌侧皮肤的两点区分试验距离为 2~3mm,中节 4~5mm,近节为 5~6mm。本试验是神经修复后常采用的检查方法,两点辨别试验的距离越小,越接近正常值范围,说明该神经的感觉恢复越好。

3. 莫伯格(Moberg)拾物试验　让患者在睁眼下,用手拣拾物品(如钥匙、硬币、火柴盒、茶杯、纽扣、秒表等常用日常小物件),并放入木盒内,每次只能拣拾一件,用秒表记录患者完成操作所花费的时间。然后,让患者在闭眼下重复上述动作,并记录时间。假如患者的拇指、示指、中指感觉减退,或正中神经分布区皮肤感觉障碍,在闭目下很难完成该试验。

(三)灵巧性、协调性的测试

1. 杰布森(Jebson)手功能测试　主要评估手部日常生活活动能力。

2. 明尼苏达协调性动作测试　主要评估手部及上肢粗大活动的协调性与灵活性。

3. 珀杜(Purdue)钉板测试　主要评估手部进行精细动作的操作能力。

上述三项测试的基本原理相同,即令受试者将物品从某一位置转移到另一位置,并记录完成操作的时间。手部活动的灵巧性、协调性既有赖于感觉和运动的健全,也与视觉等其他感觉灵敏度有关。

三、手外伤的作业治疗

（一）治疗目的

通过功能性作业活动训练、矫形器的使用及适应性代偿治疗,帮助患者恢复、增强手和上肢的功能,减轻创伤或疾病带来的不利影响,以促使患者尽早适应和参与家庭及社会生活,或重新参加工作。

（二）治疗方法

1. 肌腱损伤的治疗方法

（1）指屈肌腱损伤

1）康复早期:术后1～4周。在此期间既要制动休息又要防止肌腱粘连带来的不利影响。用背侧石膏托或低温热塑材料制作夹板固定伤手,维持腕关节屈曲20°～30°;掌指关节（MP）屈曲45°～70°;指间关节伸直位。也可使用动力型夹板,即将橡皮筋一端固定于各指末节或指甲上,另一端通过掌心的滑车后固定在前臂的屈侧上,于术后1～2天开始在夹板内进行肌腱滑动练习。练习时要主动伸直指间关节,利用橡皮筋弹性回缩被动屈曲指间关节,禁止做主动屈曲指间关节、被动伸直指间关节的运动。为了防止近端指间关节屈曲挛缩,在练习间隙及夜间用橡皮条固定近端指间关节,使其保持伸直位。

2）康复中期:术后4～6周。动力夹板上的橡皮条可以拆除,患者在夹板的保护下,可进行辅助主动活动和被动活动,但不允许进行任何抗阻活动。治疗师做被动活动时动作要轻柔、缓慢,以防肌腱断裂。

3）康复后期:术后6～12周。此期着重进行主动运动、抗阻运动及大幅度的关节活动度训练,以促进手功能的恢复。如使用强度各异的海绵球、塑料、治疗泥进行练习,增强手的抓握能力;做各手指关节的伸展活动,增加肌腱滑动,减少粘连。选择或设置一些有针对性的作业活动,进行手指的灵巧性训练。

（2）指伸肌腱损伤

1）康复早期:术后4～6周。使用掌侧夹板固定,维持腕关节背伸30°～40°,掌指关节伸直。同时用橡皮筋牵拉伸直所有指间关节。在夹板范围内进行主动屈曲指间关节,利用橡皮筋弹性回缩被动伸直指间关节的活动,禁止做主动伸直指间关节、被动屈曲指间关节的运动。

2）康复中、后期:6周以后。去除夹板,开始进行主动伸指训练及抗阻力训练。将近端指间关节固定于完全屈曲位,然后让患者做屈曲和伸展掌指关节的活动,由于将伸肌的力量置于掌指关节,故有助于促进指伸肌腱功能的恢复。

2. 周围神经损伤的治疗方法

（1）正中神经损伤

1）固定：使用夹板或矫形器固定拇指于对掌位、手指及掌指关节呈屈曲位，以利于抓握。12周以后，用动力型弹簧圈夹板主动伸展示指与中指指间关节。用"虎口"系列夹板对抗矫正拇指虎口的挛缩。

2）治疗性作业活动：通过精细抓握训练（如刺绣、写字、绘画、拿小钉子）、粗大功能训练（如制陶、揉面、计算机、键盘游戏），以恢复拇指的稳定性及抓握功能。治疗后期，可进行提重物、做木工活等增强肌力的训练。

3）辅助器具使用：使用书写辅助器具、抓握辅助器具，以帮助患者书写、持物等活动，预防虎口挛缩、维持对指抓握功能。

（2）尺神经损伤

1）固定和矫形器的应用：损伤后的"爪形手"可使用夹板或矫形器将掌指关节固定于屈曲位，防止掌指关节过伸和指间关节屈曲。

2）治疗性作业活动：通过圆柱状抓握、拇指侧捏和对掌、指间关节伸展、手指内收和外展等活动改善手的抓握能力、协调性及灵巧性。通过书写作业活动促进尺侧缘皮肤感觉功能的恢复。

（3）桡神经损伤

1）固定：使用夹板或矫形器将腕关节固定在伸展位，掌指关节伸展，拇指外展，以防止伸肌过度牵拉、协助手的抓握能力。或使用动力型夹板，借助于弹力橡皮筋或弹簧的牵引使掌指关节伸展。使用系列塑型夹板矫正腕关节畸形。

2）治疗性作业活动：通过制作陶器、擀面、打字、用刨子打磨刨光木板、飞镖游戏、挂在墙上的棋类游戏、桌上足球或篮球游戏等作业活动，以增加肌力、增强腕关节的稳定性、改善腕关节、手指关节的伸展及手的协调性。

3. 韧带及关节损伤的治疗方法

（1）韧带损伤

1）指间侧副韧带损伤：以近侧指间关节侧副韧带损伤发生率最高，且桡侧多于尺侧，多伴有掌板损伤。使用指背侧夹板将近侧指间关固定于15°～20°屈曲位，此种固定方式既可以起到强大的支持作用，又不妨碍掌指关节及远端指间关节的活动。制动时间一般为10～14天。如果关节不稳，至少需要制动3周。去除夹板后，使用弹力指套，将伤指和邻指连在一起1～2周，主动进行屈伸练习，但应避免向侧方活动，直至疼痛消失后，方可解除指套。

2）掌指关节侧副韧带损伤：示指至小指掌指关节侧副韧带损伤较多见，且桡侧多于尺侧。夹板设计从近侧指间关节至前臂中部，固定掌指关节成45°～50°屈曲位，指间关节可以自由活动。制动时间一般为2～3周。去除固定后，开始进行掌指关节屈伸训练。

3）拇指掌指关节侧副韧带损伤：尺侧多见。使用夹板或矫形器固定拇指于45°～50°

外展位,掌指关节轻度屈曲,允许指间关节自由活动。制动时间一般为5~6周。去除固定后,进行主动和主动辅助训练,逐渐增加训练强度。由于损伤的韧带到达稳定状态约需12周,因此训练方案应循序渐进。

（2）关节脱位

1）近端指间关节背侧脱位:使用夹板或矫形器固定指间关节成20°~30°屈曲位。制动时间一般为3周。3周后,改用背侧阻挡夹板固定1~2周,限制近端指间关节过伸。在夹板范围内进行近端指间关节的主动屈曲活动。

2）近端指间关节侧方脱位:使用夹板或矫形器固定指间关节成20°~30°屈曲位。制动时间一般为2周。然后将其与邻近指固定在一起1~2周,必要时使用背侧阻挡夹板限制近端指间关节过伸。在夹板范围内进行近端指间关节的主动屈曲活动。

3）近端指间关节掌侧脱位:此种脱位较少见。使用伸直夹板或矫形器固定指间关节于伸展位。制动时间一般为4~6周。然后在控制过度屈曲的夹板保护下进行功能锻炼,要注重关节的伸展训练。如训练之后伸指仍有困难,有必要进一步利用夹板以帮助功能恢复或纠正畸形。

（3）关节保护方法的应用:为减轻关节疼痛、预防关节再次损伤及变形,并且提供代偿的方法,帮助患者解决日常生活中的困难,应使用关节保护措施。

关节保护措施应遵循以下原则:使用较大和有力的关节;避免关节长时间保持一个姿势;避免关节处于易变形的位置;活动与休息平衡;及时处理关节疼痛。在不同的关节保护时可运用以下的代偿措施,如避免用手指提重物时,可应用肘关节提重物;避免用手指挤牙膏,可应用手掌挤牙膏;避免用手指开关水龙头,可应用工具或长柄水龙头开关;避免用手指支撑身体,可应用手掌支撑身体;避免用手指拧毛巾,应将毛巾套在水龙头上或用手掌加压拧干;避免用手指推拉抽屉,可应用双手或辅助手柄推拉抽屉;避免用手指握菜刀,可应用直角刀柄刀;避免用手指旋转瓶盖,应用掌心加压的方式旋转瓶盖;避免用手指尖拿碗碟,应用双手托住碗碟;避免用手指系纽扣,应用纽扣辅助器或改纽扣为尼龙搭扣等。

4. 手部骨折的作业治疗

（1）掌骨骨折:使用夹板或矫形器固定腕关节成20°~30°伸直位,掌指关节70°屈曲位,为防止畸形,指间关节一般不固定。制动时间一般为3~6周。制动1周后,指间关节先后进行被动运动及主动运动;没有受伤的部位,如手指、腕部、肘部、肩部等进行主动运动,以减少掌指关节挛缩。6周后,掌指关节逐渐进行被动运动及主动运动,在不诱发疼痛的前提下,掌指关节及指间关节的主动屈曲运动有助于手抓握能力的恢复。然后进行手握力、手指伸展能力、手指灵巧性及工作能力的训练。

（2）指骨骨折:近端指骨骨折,固定掌指关节成70°屈曲位,近端指间关节成90°屈曲位。制动时间一般为4~6周。中节指骨骨折,向掌侧成角者,固定远端指间关节成30°屈曲位;向背侧成角者,固定远端指间关节呈伸直位。末节指骨骨折,固定近端指间关节成 90°屈曲位,远端指间关节成伸直位。制动 3～5 天后,没有受伤的部位,如手指、腕部、肘部、肩部等进行抓球、运球及维持健指灵巧性的活动。固定去除后,进行伤指指间关节屈伸练习。

（3）拇指掌骨基底骨折:使用夹板或矫形器固定 3～6 周。固定期间,以健指的主动活动为主,可辅助伤手进行指间关节的屈伸运动。固定去除后,进行拇指外展、内收、对掌及屈伸练习,逐渐从被动运动到主动运动。

案例分析

手外伤患者案例

患者,男,42 岁,左手挤压伤,X 射线示:左示指、中指、无名指、小指骨折。行"左手清创,神经血管吻合,钢针内固定,石膏托外固定"术。现术后 4 周,石膏托已除,左手皮肤颜色暗沉,肿胀,示指、中指、无名指、小指活动明显受限,拇指活动部分受限,左腕关节活动受限,左手背浅感觉略有减退。

1. 功能评定

（1）运动功能评定:测量左右手的主动和被动关节活动度,左右对比。

（2）肌力评定:手指肌力评定。

（3）感觉功能评定:触觉、温度觉、两点辨别觉评定,左右对比。

（4）手的灵巧性测试:杰布森(Jebson)手功能测试。

2. 作业治疗方案

（1）腕关节及各指间关节被动运动。

（2）腕关节及各指间关节主动运动。

（3）各手指肌力训练、握力训练。

（4）感觉训练。

3. 分析　手外伤骨折的患者需要在内固定或外固定的基础上尽早地进行无痛范围的主被动运动,防止制动导致的废用综合征的发生。对患者进行关节活动度训练的同时不能忽视肌力训练,有助于维持和改善现有关节活动范围,对促进消肿和防止粘连也有一定的积极作用。需要注意的是,当骨折伴有神经、肌腱或血管损伤,运用手法进行治疗时要注意力度和活动范围,以免造成二次损伤。

　　本章介绍脑卒中、脊髓损伤、阿尔茨海默病患者,脑性瘫痪患儿,孤独症儿童,烧伤患者,手外伤患者等常见病的作业评估和治疗。学习重点是脑卒中患者、脊髓损伤患者、阿尔茨海默病患者、脑性瘫痪患儿、烧伤患者、手外伤患者的作业治疗方法;针对孤独症儿童学习重点是治疗干预时,着重于孤独症儿童核心障碍,即社会交往障碍,关注作业治疗环境创设,游戏性呈现,提升孤独症儿童的家庭与社会生活的参与水平。学习难点是脑卒中患者、脊髓损伤患者、阿尔茨海默病患者、孤独症儿童、烧伤患者、手外伤患者的评定方法,需要同学们加强理解及记忆;学会对脑瘫患儿功能障碍进行分析,并能选择合适而具体的作业方法进行治疗,达到"学做结合"的能力;孤独症儿童的学习难点是如何运用结构化教学及行为分析方法合理恰当地借助游戏媒介改善孤独症儿童的活动障碍及参与局限。学习过程中注意要根据不同疾病患者的不同时期功能障碍特点,科学设计合理的作业治疗方案,有针对性地选择不同的作业治疗方法,并根据治疗情况,动态调整治疗方案;鼓励患者积极主动参与治疗,并配合治疗师完成康复治疗;针对阿尔茨海默病患者表现的认知障碍、记忆障碍、精神心理障碍等要高度重视、及时发现、积极治疗,需家庭和社会给予患者最大限度的支持;重视培养学生职业素养的养成,有爱心、耐心、责任心,具有良好的团队协作和沟通能力。

(张锡萍)

❓ 思考与练习

一、名词解释

1. 脊髓损伤
2. 阿尔茨海默病
3. 脑性瘫痪
4. 缩头抬肩症
5. ATNR
6. TLR
7. 角弓反张姿势
8. 孤独症
9. 感觉系统过敏
10. 感觉系统低敏
11. 烧伤

12. 压力治疗

13. 手外伤

二、简答题

1. 简述脑卒中患者作业治疗目的。

2. 简述脑卒中急性期作业治疗方法。

3. 简述脑卒中后遗症的处理方法。

4. 简述脊髓不完全性损伤的六种类型。

5. 脊髓损伤后如何进行呼吸训练?

6. 如何使用简易精神状态检查(MMSE)进行认知功能筛查?

7. 脑性瘫痪分为哪几型?

8. 脑性瘫痪的作业评定内容包括哪几个方面?

9. 屈肌张力增高患儿的姿势如何矫正?

10. 促进上肢功能发育的作业治疗方法主要包括哪些内容?

11. 改善及促进感知觉及认知功能发育的训练方法有哪些?

12. 简述孤独症的初期筛选工具。

13. 简述语言行为里程碑评估及安置程序(VB-MAPP)的内容。

14. 简述孤独症儿童上肢粗大动作的训练方法。

15. 简述孤独症儿童上肢精细动作的训练方法。

16. 简述孤独症儿童穿脱衣的训练方法。

17. 简述手外伤的功能障碍特点。

18. 简述手外伤的作业评定内容。

实 训 指 导

实训一　参观作业治疗室

【实训目的】

1. 通过参观作业治疗室,初步对作业治疗有一个总体印象,为进一步学习作业治疗技术课程做好铺垫。

2. 通过对作业治疗器材的认识,增强学习该门课程的兴趣。

【实训准备】

1. 器械、物品　作业治疗常用器械。多段影视录像片段,内容涉及作业治疗器械设备的介绍和使用方法。

2. 环境　作业治疗实训室或医院康复科。

【实训学时】

2 学时。

【实训方法与结果】

(一)实训方法

1. 老师讲解临床常用的作业治疗器械和设备的名称、结构特点和用途。

2. 学生在老师的指导下观察作业治疗器械和设备,学生按照分组对实训器械进行操作。

3. 老师个别指导。

(二)实训结果

满分为 100 分。根据用品准备(5 分)、内容表述(10 分)、操作步骤(70 分)、完成质量(10 分)、完成时间(5 分)对参加实训的学生进行打分。

【实训评价】

1. 采取组内评价、全班评价、指导老师三者结合的评价方式。

2. 最终以参加实训学生的实际得分分五个等次综合评价,90 分以上优秀,80～89 分良好,70～79 分一般,60～69 分及格,60 分以下不及格。

【注意事项】

1. 爱护器械,在未知使用方法的情况下不擅自操作以防损坏器械。

2. 认真倾听老师的讲解。

【作业】

1. 叙述临床常用的作业治疗器械和设备有哪些? 各自有哪些用途?

2. 书写实训报告。

（孙晓莉）

实训二　日常生活活动能力训练——床上活动训练

【实训目的】

1. 能够自我体验瘫痪患者日常生活活动的困难并能对不同功能障碍的患者进行科学正确的床上活动训练。

2. 学会指导不同功能障碍的患者进行各种床上活动训练，提高其生活自理能力，使其掌握独立进行日常生活活动的技巧。

【实训准备】

1. 器械、物品　训练床、训练凳、多功能吊床、软枕。多段影视录像片段，内容涉及偏瘫患者、脊髓损伤患者日常生活活动能力训练方法。

2. 环境　作业治疗实训室或医院康复科。

【实训学时】

2 学时。

【实训方法与结果】

（一）实训方法

1. 实训学生按照 3～4 人标准分组，分别负责模拟标准化患者、模拟治疗师角色。要求分别扮演偏瘫和截瘫患者。扮作瘫痪患者的学生，先保持瘫痪肢体不动，自行进行运动与转移活动，体验患者的困难。

2. 建议指导老师播放一些偏瘫、截瘫患者的活动特点视频短片，供实训学生参考。

3. 实训活动前，要求学生熟悉功能障碍对患者的日常生活活动所造成的困难，并提出解决问题的方法

4. 扮作治疗师的学生依次指导患者按下述步骤进行训练，然后互换角色继续进行训练。具体内容见教材正文。

（1）偏瘫患者的床上活动训练

1）偏瘫患者体位摆放。

2）偏瘫患者翻身训练。

3）偏瘫患者坐起训练。

4）偏瘫患者床上移动。

（2）截瘫患者的床上活动训练

1）截瘫患者体位摆放。

2）截瘫患者翻身训练。

3）截瘫患者独自坐起训练。

4）截瘫患者利用上方吊环坐起训练。

5）截瘫患者床上移动。

（二）实训结果

满分为100分。根据用品准备（5分）、内容表述（10分）、操作步骤（70分）、完成质量（10分）、完成时间（5分）对参加实训的学生进行打分。

【实训评价】

1. 采取组内评价、全班评价、指导老师三者结合的评价方式。

2. 最终以参加所有实训学生的实际得分分五个等次综合评价，90分以上优秀，80～89分良好，70～79分一般，60～69分及格，60分以下不及格。

【注意事项】

1. 模拟患者的学生可将瘫痪肢体用绷带绑缚固定，"治疗师"在注意到"患者"进行困难的时候予以恰当的帮助，不可完全代替"患者"完成任务。

2. 也可到医院或康复中心对某位患者进行训练。

【作业】

1. 同学角色互换，在宿舍反复强化练习，加强记忆。

2. 利用业余时间在带教老师指导下到附属医院康复科为功能障碍的患者指导ADL能力训练。

3. 书写实训报告。

（孙晓莉）

实训三　日常生活活动能力训练——转移训练

【实训目的】

1. 能够自我体验瘫痪患者转移活动的困难并能对不同功能障碍的患者进行科学正确的转移训练。

2. 学会指导不同功能障碍的患者进行各种转移训练、提高其生活自理能力，使其掌握独立进行日常生活活动的技巧。

【实训准备】

1. 器械、物品　训练床、训练凳、多功能吊床、轮椅、座椅。多段影视录像片段，内容涉及偏瘫患者、脊髓损伤患者日常生活的能力训练方法。

2. 环境　作业治疗实训室或医院康复科。

【实训学时】

2学时。

【实训方法与结果】

（一）实训方法

1. 实训学生按照3~4人标准分组，分别负责模拟标准化患者、模拟治疗师角色。要求分别扮演偏瘫和截瘫患者。扮作瘫痪患者的学生，先保持瘫痪肢体不动，自行进行运动与转移活动，体验患者的困难。

2. 建议指导老师播放一些偏瘫、截瘫患者的活动特点视频短片，供实训学生参考。

3. 实训活动前，要求学生熟悉患者的功能障碍表现对日常生活活动所造成的困难，并提出解决问题的方法。

4. 扮作治疗师的学生依次指导患者按下述步骤进行训练,然后互换角色继续进行训练,具体内容见教材正文。

（1）偏瘫患者的转移训练

1）偏瘫患者辅助下由坐位到站位的转移。

2）偏瘫患者独立由坐位到站位的转移。

3）偏瘫患者床与轮椅之间的独立转移。

4）偏瘫患者床与轮椅之间的辅助转移。

（2）截瘫患者的转移训练

1）截瘫患者利用拐杖独立由轮椅站起。

2）四肢瘫患者轮椅到床的辅助转移。

3）截瘫患者地面到轮椅之间的独立转移。

4）截瘫患者轮椅到地面之间的独立转移。

（二）实训结果

满分为100分。根据用品准备（5分）、内容表述（10分）、操作步骤（70分）、完成质量（10分）、完成时间（5分）对参加实训的学生进行打分。

【实训评价】

1. 采取组内评价、全班评价、指导老师三者结合的评价方式。

2. 最终以参加实训学生的实际得分分五个等次综合评价,90分以上优秀,80~89分良好,70~79分一般,60~69分及格,60分以下不及格。

【注意事项】

1. 模拟患者的学生将瘫痪肢体用绷带绑缚固定,"治疗师"在注意到"患者"进行困难的时候予以恰当的帮助,不可完全代替"患者"完成任务。

2. 转移过程需注意患者安全,以最安全、最容易的方法为首选。

3. 辅助者应熟知患者病情,应时刻留意患者突然或不正常的动作,以免发生意外。

4. 可到医院或康复中心对某位患者进行训练。

【作业】

1. 同学角色互换,在宿舍反复强化练习,加强记忆。

2. 利用业余时间在带教老师指导下到附属医院康复科为功能障碍的患者指导ADL能力训练。

3. 书写实训报告。

（孙晓莉）

实训四　日常生活活动能力训练——自我照顾训练

【实训目的】

1. 能够自我体验瘫痪患者穿衣、饮食、洗漱等日常生活活动的困难并能对不同功能障碍的患者进行科学正确的自我照顾训练。

2. 学会指导不同功能障碍的患者进行各种自我照顾训练、提高其生活自理能力。指导患者掌握独立进行日常生活活动的技巧。

【实训准备】

1. 器械、物品

（1）训练床、训练凳、训练桌、轮椅、扶手椅等。

（2）日常生活所需的枕头、开衫、套头衫、裤子、袜子、鞋子等用品。

（3）洗漱用毛巾、牙刷、梳子、镜子、模拟操作洁具等。

（4）多段影视录像片段，内容涉及偏瘫患者、脊髓损伤患者日常生活的能力训练方法。

2. 环境　作业治疗实训室或医院康复科。

【实训学时】

2学时。

【实训方法与结果】

（一）实训方法

1. 实训学生按照3~4人标准分组，分别负责模拟标准化患者、模拟治疗师角色。要求分别扮演偏瘫和截瘫患者。扮作瘫痪患者的学生，先保持瘫痪肢体不动，自我进行穿衣、饮食、洗漱等个人日常生活活动，体验患者的困难。

2. 指导老师可以播放一些偏瘫、截瘫患者的活动特点视频短片，供实训学生参考。

3. 实训活动前，要求学生熟悉患者的功能障碍对日常生活活动所造成的困难，并提出解决问题的方法。

4. 扮作治疗师的学生依次指导患者按下述步骤进行训练，然后互换角色继续进行训练。具体内容见教材正文。

（1）偏瘫患者的自我照顾训练

1）偏瘫患者穿、脱开襟上衣训练。

2）偏瘫患者穿脱套头上衣训练。

3）偏瘫患者坐位穿裤子训练。

4）偏瘫患者进食、饮水训练。

5）偏瘫患者洗漱训练。

（2）截瘫患者的自我照顾训练

1）四肢瘫患者穿、脱开襟上衣训练。

2）四肢瘫患者穿脱套头上衣训练。

3）截瘫患者坐位穿裤子训练。

（二）实训结果

满分为100分。根据用品准备（5分）、内容表述（10分）、操作步骤（70分）、完成质量（10分）、完成时间（5分）对参加实训的学生进行打分。

【实训评价】

1. 采取组内评价、全班评价、指导老师三者结合的评价方式。

2. 最终以参加实训学生的实际得分分五个等次综合评价，90分以上优秀，80~89分良好，70~79分一般，60~69分及格，60分以下不及格。

【注意事项】

1. 模拟患者的学生将瘫痪肢体用绷带绑缚固定，"治疗师"在注意到"患者"进行困难的时候予以恰当的帮助,不可完全代替"患者"完成任务。

2. 转移过程需注意患者安全,以最安全、最容易的方法为首选。

3. 辅助者应熟知患者病情,应时刻留意患者突然或不正常的动作,以免发生意外。

4. 可到医院或康复中心对某位患者进行训练。

【作业】

1. 同学角色互换,在宿舍反复强化练习,加强记忆。

2. 有条件的可以利用业余时间在带教老师指导下到医院康复科为功能障碍的患者指导 ADL 能力训练。

3. 书写实训报告。

（孙晓莉）

实训五　手工艺品制作

【实训目的】

1. 掌握治疗性作业活动的作用,熟悉手工艺活动的设计方法,了解手工艺活动的应用原则。

2. 学生能够根据患者的躯体功能、认知功能、心理功能情况,独立设计作业治疗活动,书写活动实训报告。

一、剪贴画作业

【实训准备】

1. 器械、物品　剪刀、裁纸刀、笔、镊子、胶水、棉签、小木棍、各种丝线、彩纸、橡皮泥以及易拉罐、泡沫、大小不同的各种豆类、树叶等各种颜色的废弃材料。

2. 环境　作业治疗实训室。

【实训学时】

1 学时。

【实训方法与结果】

（一）实训方法

1. 采集材料　采集不同形状和颜色的树叶,如多菱形的红色枫树叶、圆形的深绿色桦树叶、长形的黄色的柳树叶及椭圆的胡枝子叶等,以保证图案结构的多样化。另外,还可采集一些花瓣、叶梗、籽粒等。将采集好的原材料用吸水纸或旧报纸展平包好,使其干透。

2. 设计图案　选择合适画面需要的叶子,用镊子轻轻地放到画稿上摆放,在树叶背面涂上胶水,渐渐展平树叶,等胶水干透后即可。例如,贴一幅"蝴蝶戏花"的画面:可以选择红色的枫树叶重叠成蝴蝶的翅膀,用细的叶梗做成蝴蝶的两根触须,还可在枫叶上撒点细小的花籽作为蝴蝶翅膀上的斑点,用几片红色的玫瑰花瓣,相互叠放后形成花朵的形状,再在花朵下面粘贴两片绿色的玫瑰花叶,做成"蝴蝶戏花"的画面。

3. 工具的选择　手灵活性较好的患者,可用筷子或镊子加强难度进行操作以达到训练的目的。

4. 材料的选择　手功能差的患者为增强手部训练,可选用豆类等较细小材料进行操作,如选择花生米或芸豆或开心果壳来训练。

5. 工序的调整　在进行剪贴画活动时,可独自完成一幅画,也可多人合作完成,如在构图、采集原材料、加工原材料、涂胶水、粘贴过程中,可让多位患者分工合作,以培养团队合作精神。

(二) 实训结果

满分为100分。根据作品完成时间(20分)、作品质量(20分)、活动分析报告(60分)对参加实训的学生进行打分。

【实训评价】

1. 采取组内评价、全班评价、指导老师三者结合的评价方式。

2. 最终以参加实训学生的实际得分分五个等次综合评价,90分以上优秀,80～89分良好,70～79分一般,60～69分及格,60分以下不及格。

【注意事项】

1. 在采集原材料或加工原材料时要注意安全,尤其是需要登高采集树叶或花瓣时。

2. 注意保持环境卫生,加工后的废弃的材料不能乱扔。

3. 对于有呼吸系统疾患的患者,不要使用粉末状材料进行训练。

4. 原材料要尽量保持干燥,可以提高作品质量并易于保存。

5. 完成后的作品应置于干燥环境保存,注意防霉变和虫蛀。

二、剪纸

【实训准备】

1. 器械、物品　剪刀、刻板、刻刀、订书器、铅笔、橡皮、尺子、胶水、复写纸、彩色笔、各种纸,如单色纸、彩色纸、金箔纸、银箔纸、绒纸、电光纸等。

2. 环境　作业治疗实训室。

【实训学时】

1学时。

【实训方法与结果】

(一) 实训方法

1. 将正方形纸对折、压平再进行折叠,折好后用订书器订好。

2. 在折好的纸面上画好图稿并用剪刀剪出需要的图案,打开折叠部分后一件剪纸作品就完成了。

3. 手抓握功能欠佳者可选用加粗手柄工具;手指伸展不良者使用带弹簧可自动弹开的剪刀;不能很好固定纸者可使用镇尺协助固定。

4. 材料的选择,为增强肌力可选较硬和较厚的纸;为增强手的灵活性可选折叠剪纸;手灵活性不佳者可选刻纸训练;为发泄不满情绪可选撕纸。

(二) 实训结果

满分为100分。根据作品完成时间(20分)、作品质量(20分)、活动分析报告(60分)对参加实训的学生进行打分。

【实训评价】

1. 采取组内评价、全班评价、指导老师三者结合的评价方式。

2. 最终以参加实训学生的实际得分分五个等次综合评价,90分以上优秀,80～89分良好,70～79分一般,60～69分及格,60分以下不及格。

【注意事项】

1. 因所用剪刀或刻刀较为锋利,要注意避免损伤,尤其是手感觉障碍者。

2. 有攻击行为者可只选用撕纸而不用剪刀或刻刀,以免伤及他人或自伤。

3. 刻纸前要先检查刻刀是否牢固,刻纸时刻刀要垂直向下以提高产品质量和防止刻刀断裂伤人。

4. 剪好的图案应分开平放,不要互相重叠以免粘连、损坏,最好放在专门的文件夹内或夹于书内。

【作业】

1. 同学相互之间可以模拟"患者""治疗师"角色,课后就地取材,因地制宜进行手工艺品的制作,强化手功能训练。

2. 如有条件利用业余时间在带教老师指导下到医院为不同功能障碍患者进行作业训练指导。

3. 书写实训报告。

(孙晓莉)

实训六 治疗性作业活动

【实训目的】

1. 掌握治疗性作业活动的操作原则、使用方法及使用范围,如磨砂板作业、滚筒作业,木钉作业、拼图作业、串珠作业、套圈作业、手眼协调训练作业等;掌握各种作业治疗器材的使用方法及使用范围。

2. 熟悉各种作业治疗器材的使用注意事项。

3. 了解各种作业治疗器材的原理。

4. 能够根据患者的功能障碍程度、残存功能情况,进行合理分析,制订适宜的作业活动计划并应用于临床。

【实训准备】

1. 器械、物品 砂板磨、滚筒、拼图作业、串珠作业用品、多功能作业治疗训练平台、手指楼梯、分指板、木钉、篮球、插孔板、小圈及套圈用的架子、手指抓握练习器、手指屈伸牵拉重量练习器、训练用桌、椅、治疗凳等;作业治疗实训室。多段影视录像片段,内容涉及治疗性作业活动训练方法。

2. 环境 康复实训室或医院康复科。

【实训学时】

2学时。

【实训方法与结果】

(一)实训方法

1. 播放相关视频,认知治疗性作业活动训练器材的外形、结构、原理、作用、适应证、使用方法。

2. 老师具体介绍

(1)改善上肢关节活动度的作业训练器材的使用方法。

(2)改善上肢肌力作业训练器材的使用方法。

(3)改善手指精细动作的作业训练器材的使用方法。

(4)改善感觉功能的作业训练器材的使用方法。

3. 介绍各种功能评定方法。

4. 制订作业治疗方案。

5. 选用合适的器材为功能障碍的患者进行作业训练。

6. 在医院为不同时期的偏瘫患者进行作业训练。

（二）实训结果

满分为 100 分。根据用品准备（5 分）、内容表述（10 分）、操作步骤（70 分）、完成质量（10 分）、完成时间（5 分）对参加实训的学生进行打分。

【实训评价】

1. 采取组内评价、全班评价、指导老师三者结合的评价方式。

2. 最终以参加实训学生的实际得分分五个等次综合评价，90 分以上优秀，80～89 分良好，70～79 分一般，60～69 分及格，60 分以下不及格。

【注意事项】

1. 保持正确的姿势。

2. 避免摔倒。

【作业】

1. 同学可以模拟"患者"治疗师角色，课后反复强化练习，加强记忆。

2. 如有条件利用业余时间在带教老师指导下到医院为不同功能障碍患者进行治疗性作业活动训练指导。

3. 书写实训报告。

（孙晓莉）

实训七 认知与知觉功能障碍的训练

【实训目的】

1. 掌握常见认知功能与知觉功能障碍的评估。

2. 学会常见的认知障碍与知觉障碍并进行有针对性的作业训练和治疗。

3. 能够书写作业治疗记录。

【实训准备】

1. 器械、物品 生活日用品实物、记忆训练图片（形状辨别、字母删除、连线测验等）、声音片段录音、光源、铃声、积木、拼图材料、木钉盘、作业治疗桌等。多段影视录像片段，内容涉及认知知觉的训练方法。

2. 环境 康复实训室。

【实训学时】

4 学时。

【实训方法与结果】

（一）实训方法

1. 实训学生按照 3～4 人标准分组，分别负责模拟标准化患者、模拟治疗师角色。

2. 建议指导老师播放一些认知障碍与知觉障碍患者的视频短片，供实训学生参考。

3. 实训活动前，要求学生熟悉常见的认知功能和知觉功能障碍患者表现特点，如何针对性地进行训练。

4. 扮作治疗师的学生依次指导患者进行下述训练，然后互换角色继续进行训练。具体内容见教材正文。

（1）注意障碍的评定与训练

1）注意障碍的评定方法（列举 3～5 种方法即可）。

2）注意障碍的作业训练方法（列举 3～5 种方法即可）。

（2）记忆障碍的评定与训练

1）记忆障碍的评定方法（列举 3～5 种方法即可）。

2）记忆障碍的作业训练方法（列举 3～5 种方法即可）。

（3）失认症的评定与训练（以单侧忽略为例）

1）单侧忽略的评定方法（列举 3～5 种方法即可）。

2）单侧忽略的作业训练方法（列举 3～5 种方法即可）。

（4）失用症的评定与训练：选择 1 种失用症即可。

（二）实训结果

满分为 100 分。根据用品准备（5 分）、内容表述（20 分）、操作步骤（30 分）、作业治疗记录（40 分）、完成时间（5 分）对参加实训的学生进行打分。

【实验／实训评价】

1. 采取组内评价、全班评价、指导老师三者结合的评价方式。

2. 最终以参加实训学生的实际得分分五个等次综合评价，90 分以上优秀，80～89 分良好，70～79 分一般，60～69 分及格，60 分以下不及格。

【注意事项】

1. 治疗师的指导语言应简洁明了。

2. 认知和知觉训练内容较多，训练重点强调治疗技巧的应用。

【作业】

1. 同学可以模拟"患者""治疗师"角色，课后反复强化练习，加强记忆。

2. 如有条件利用业余时间在带教老师指导下到医院为认知功能障碍患者进行针对性训练指导。

3. 书写实训报告。

（孙晓莉）

实训八　感觉统合失调的评定与作业治疗

【实训目的】

1. 掌握感觉统合失调的评定方法及作业治疗方法。

2. 学会运用感觉统合的相关基础知识，为临床感觉统合失调的患儿制订相应的训练方案，进行针对性的作业活动训练。

【实训准备】

1. 器械、物品　用于各种感觉刺激的生活日用品实物（如手套、毛巾、软刷等用于感觉刺激）及小玩具、豆子、沙子或米粒、弹力绷带、橡皮筋、巴氏球、小滑板、皮球、触觉球、"羊角"球、"袋鼠"跳袋、平衡台、橡皮泥、彩绳、串珠等等。

2. 多段影视录像片段，内容涉及感觉统合训练方法。

3. 环境　作业治疗实训室或者医院的康复科。

【实训学时】

2学时。

【实训方法与结果】

（一）实训方法

1. 播放相关视频资料、让学生熟悉感觉统合障碍患儿的异常行为表现特点、常用感觉统合评定与治疗设施和器材。

2. 教师示教　实训室结合医院床旁教学、演示各种训练方法,规范操作。

3. 学生在医院实习操作,教师纠正动作。具体内容见教材正文。

（1）触觉活动训练。

（2）前庭平衡觉活动。

（3）本体感觉活动训练。

（4）视觉听觉活动训练。

（5）动作计划活动训练。

（6）肢体双侧和手眼协调性活动训练。

（7）精细协调性活动训练。

（二）实训结果

满分为100分。根据用品准备(5分)、内容表述(20分)、操作步骤(30分)、作业治疗记录(40分)、完成时间(5分)对参加实训的学生进行打分。

【实训评价】

1. 采取组内评价、全班评价、指导老师三者结合的评价方式。

2. 最终以参加实训学生的实际得分分五个等次综合评价,90分以上优秀,80~89分良好,70~79分一般,60~69分及格,60分以下不及格。

【作业】

1. 课后整理常见感觉统合治疗的设施和器材。

2. 业余时间到医院在带教老师的指导下为感觉统合失调的患儿进行针对性训练。

3. 书写实训报告。

（孙晓莉）

实训九　日常生活活动辅助器具训练

【实训目的】

1. 掌握穿衣、修饰、进食、大小便管理和洗澡等辅助器具的选择与使用。

2. 熟悉沟通障碍、视觉障碍、听觉障碍、学习与认知障碍等辅助器具选择与使用。

3. 学会针对各种不同功能障碍患者设计相应的辅助器具,并教会患者正确的使用。

【实训准备】

1. 器械、物品

（1）各种辅助器具实物。

（2）制作简易日常生活活动辅助器具的材料。

2. 多段影视录像片段，内容涉及各种辅助器具的选择与训练。

3. 环境　作业治疗室、模拟卧室和卫生间。

【实训学时】

2学时。

【实训方法与结果】

（一）实训方法

1. 播放相关视频资料对日常生活活动辅助器具的用途及选择进行介绍。

2. 教师示教　实训室结合医院床旁教学，演示各种辅助器具的训练方法，规范操作。

3. 实训学生按照4~6人标准进行分组，每组选择制作一种辅助器具，如穿衣钩、穿袜器，餐具、洗浴、洗漱用品制作与改良，书写、阅读用具制作与改良。

4. 角色扮演练习，教师巡查并指导。

（二）实训结果

满分为100分。根据用品准备（5分）、内容表述（20分）、操作步骤（30分）、作业治疗记录（40分）、完成时间（5分）对参加实训的学生进行打分。

【实训评价】

1. 采取组内评价、全班评价、指导老师三者结合的评价方式。

2. 最终以参加实训学生的实际得分分五个等次综合评价，90分以上优秀，80～89分良好，70～79分一般，60～69分及格，60分以下不及格。

【注意事项】

1. 在角色扮演过程中，"治疗师"应充分注意"患者"的感受，对"患者"进行困难的时候予以恰当的帮助，不可完全代替"患者"的感受来完成任务。

2. 训练过程中注意安全。

3. 也可到医院或康复中心在指导老师的指导下对患者进行日常生活辅助器具的分析和设计。

【作业】

1. 同学可以模拟"患者""治疗师"角色，课后反复强化练习，加强记忆。

2. 如有条件利用业余时间在带教老师指导下到医院为不同功能障碍患者选择合适的辅助具并进行针对性的训练。

3. 课后利用业余时间设计一种简单的生活辅助器具。

4. 书写实训报告。

（孙晓莉）

实训十　助行器的使用

【实训目的】

1. 能够为不同下肢功能障碍的患者选配合适的助行器。

2. 学会指导患者使用各类助行器；并能够为下肢功能障碍的患者选择合适的轮椅尺寸。

【实训准备】

1. 器械、物品　手杖、腋杖、肘杖、前臂支撑拐、助行架、助行台、轮椅、卷尺等。多段影视录像片段，内容涉及各种辅助器具的选择与训练。

2. 环境　作业治疗室或医院康复科。

【实训学时】

2学时。

【实训方法与结果】

（一）实训方法

1. 播放介绍助行器知识的相关视频，使学生熟悉各种助行器的构造、使用范围及适应证。

2. 老师实地介绍不同类型助行器的结构、使用范围并演示各种助行器的操作技巧和方法。

3. 实训学生按照3~4人标准分组，分别负责模拟标准化患者、模拟治疗师角色。

4. 扮作治疗师的学生依次指导患者进行下述训练，然后互换角色继续进行训练。具体内容见教材正文。

（1）杖类助行器的测量与使用方法

1）手杖。

2）腋杖。

3）肘杖。

4）前臂支撑拐。

（2）步行器的测量与使用方法

1）助行架。

2）助行台。

（3）轮椅测量

1）座高。

2）座宽。

3）座长。

4）靠背高度。

5）座垫到脚踏板距离。

5. 指导患者及家属练习相应助行器的使用。

（二）实训结果

满分为100分。根据用品准备（5分）、内容表述（30分）、操作步骤（50分）、完成质量（10分）、完成时间（5分）对参加实训的学生进行打分。

【实训评价】

1. 采取组内评价、全班评价、指导老师三者结合的评价方式。

2. 最终以参加实训学生的实际得分分五个等次综合评价，90分以上优秀，80~89分良好，70~79分一般，60~69分及格，60分以下不及格。

【注意事项】

1. 不同下肢功能障碍的患者选择助行器的种类、结构不同。

2. 轮椅测量参数要做记录，避免测量流于形式。

【作业】

1. 同学可以模拟"患者""治疗师"角色,课后反复强化练习,加强记忆。

2. 如有条件利用业余时间在带教老师指导下到医院为下肢功能障碍患者指导助行器的使用。

3. 拟定一个轮椅处方。

4. 书写实训报告。

（孙晓莉）

实训十一　矫形器的选择和使用

【实训目的】

1. 了解矫形器的构造要件,区别不同功能类别的矫形器的功能特点。

2. 熟悉矫形器处方的制订,掌握矫形器的使用技法。

3. 学会简单矫形器的设计与制作,能指导患者及家属进行矫形器的使用及技法训练。

【实训准备】

1. 器械、物品　制作简单矫形器的材料、各种矫形器。

2. 多段影视录像片段,内容涉及矫形器的制作与训练。

3. 环境　作业治疗室或医院康复科。

【实训学时】

2 学时。

【实训方法与结果】

（一）实训方法

1. 播放介绍矫形器知识的相关视频,使学生熟悉各种矫形器的构造,简单低温热塑矫形器的制作流程、使用范围及适应证。

2. 老师实地介绍低温热塑矫形器的制作过程及不同类型的矫形器的使用范围。

3. 老师演示各种矫形器的操作技术与方法。

4. 在老师的指导和保护下学生分组练习。

5. 到医院指导患者及家属矫形器的使用技术。

（二）实训结果

满分为 100 分。根据用品准备（5 分）、内容表述（30 分）、操作步骤（50 分）、完成质量（10 分）、完成时间（5 分）对参加实训的学生进行打分。

【实训评价】

1. 采取组内评价、全班评价、指导老师三者结合的评价方式。

2. 最终以参加实训学生的实际得分分五个等次综合评价,90 分以上优秀,80～89 分良好,70～79 分一般,60～69 分及格,60 分以下不及格。

【注意事项】

熟悉矫形器佩戴后的不良反应和防治措施。

【作业】

1. 利用业余时间制作简单的上肢悬吊带。

2. 在带教老师的指导下到医院的康复科指导患者正确使用合适的矫形器。

3. 书写实训报告。

实训十二　脑卒中患者的作业训练

【实训目的】

1. 掌握脑卒中患者常用作业评价方法、康复治疗分期及各期作业治疗计划制订及对患者实施作业治疗的方法。

2. 熟悉脑卒中患者的作业治疗注意事项。

3. 学会脑卒中患者分期作业功能评价方法,并根据患者的功能障碍进行相应的作业治疗计划的制订,能对患者开展相应作业治疗。

4. 自我体验脊髓损伤患者日常生活活动的困难,使学生具有良好的职业道德、科学严谨的科学素养,在治疗过程中,对患者要有爱心、耐心、细心、关心、责任心。

【实训准备】

1. 器械、物品　认知评定量表、布伦斯特伦分级格式化表、ADL 评定量表等评价表、康复治疗床、训练垫、训练椅、训练凳、各种训练用物品、记录笔等。多段影视录像片段,内容涉及脑卒中患者的临床表现特点,评价及康复训练方法。

2. 环境　仿真实训室或医院的康复科。

【实训学时】

2 学时。

【实训方法与结果】

（一）实训方法

1. 指导教师课前给学生们播放一些偏瘫患者的活动特点视频短片,给出一个病例,训练一些标准化患者,供学生实训角色扮演。

2. 实训学生按照 5~6 人标准分组,分别负责模拟标准化患者和家属进行角色扮演,其他同学作为治疗小组进行实训。实训内容包括

（1）脑血管病患者的康复功能评定

1）认知功能评定:应用简易精神状态检查(mini mental status examination,MMSE)量表或认知能力筛查表(cognitive capacity screening examination,CCSE)对患者进行筛查。

2）运动功能评定:按照布伦斯特伦分级地进行评定。

3）日常生活活动能力（ADL）的评定:采用巴塞尔指数评定法。

（2）记录评定结果并进行分析。

（3）制订康复治疗目标,针对康复治疗分期制订康复治疗方案。

3. 根据评价结果对患者进行作业训练。

4. 教师对每个小组的实训进行指导和点评。

（二）实训结果

满分为 100 分。根据用品准备（5 分）、内容表述（10 分）、操作步骤（70 分）、完成质量（10 分）、完成时间（5 分）对参加实训的学生进行打分。

【实训评价】

1. 采取组内评价、全班评价、指导老师三者结合的评价方式。

2. 最终以参加实训学生的实际得分分五个等次综合评价,90分以上优秀,80~89分良好,70~79分一般,60~69分及格,60分以下不及格。

【注意事项】

1. 模拟患者的学生应该足够了解患者的情况,指导教师在上实训课前应该训练好标准化患者,学生可以应付实训过程中的突发状况,标准化患者也可以由指导教师担任。

2. 做好脑卒中知识宣教,在对患者评定和治疗中注意作好解释工作以取得患者的配合。

3. 在评定和治疗操作中注意安全。

4. 注意心理康复,消除患者的顾虑。

【作业】

1. 归纳脑卒中患者康复训练中应注意哪些问题。

2. 列出脑卒中各期的康复目标。

3. 总结脑卒中患者各期的功能障碍特点制订较合理的作业治疗训练程序。

4. 条件允许利用业余时间在带教老师的指导下到医院或康复中心对某位脑卒中患者进行评价和训练。

(孙晓莉)

实训十三 脊髓损伤患者的作业训练

【实训目的】

1. 掌握脊髓损伤患者的常用作业评价方法、作业治疗计划制订及对患者实施作业治疗的方法。

2. 掌握脊髓损伤患者的轮椅训练技术、床-轮椅间的转移训练。

3. 熟悉使用各种助行器的步行方式。

4. 学会对脊髓损伤患者的作业功能进行评价,并根据患者的情况进行作业治疗计划的制订,能对患者开展相应作业治疗。

5. 自我体验脊髓损伤患者日常生活活动的困难,使学生具有良好的职业道德、科学严谨的科学素养,在治疗过程中,对患者要有爱心、耐心、细心、关心、责任心。

【实训准备】

1. 器械、物品 床、普通轮椅、手杖、腋杖、步行式助行架、前方有轮式助行架、尺子、训练用衣裤、袜子与鞋、自助具;评价表、记录笔等。多段影视录像片段,内容涉及脊髓损伤患者的临床表现特点,评价及康复训练方法。

2. 环境 仿真实训室或医院的康复科。

【实训学时】

2学时。

【实训方法与结果】

（一）实训方法

1. 指导教师课前给学生们播放一些脊髓损伤患者的活动特点视频短片,给出一个病例,训练一些标准化患者,供学生实训角色扮演。

2. 实训学生按照 5~6 人标准分组,分别负责模拟标准化患者和家属进行角色扮演,其他同学作为治疗小组进行实训。

3. 对不同脊髓节段损伤患者制订不同的康复治疗计划与方案。

实训内容包括:

(1) 脊髓损伤患者的康复功能评定。

1) 损伤平面的确定:脊髓损伤患者运动平面的确定;脊髓损伤患者感觉平面的确定。

2) 脊髓损伤患者日常生活活动能力的确定:采用改良巴塞尔指数、功能独立性的测量(FIM)。

(2) 记录评定结果并进行分析。

(3) 制订康复治疗目标和康复治疗方案。

(4) 根据评价结果对患者进行相应的作业训练。

1) 轮椅减压训练。

2) 床 - 轮椅间转移训练。

3) 杖的测量。

4) 使用助行器的步行方式。

5) 日常生活活动能力训练。

4. 教师对每个小组的实训进行指导和点评。

(二) 实训结果

满分为 100 分。根据用品准备(5 分)、内容表述(10 分)、操作步骤(70 分)、完成质量(10 分)、完成时间(5 分)对参加实训的学生进行打分。

【实训评价】

1. 采取组内评价、全班评价、指导老师三者结合的评价方式。

2. 最终以参加实训学生的实际得分分五个等次综合评价,90 分以上优秀,80～89 分良好,70～79 分一般,60～69 分及格,60 分以下不及格。

【注意事项】

1. 模拟脊髓损伤患者的学生应该了解患者的情况,指导教师在实训课前应该培训好标准化患者,模拟治疗师的学生可以应对实训过程中的突发状况,标准化患者也可以由指导教师担任。

2. 做好脊髓损伤患者的有关知识宣教,对患者评定,治疗中注意做好解释工作以取得患者的配合。

3. 注意心理康复,消除患者的顾虑。

4. 床 - 轮椅间转移训练操作前先检查轮椅的安全性能;转移时动作要轻稳快捷;注意患者安全,防止跌伤。

5. 穿脱衣服的训练照顾患者自尊,尽量少暴露患者,避免受凉;训练用衣物应有利于穿脱,更衣困难者应借助自助具(如系扣器、穿袜器、多功能固定带等)完成。

【作业】

1. 截瘫患者持腋杖步行的方式有哪些?

2. 乘坐轮椅的患者如何进行床—轮椅间的转移?

3. 条件允许,利用业余时间在带教老师的指导下到医院或康复中心对某位脊髓损伤患者进行评价和训练。

（孙晓莉）

实训十四　脑性瘫痪患儿的作业训练

【实训目的】

1. 掌握脑性瘫痪患儿的常用作业评价方法、作业治疗计划制订及对患者实施作业治疗的方法。

2. 熟悉日常生活活动能力训练及辅助器具在脑瘫患者作业治疗中的应用。

3. 学会对脑性瘫痪患儿进行作业功能评价，并根据患儿的功能障碍进行相应的作业治疗计划的制订，开展相应作业治疗。

4. 能够体谅脑瘫患儿日常生活活动和学习中的困难，培养学生在对脑瘫患儿的评价和治疗过程中的观察能力，使学生具有耐心、爱心、细心、责任心、感恩等良好的职业道德和人文关怀精神。

【实训准备】

1. 器械、物品　治疗床、肢体可活动的婴幼儿模型（可用布偶娃娃代替，或者同学之间模拟操作）、拼图、色彩书等训练用品、评价量表、记录笔等。多段影视录像片段，内容涉及脑性瘫痪患儿的临床不同分型表现特征、评价及作业治疗训练方法。

2. 环境　仿真实训室或医院的康复科。

【实训学时】

2 学时。

【实训方法与结果】

（一）实训方法

1. 指导教师给学生们播放一段事先录制好的脑瘫患儿的活动特点视频短片、脑瘫患儿案例，让学生进行分析。

2. 实训学生按照 5~6 人标准分组，同学针对指导教师给出的病例情况结合视频短片，进行相应的作业治疗评价，然后进行组内讨论。

3. 根据评价结果制订作业训练计划。

4. 利用婴幼儿模型，针对患儿进行作业治疗训练。

训练内容包括：

（1）促进脑瘫患儿感知觉功能恢复的作业治疗。

（2）脑瘫患者的日常生活活动能力训练。

（3）辅助器具在脑瘫患者作业治疗中的应用。

5. 教师对每个小组的实训进行指导和点评。

（二）实训结果

满分为 100 分。根据用品准备（5 分）、内容表述（10 分）、操作步骤（70 分）、完成质量（10 分）、完成时间（5 分）对参加实训的学生进行打分。

【实训评价】

1. 采取组内评价、全班评价、指导老师三者结合的评价方式。

2. 最终以参加实训学生的实际得分分五个等次综合评价，90 分以上优秀，80 ~ 89 分良好，70 ~ 79

分一般,60~69分及格,60分以下不及格。

【注意事项】

1. 课前充分了解不同类型脑瘫患儿的表现特点。

2. 具备必要的训练设施与足够活动空间;注意安全,保护好患儿,避免摔伤。

3. 治疗中动作轻柔,防止损伤患儿。

4. 训练应注意循序渐进,对患儿要有耐心、爱心、责任心。

5. 正确使用自助具,防止毁坏。

【作业】

1. 脑瘫患儿在训练中应注意哪些问题?

2. 列出不同类型脑瘫患儿的康复目标。

3. 依据不同类型脑瘫患儿的功能障碍特点制订个体化作业训练程序。

4. 如条件允许在带教老师指导下到医院或康复中心对脑瘫患儿进行评价和训练。

(孙晓莉)

教学大纲（参考）

一、课程性质

作业疗法是中等卫生职业教育康复技术专业一门重要的专业核心课程。本课程的主要内容包括作业治疗的基本理论、基本概念；常见的作业治疗基本操作技能，如日常生活活动能力训练、治疗性作业活动、感觉统合障碍的训练、认知及知觉障碍的训练、辅助技术、职业康复、环境改造等常用作业治疗的基本技能，以及常见病的作业治疗等。

本课程的主要任务是让学生掌握从事康复治疗工作所必备的作业治疗方法和技术，并力求在作业治疗临床实践中创造性地灵活应用；强调实际操作与应用，在保证科学性和系统性的基础上，充实新的临床知识和操作技能，使学生更好地适应职业岗位，提高就业竞争力；能指导患者正确进行日常生活活动能力的训练；会合理运用作业治疗仪器设备指导患者进行功能训练；为学生进一步学习相关的专业知识和技能、提高全面素质、增强适应职业岗位和继续学习的能力打下一定的基础。本课程重视加强学生的职业素质培养，使之逐步树立起"以患者为本"的理念和全心全意为患者服务的精神，同时具备良好的沟通交流、协调合作能力。充分发挥课程的德育功能，将课程思政贯穿于本课程的全过程，在适合的知识点融入思政元素。

二、课程目标

通过本课程的学习，学生能够达到下列要求：

（一）职业素养目标

1. 具有良好的人文精神及较强的法律意识，重视医学伦理，尊重患者人格，保护患者隐私。

2. 具有良好的职业道德、服务意识，能将预防和治疗疾病、促进健康、维护大众的健康利益作为自己的职业责任。

3. 具有良好的人际沟通能力，能与患者及家属进行有效沟通，与相关医务人员进行专业交流。

4. 具有终身学习的理念和不断创新的精神。

5. 具有良好的团队意识，能与康复团队成员团结协作，共同为患者提供全面周到的康复服务。

（二）专业知识和技能目标

1. 具备作业治疗的基本理论、基本知识，作业治疗的治疗理念和原则。

2. 具有指导患者进行日常生活活动能力训练，改善、提高日常生活自理活动的能力。

3. 具有指导患者进行手工制作、文娱训练及书法绘画等治疗性作业活动训练的能力。

4. 具有指导认知、知觉障碍的患者进行认知功能障碍的训练能力。

5. 具有指导患者进行手功能训练，改善手的精细、协调、灵巧性功能活动的能力。

6. 具有指导患者使用辅助器具、助行具及其他辅助性用品的能力。

7. 具有对患者进行职业活动方面的指导能力。

8. 具有对作业治疗室及设施进行初步管理的能力，能对常用的作业治疗器械和设备进行简单养护与常见故障排除。

9. 具有开展社区作业治疗康复、合理运用适宜的社区康复资源对康复对象进行健康宣教、康复指导的能力。

三、学时安排

教学内容	学时		
	理论	实践	合计
一、认识作业治疗	2	2	4
二、作业治疗的理论模式和工作方式	4	0	4
三、日常生活活动能力训练	4	6	10
四、治疗性作业活动	4	4	8
五、认知与知觉障碍的作业治疗	4	4	8
六、感觉统合失调的作业治疗	2	2	4
七、辅助技术	4	4	8
八、矫形器	2	2	4
九、职业康复	4	0	4
十、环境改造	2	0	2
十一、常见病患者的作业评定与治疗	8	6	14
机动	2	0	2
合计	42	30	72

四、主要教学内容和要求

单元	教学内容	教学目标		教学活动参考	参考学时	
		知识目标	技能目标		理论	实践
一、认识作业治疗	（一）概述					
	1. 作业治疗的基本概念	掌握				
	2. 作业治疗与运动疗法的区别	熟悉				
	（二）作业治疗的发展简史					
	1. 作业治疗的起源与发展	了解		理论讲授		
	2. 我国作业治疗的发展	了解		角色扮演		
	（三）作业治疗的内容及分类			情景教学		
	1. 作业治疗的内容	熟悉		教学录像		
	2. 作业治疗的分类	熟悉		教学见习	2	
	（四）作业治疗的作用、临床应用及注意事项			演示教学		
	1. 作业治疗的作用	掌握		启发教学		
	2. 作业治疗的临床应用	掌握		PBL教学		
	3. 作业治疗的注意事项	熟悉				
	（五）作业治疗师的职责	熟悉				
	（六）常用作业治疗器械、设备	熟悉				

单元	教学内容	教学目标		教学活动参考	参考学时	
		知识目标	技能目标		理论	实践
一、认识作业治疗	实训一 参观作业治疗室		学会	临床见习 案例分析 技能实践		2
二、作业治疗的理论模式和工作方式	（一）作业治疗的理论模式 1. 作业能力模式 2. 人类作业模式 3. 人－环境－作业模式 4. 人－环境－职业行为模式 5. 河川模式 6. 重建生活为本的作业治疗模式 （二）作业治疗的工作方式 1. 作业治疗步骤 2. 作业治疗实施 （三）作业活动的分析 1. 作业活动分析的概念 2. 作业活动分析的方法 3. 作业活动分析举例 （四）作业治疗的处方 1. 作业治疗处方的内容 2. 作业治疗处方格式 3. 作业治疗处方举例	 了解 了解 了解 了解 了解 熟悉 掌握 掌握 掌握 熟悉 熟悉 掌握 熟悉 熟悉		理论讲授 角色扮演 情景教学 教学录像 教学见习 演示教学 启发教学 PBL 教学	4	
三、日常生活活动能力训练	（一）概述 1. 日常生活活动能力训练的概念 2. 日常生活活动能力训练的目的 3. 日常生活活动能力训练的内容 （二）床上活动训练 1. 良肢位摆放 2. 床上翻身 3. 床上移动 4. 坐起训练 （三）转移活动训练 1. 坐位与站立转移	 掌握 掌握 掌握 掌握 掌握 掌握 掌握 掌握		理论讲授 角色扮演 情景教学 教学录像 教学见习 演示教学 启发教学 PBL 教学	4	

続表

单元	教学内容	教学目标		教学活动参考	参考学时	
		知识目标	技能目标		理论	实践
三、日常生活活动能力训练	2. 床与轮椅之间的转移	掌握				
	3. 转移训练的适应证与禁忌证	掌握				
	（四）自我照顾训练					
	1. 更衣训练	掌握				
	2. 进食训练	掌握				
	3. 梳洗训练	掌握				
	4. 如厕训练	掌握				
	（五）家务劳动能力和社会活动训练	熟悉				
	1. 家务劳动能力训练	熟悉				
	2. 家用电器的使用训练	熟悉				
	3. 购物及社会活动训练	了解				
	（六）日常生活活动能力训练注意事项					
	实训二 日常生活活动能力训练——床上活动训练		学会	临床见习案例分析技能实践		6
	实训三 日常生活活动能力训练——转移训练		学会			
	实训四 日常生活活动能力训练——自我照顾训练		学会			
四、治疗性作业活动	（一）概述			理论讲授项目教学案例教学角色扮演情景教学教学录像教学见习讨论教学演示教学启发教学PBL教学	4	
	1. 概念和特点	掌握				
	2. 治疗作用	掌握				
	3. 分类	熟悉				
	4. 应用原则	掌握				
	（二）手工艺活动					
	1. 手工编织	掌握				
	2. 剪纸	掌握				
	3. 折纸	掌握				
	4. 粘贴画	掌握				
	（三）治疗性游戏					
	1. 棋类游戏	熟悉				
	2. 牌类游戏	熟悉				
	3. 迷宫	了解				

单元	教学内容	教学目标		教学活动 参考	参考学时	
		知识目标	技能目标		理论	实践
四、治疗性作业活动	4. 电脑软件辅助治疗	了解				
	（四）改善躯体功能性训练					
	1. 砂磨板训练	掌握				
	2. 滚筒训练	掌握				
	（五）改善手部精细功能的训练					
	1. 橡皮泥作业	熟悉				
	2. 手指阶梯训练	熟悉				
	3. 夹物训练	熟悉				
	（六）其他治疗性作业活动训练					
	1. 园艺	了解				
	2. 艺术活动	了解				
	3. 体育活动	了解				
	实训五　手工艺品制作 实训六　治疗性作业活动		学会 学会	临床见习 案例分析 技能实践		4
五、认知与知觉障碍的作业治疗	（一）概述					
	1. 认知与认知障碍	掌握				
	2. 知觉与知觉障碍	掌握				
	（二）注意障碍的作业治疗					
	1. 注意障碍的评定	熟悉				
	2. 作业治疗	掌握				
	3. 注意事项	熟悉				
	（三）记忆障碍的作业治疗			理论讲授 案例教学 情景教学 讨论教学	6	
	1. 记忆障碍的评定	熟悉				
	2. 作业治疗	掌握				
	3. 注意事项	熟悉				
	（四）知觉障碍的作业治疗					
	1. 失认症	熟悉				
	2. 失用症	熟悉				
	3. 躯体构图障碍	了解				
	4. 视觉辨别功能障碍	了解				
	实训七　认知与知觉功能障碍的训练		学会	临床见习 案例分析 技能实践		4

单元	教学内容	教学目标		教学活动参考	参考学时	
		知识目标	技能目标		理论	实践
六、感觉统合失调的作业治疗	（一）概述 1. 感觉统合 2. 感觉系统 3. 感觉统合层次 （二）感觉统合失调 1. 感觉统合失调的概念 2. 感觉统合失调的评定 （三）感觉统合失调的治疗 1. 感觉统合失调的治疗原则及流程 2. 感觉统合治疗设施 3. 感觉统合治疗活动 4. 感觉统合辅助治疗方法	掌握 熟悉 了解 掌握 熟悉 掌握 掌握 掌握 了解		理论讲授 角色扮演 情景教学 教学录像 演示教学 启发教学 PBL教学	2	
	实训八　感觉统合失调的评定与作业治疗		学会	临床见习 案例分析 技能实践		2
七、辅助技术	（一）概述 1. 辅助技术概念 2. 辅助器具分类 （二）自助具 1. 自助具的概念和作用 2. 自助具的选配原则 3. 自助具的选配流程 4. 常用自助具 5. 自助具的临床应用 （三）助行器 1. 助行器概念 2. 助行器种类 3. 助行器功能 4. 助行器使用原则 5. 常用助行器 （四）轮椅 1. 轮椅的结构 2. 轮椅的种类	掌握 了解 掌握 掌握 熟悉 熟悉 熟悉 掌握 了解 熟悉 掌握 熟悉 了解 了解		理论讲授 角色扮演 情景教学 演示教学 启发教学	4	

单元	教学内容	教学目标		教学活动参考	参考学时	
		知识目标	技能目标		理论	实践
七、辅助技术	3. 轮椅的选用 4. 轮椅使用的注意事项	熟悉 掌握				
	实训九　日常生活活动辅助器具训练 实训十　助行器的使用		学会	临床见习 案例分析 技能实践		4
八、矫形器	（一）概述 1. 概念 2. 种类 3. 作用 4. 矫形器的使用 （二）矫形器的制作 1. 制作的基本材料 2. 低温热塑矫形器的制作 （三）常用的矫形器 1. 矫形鞋 2. 下肢矫形器 3. 上肢矫形器 4. 悬吊带 5. 脊柱矫形器	熟悉 熟悉 熟悉 熟悉 了解 了解 了解 了解 了解 了解 了解		理论讲授 项目教学 案例教学 角色扮演 情景教学 教学录像 教学见习 讨论教学 演示教学 启发教学 PBL 教学	2	
	实训十一　矫形器的选择和使用		学会	临床见习 案例分析 技能实践		2
九、职业康复	（一）基本概念 1. 职业的概念 2. 职业康复的概念 3. 职业康复的目的和作用 4. 职业康复的原则 （二）职业能力评定 1. 概念 2. 评估的内容 3. 评估方法 （三）职业训练 1. 工作重整	掌握 掌握 掌握 熟悉 掌握 了解 熟悉 熟悉		理论讲授 案例教学 教学录像 讨论教学 演示教学 启发教学	4	

单元	教学内容	教学目标		教学活动参考	参考学时	
		知识目标	技能目标		理论	实践
九、职业康复	2. 工作能力强化训练	掌握				
	3. 职业培训	熟悉				
	（四）重返工作					
	1. 疼痛与重返工作	掌握				
	2. 工作环境的配合	熟悉				
	3. 就业辅助	熟悉				
	（五）职业咨询与指导					
	1. 职业咨询	熟悉				
	2. 职业指导	了解				
十、环境改造	（一）概述			理论讲授 案例教学 情景教学 教学录像 讨论教学 启发教学 PBL 教学	2	
	1. 环境	了解				
	2. 无障碍环境	熟悉				
	3. 环境改造现状	掌握				
	（二）环境改造流程					
	1. 环境评估	掌握				
	2. 环境改造的实施	熟悉				
十一、常见病患者的作业评定与治疗	（一）脑卒中患者的作业评定与治疗			理论讲授 案例教学 角色扮演 情景教学 教学录像 教学见习 讨论教学 演示教学 启发教学 PBL 教学	8	
	1. 概述	了解				
	2. 脑卒中患者的作业评定	熟悉				
	3. 脑卒中患者的作业治疗	掌握				
	（二）脊髓损伤患者的作业评定与治疗					
	1. 概述	了解				
	2. 脊髓损伤患者的作业评定	熟悉				
	3. 脊髓损伤患者的作业治疗	掌握				
	（三）阿尔茨海默病患者的作业评定与治疗					
	1. 概述	了解				
	2. 阿尔茨海默病患者的作业评定	熟悉				
	3. 阿尔茨海默病患者作业治疗	掌握				

单元	教学内容	教学目标		教学活动参考	参考学时	
		知识目标	技能目标		理论	实践
十一、常见病患者的作业评定与治疗	（四）脑性瘫痪患儿的作业评定与治疗 1. 概述 2. 脑性瘫痪患儿的作业评定 3. 脑性瘫痪患儿的作业治疗 （五）孤独症儿童的作业评定与治疗 1. 概述 2. 孤独症儿童的作业评定 3. 孤独症儿童的作业治疗 （六）烧伤患者的作业评定与治疗 1. 概述 2. 烧伤患者的作业评定 3. 烧伤患者的作业治疗 （七）手外伤患者的作业评定与治疗 1. 概述 2. 手外伤的作业评定 3. 手外伤的作业治疗	了解 熟悉 掌握 了解 熟悉 掌握 了解 熟悉 掌握 了解 熟悉 掌握				
	实训十二　脑卒中患者的作业训练 实训十三　脊髓损伤患者的作业训练 实训十四　脑瘫患儿的作业训练		学会 学会 学会	临床见习 案例分析 技能实践		6

五、说明

（一）教学安排

本课程大纲主要供中等卫生职业教育康复技术专业教学使用，第4学期开设，总学时为72学时，其中理论教学40学时，实践教学30学时，机动2学时。学分为3学分。

（二）教学要求

1. 本课程对知识部分教学目标分为掌握、熟悉、了解三个层次。掌握：指对基本知识、基本理论有较深刻的认识，并能综合、灵活地运用所学的知识解决实际问题。熟悉：指能够领会概念、原理的基本含义,解释现象。了解:指对基本知识、基本理论能有一定的认识,能够记忆所学的知识要点。

2. 本课程重点突出以岗位胜任力为导向的教学理念,在技能目标分为能和会两个层次。能:指能独立、规范地解决实践技能问题,完成实践技能操作。会:指在教师的指导下能初步实施实践技能操作。通过学生实践操作,培养精益求精的工匠精神,体现人文关怀。通过工作任务的完成,提升学生理论联系实际、综合分析解决问题的能力,加强沟通协作能力和临床思维能力。借助视频、微课等丰富的多媒体资源,利用信息化手段,通过理论实践一体化教学,突出教学重点、难点,规范操作标准,强化理论知识,提升职业技能。

(三)教学建议

1. 本课程依据中职学生就业岗位的工作任务、职业能力要求,强化理论实践一体化,突出"做中学、学中做"的职业教育特色,根据培养目标、教学内容和学生的学习特点以及执业资格考试要求,采用小组讨论法、演示教学法、角色扮演法、项目教学、案例教学、任务教学、情景教学等多种教学方法,利用校内外实训基地,将学生的自主学习、合作学习和教师引导教学等教学组织形式有机结合,有效地将理论与临床实践相融合。

2. 教学过程中,可通过测验、观察记录、技能考核和理论考试等多种形式对学生的职业素养、专业知识和技能进行综合考评;应体现评价主体的多元化,评价过程的多元化,评价方式的多元化;评价内容不仅关注学生对知识的理解和技能的掌握,更要关注知识在临床实践中运用与解决实际问题的能力水平,重视职业素质的形成。教学中培养学生科学辩证思维及团队协作能力,体现以生为本,以学为本,以育为重的教育理念。注重课程思政教育在时间及空间上的连续性,由课堂延伸到课后,由校内扩展到校外,要在日常生活各个层面持续渗透,形成持续有效的思政教育,做到润物细无声。

参考文献

[1] 闵水平,孙晓莉.作业治疗技术 [M].3 版.北京:人民卫生出版社,2020.

[2] 章稼,王于领.运动治疗技术 [M].3 版.北京:人民卫生出版社,2020.

[3] 张绍岚,王红星.常见疾病康复 [M].3 版.北京:人民卫生出版社,2019.

[4] 吴淑娥.作业治疗技术 [M].3 版.北京:人民卫生出版社,2019.

[5] 李奎成,闫彦宁.作业治疗 [M].北京:电子工业出版社,2019.

[6] 吕雨梅,李海舟.康复护理学基础 [M].2 版.北京:人民卫生出版社,2019.

[7] 窦祖林.作业治疗学 [M].3 版.北京:人民卫生出版社,2018.

[8] 梁娟.作业治疗技术 [M].北京:中国中医药出版社,2018.

[9] 孙晓莉.作业疗法 [M].北京:人民卫生出版社,2016.

[10] 贾美香.孤独症康复教育人员上岗培训教材 [M].北京:求真出版社,2014.

[11] 赵辉三.假肢与矫形器学 [M].2 版.北京:华夏出版社,2013.

[12] 宋玉兰.康复技术专业实训教程 [M].北京:军事医学科学出版社,2010.

[13] 李奎成.作业治疗的重新定位与思考 [J].中国康复医学杂志,2021,36(1):86-89.

[14] 李奎成,闫艳宁,胡军,等.《作业治疗实践框架》(2019 版)及解读(中国康复医学会作业治疗专业委员会)[J].中华物理医学与康复杂志,2021,43(2):177-180.

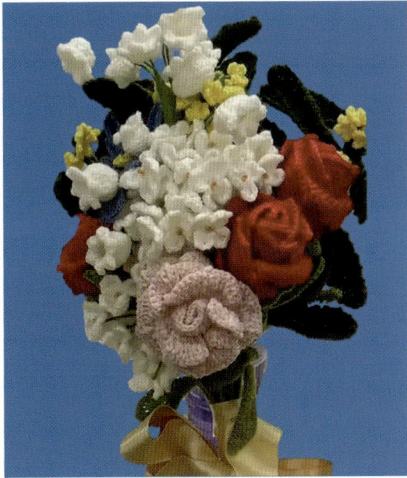

文末彩图 4-4　北京冬奥会、
　　冬残奥会颁奖花束

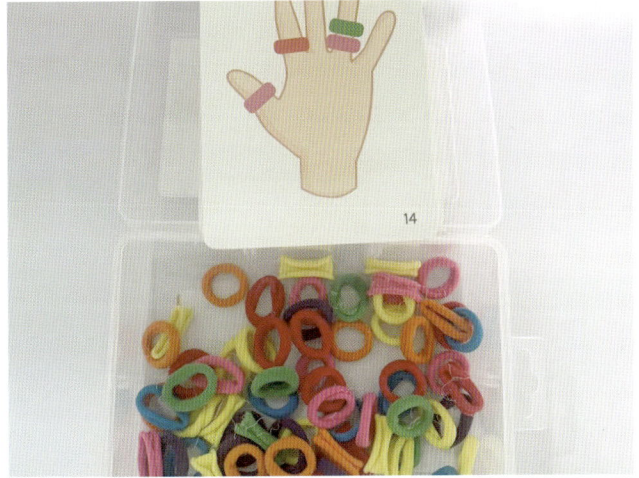

文末彩图 11-11　"套皮筋"材料

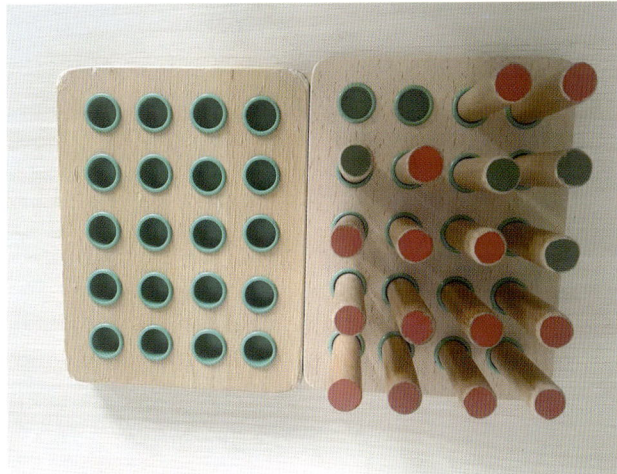

文末彩图 11-12　钉盘组合